NEURODINÁMICA
en la práctica clínica

T0200044

2ª edición

Carlos López Cubas

Profesor Asociado de la Facultad
de Fisioterapia de la Universidad de Valencia
Fisioterapeuta titular de OSTEON
Alaquàs Centro de Fisioterapia

. Wolters Kluwer

Philadelphia · Baltimore · New York · London
Buenos Aires · Hong Kong · Sydney · Tokyo

◔. Wolters Kluwer

Av. Carrilet, 3, 9.ª planta, Edificio D
Ciutat de la Justícia
08902 L'Hospitalet de Llobregat
Barcelona (España)
Tel.: 93 344 47 18
Fax: 93 344 47 16
e-mail: consultas@wolterskluwer.com

Dirección editorial: Carlos Mendoza
Editora de desarrollo: Núria Llavina
Gerente de mercadotecnia: Simon Kears
Cuidado de la edición: Núria Llavina
Diseño de portada: Jesús Esteban Mendoza
Ilustraciones: Carlos López Cubas y Jesús Mendoza
Diseño de maqueta y de interiores: Punto 5
Maquetación: Diseño de maqueta: Punto 5
Impresión: C&C Offset Printing Co. Ltd. / Impreso en China

ISBN: 978-84-18892-06-6
Depósito legal: M-27874-2021

Copyright © 2022 Wolters Kluwer
Two Commerce Square
2001 Market Street
Philadelphia, PA 19103

CCS1221

A Alicia, Paula y Mario,
que durante las muchas horas de creación
de esta obra han visto usurpada
la dedicación que siempre merecen

AGRADECIMIENTOS

La publicación de esta obra es el resultado del trabajo y de la suma de la disposición y voluntad por participar de muchas personas, en diferentes momentos y con diferentes aportaciones. Es grande el apoyo que me ha sido prestado, e ingente la cantidad de fuentes que han respaldado su génesis y desarrollo. Asumiendo el riesgo de olvidar la contribución de alguna persona, y anticipando una disculpa, quiero agradecer especialmente:

A Jorge Álvarez, Elia Espinosa y David Carrascosa, las personas que con su cercanía y confianza me empujaron como docente y escritor antes que nadie, antes incluso que yo confiara en ser capaz de ello.

A Enrique Lluch y Eva Sierra, autores de los prólogos de las ediciones anterior y actual, por su aportación al mundo de la fisioterapia, pero sobre todo por su amistad y compañía en diversas andanzas.

A Carlos Castaño, por su aportación como ilustrador de las tres imágenes más artísticas de la obra, dignas de ocupar cada una su página al completo, representaciones tan prácticas como ingeniosas.

A María Plaza y Raquel Tormo, por lo evidente, su aparición como modelos de las fotos, y lo no tan evidente, el gran apoyo a lo largo del proceso de creación, sin olvidar a Arturo Such por su labor, también en la versión evidente, como fotógrafo.

A David Marbán, por su labor como distribuidor, pero sobre todo por la confianza al proponer y promover el gran impulso que ha hecho de esta 2.ª edición una obra de carácter internacional.

A Nuria Llavina, Carlos Mendoza y resto del equipo de Wolters Kluwer, por su apuesta por esta obra, y
por haber hecho de mi paso por el extenso proceso editorial un auténtico descubrimiento.

A todos aquellos autores de los artículos citados en la bibliografía, por su función investigadora que ha servido de base científica a cada capítulo, una labor no siempre debidamente reconocida.

A mis compañeros de OSTEON, el centro de fisioterapia en el que cada día, como gran equipo, intentamos ayudar a nuestros pacientes a poner a prueba la utilidad de todo lo narrado a lo largo del libro.

Y a mis pacientes, que hacen que todo esto tenga sentido.

Carlos López Cubas

Enhorabuena. Has adquirido una obra maestra, por el contenido y por quién le ha dado luz. Al culpable de esta maravilla le conozco desde hace una década. Carlos es uno de los fisioterapeutas más prolíficos, estudiosos y dedicados que conozco. Los dos compartimos esta locura por los nervios humanos (y de algún que otro animal también). Era inevitable que en algún momento de nuestra vida profesional acabáramos compartiendo charlas infinitas, cursos, congresos y disertaciones varias en este devenir de los años. En definitiva, ese frenesí de correos intercambiados con artículos e ideas establecieron nuestra amistad hasta hoy.

Si el lector ha tenido la suerte de conocer a Carlos sabrá a lo que me refiero en cuanto a su imparable necesidad enfermiza de leer y profundizar en las grandezas de nuestro querido cuerpo humano. Él es el tipo de profesional/persona (úsese indiferentemente) que dedica tiempo durante la semana para estudiar, revisar literatura y estar actualizado. No para él mismo, que también, sino para sus pacientes. Si conoce a Carlos al menos virtualmente sabrá también de su especial debilidad por el sistema nervioso y su mecánica. Esa debilidad le ha llevado a formarse, reformarse y formar a otros profesionales en lo último de lo último de este campo de conocimiento. Y de su actitud inquieta, prolificidad antes comentada y generosidad con el prójimo, nace este libro (i.e., obra maestra) para todo profesional sanitario que quiera entender qué es eso de la neurodinámica.

Neurodinámica en la práctica clínica recoge de manera exhaustiva todos los elementos necesarios para entender qué le pasa al sistema nervioso periférico cuando se queja. Se podrían destacar claramente tres partes en esta obra: una primera parte, dedicada al proceso de abordaje terapéutico; una segunda, sobre conceptos básicos de dolor neuropático y su presentación clínica en el sistema nervioso periférico; y una tercera y última parte, más práctica, sobre tratamiento y pruebas neurodinámicas.

La primera parte destaca la pieza angular del acto terapéutico: el razonamiento clínico, muchas veces el gran olvidado en estas obras. Carlos ha descrito meticulosamente las diferentes categorías de hipótesis para facilitar al lector los pilares con los que guiar nuestro abordaje. Los elementos del examen quedan explicados tanto en aspectos del examen subjetivo y del examen físico, incluyendo el examen neurológico. En definitiva, una buena base inicial con la que refrescar las bases del proceso terapéutico. Quisiera destacar especialmente el capítulo sobre la relación terapéutica, puesto que lo considero un aspecto clave para lograr el éxito terapéutico y que Carlos plasma majestuosamente.

Como si de un día en la clínica se tratara y habiendo salvado el proceso de entrevista con nuestro paciente, la segunda parte entra de lleno en conocimientos detallados de las peculiaridades del dolor neuropático. La complejidad de su manejo y la experiencia de Carlos hacen que este capítulo sea especialmente interesante para clínicos sanitarios. A continuación, se pasan a detallar exhaustivamente las formas de atrapamiento neural que pueden ocurrir a lo largo y ancho del sistema nervioso periférico. Esta sección es una revisión muy completa de síndromes a veces olvidados. Muchos agradecerán que aparezca todo recopilado y organizado en una misma sección.

Una vez refrescados estos conceptos más teóricos, la obra continúa hacia el apartado más práctico. En primer lugar, se expone qué es la mecanosensibilidad neural con una introducción a las pruebas neurodinámicas y a la interpretación de estas. Este capítulo es especialmente interesante. La variabilidad en la literatura y en la práctica clínica en lo que es considerado una prueba positiva es abrumadora. Carlos desarrolla cuál es la evidencia científica actual y cuáles son las características que indudablemente han demostrado mayor fiabilidad para falsar nuestra hipótesis de presencia de mecanosensibilidad neural en nuestro paciente. Con ello, se destacan diferentes técnicas palpatorias de nervios periféricos y técnicas neurodinámicas. La exquisitez de las explicaciones, las ilustraciones y fotografías reflejan la cuidada delicadeza de esta obra. Finalmente, Carlos despliega el arsenal de tratamientos y abordajes que podemos utilizar cuando nos enfrentamos a un paciente con alterada mecanosensibilidad neural. Para mí, es el punto fuerte de la obra. Los años de experiencia de Carlos como fisioterapeuta clínico brillan, indudablemente, en esta sección. Los fisioterapeutas encontrarán un mapa de ruta de referencia que abrirá opciones de tratamiento para sus pacientes.

Sin más, espero que absorbáis el contenido y apreciéis la dedicación, el esfuerzo y la inconmensurabilidad del conocimiento que Carlos ha plasmado en esta obra. Sin duda, una obra de cabecera a la que recurrir en cualquier momento.

Xarrem, Carlos, y gracias por tanto.

Eva Sierra Silvestre
Griffith University & Vrije
Universiteit Amsterdam

La disfunción del tejido neural está reconocida actualmente como un factor que puede contribuir a diferentes desórdenes dolorosos musculoesqueléticos. La valoración física y las técnicas de tratamiento manual del sistema nervioso no es algo que nos venga de nuevo. Los fisioterapeutas dedicados al manejo del dolor musculoesquelético vienen utilizando desde hace años las técnicas neurodinámicas como parte del tratamiento multimodal de sus pacientes. Lo que ha cambiado en los últimos años es el conocimiento sobre el dolor relacionado con el tejido neural, los cambios acontecidos en el sistema nervioso en respuesta a dicho dolor y cómo esta información puede influir en la toma de decisiones clínicas del fisioterapeuta.

Sin duda, una de las personas que se ha encargado de trasmitir estos nuevos avances en el conocimiento del dolor y la neurodinámica a los fisioterapeutas españoles con mayor entusiasmo, entrega y trabajo es el autor de esta obra. La vieja amistad que me une a él hace que todo aquello que pueda decir en estas líneas esté, en cierto modo, sesgado. No obstante, dado que se me ha concedido el privilegio de escribir este prólogo, no me queda otra que expresar la gran satisfacción que ha supuesto que el autor contara conmigo para escribir estas líneas e intentar ser lo más objetivo posible. En primer lugar, me gustaría decir que, con toda certeza, el lector se encuentra ante uno de los llamados a ser libros de referencia en el ámbito de la fisioterapia musculoesquelética. Y digo esto no solo por la calidad de los contenidos, que es excepcional, sino también por la forma en la que el autor ha organizado dichos contenidos. Se trata de un libro coherente, muy bien estructurado y ordenado, de fácil y agradable lectura, fruto del intenso trabajo de revisión bibliográfica del autor y de su dilatada experiencia clínica. Además de los tal vez esperados capítulos dedicados a la evaluación y tratamiento manual de la disfunción neural, el lector podrá encontrar otros capítulos muy relevantes como, por ejemplo, los relativos al razonamiento clínico, la exploración neurológica o al dolor neuropático. En dichos capítulos se ahonda en los fundamentos de lo que debería ser un correcto examen subjetivo y objetivo, así como en las distintas categorías de hipótesis que debería manejar el fisioterapeuta durante el proceso de razonamiento clínico, todo ello sin perder de vista el marco conceptual de la obra, que es la neurodinámica. Asimismo, se presentan las bases teóricas o mecanismos responsables del dolor neuropático y la evidencia relativa a su tratamiento. Hay que destacar también el último capítulo, en el que el autor presenta otras opciones terapéuticas que pueden complementar y reforzar lo expuesto en el capítulo relativo al tratamiento de la disfunción neural. En resumen, se trata de una obra que reúne todos aquellos aspectos necesarios para la evaluación y el manejo de la disfunción neural en el contexto más amplio y completo que, según mi humilde opinión, creo que es posible. Un libro de rabiosa actualidad que debería ser imprescindible para todo aquel fisioterapeuta que desarrolle su actividad profesional en el campo de la Fisioterapia musculoesquelética.

Ha llegado el momento ahora de escribir sobre el autor, a quien conozco prácticamente desde sus inicios en la Fisioterapia allá por el año 1995. Hemos crecido juntos en el nivel profesional y personal; hemos vivido momentos inolvidables durante todos estos años. Bocadillos de tortilla entre clases en el parque de enfrente de la antigua Universi-

El fisioterapeuta se encuentra con frecuencia con pacientes que presentan una alteración del movimiento y la función asociada a síntomas, entre los que destaca el dolor. Uno de los objetivos planteados en estos casos, una vez atendidos los indicativos de patología de gravedad condicionantes de derivación, es la identificación de los mecanismos que se hayan detrás de la manifestación clínica (entre los que destacan los relacionados directamente con el estado de salud de los tejidos afectados), con atención especial al estado de reparación tisular y a la identificación del proceso patológico. El reconocimiento de patrones clínicos destaca a este nivel como herramienta de razonamiento diagnóstico[1].

Por otro lado, la definición del mecanismo neurofisiológico responsable de la producción del dolor en el paciente va a ser fundamental, puesto que permitirá encuadrar la clínica en un contexto de nocicepción coherente o bien sospechar una presentación de dolor de carácter más patológico[2] como el dolor neuropático, con una mayor o menor contribución de los diferentes procesos de sensibilización periférica y central que lo convierten en disfuncional[3].

Reunida la información relacionada con los indicativos de unos u otros procesos, y generadas las diferentes hipótesis sobre los mecanismos que, con mayor probabilidad, son responsables de los signos y síntomas del paciente, puede ser conveniente identificar la fuente tisular de nocicepción, especialmente cuando esta nocicepción o la inflamación destacan como principales mecanismos de dolor. El tejido miofascial, por ejemplo, puede estar implicado como origen de estímulos nociceptivos desencadenantes de dolor en caso de lesión. También pueden constituir fuentes de estímulos los diferentes tejidos que integran las articulaciones, como ocurre en un proceso inflamatorio. El tejido nervioso, a su vez, podría participar en la experiencia de dolor del paciente como tejido desencadenante de estímulos nocicepti-

vos, siendo una de las formas en las que el sistema nervioso es fuente inicial de la experiencia dolorosa que el paciente refiere[4].

Mientras que las diferentes técnicas de movilización de los tejidos miofasciales y articulares con fines diagnósticos y terapéuticos han tenido clásicamente una amplia aceptación entre los profesionales sanitarios, la aplicación de la movilización del sistema nervioso como valoración y tratamiento de aquellas disfunciones en las que este tejido se presenta como responsable del dolor del paciente se enfrentó en sus inicios, a finales de la década de 1970 y principios de la de 1980, a un escepticismo importante. Probablemente, dos fueron las causas de este rechazo inicial. Por un lado, el concepto inicialmente presentado por Alf Breig como «tensión neural adversa»[5] sugería una atención a la «rigidez» del sistema nervioso que, en consecuencia, requería su estiramiento para volver a la normalidad. No es de extrañar que los neurólogos y neurocirujanos no acogieran con mucho entusiasmo esta aparente amenaza a las propiedades viscoelásticas del tejido nervioso. Por otro lado, los terapeutas manuales del momento empezaron a aplicar las movilizaciones del sistema nervioso atendiendo más a criterios puramente mecánicos que respetando la mecanosensibilidad del sistema nervioso como guía y conductor de las técnicas de movilización. Además, la sistematización de la práctica de esta nueva forma de terapia física era escasa y, como consecuencia de ello, la respuesta de los pacientes debió ser desalentadora.

Bajo el término «tensión neural adversa», Alf Breig reunió el conjunto de respuestas fisiológicas y mecánicas anómalas producidas por las estructuras del sistema nervioso al valorar su amplitud de movimiento normal y su capacidad de estiramiento[6]. Al hacerlo, puso énfasis en el examen de las capacidades mecánicas, especialmente en la tensión del sistema nervioso[7]. Estudios ulteriores comprobaron y midieron en cadáver la realidad de este efecto tensor en diferentes secuencias de movimientos, denominados en un principio «tests de tensión neural»[5], sobre varias porciones del sistema nervioso.[8–10] Estos tests o pruebas surgen de diferentes fuentes, como las pruebas de provocación de la neuroortopedia clásica, como la prueba de Lasègue-Lazarevic,[11] de textos neuroquirúrgicos como «*Neuroctasy*»[12] y, más adelante, de la descripción del test de slump por Maitland[13].

Sin embargo, en un contexto clínico, la atención minuciosa a esta capacidad física tensil del sistema nervioso despreciaba el valor de otras funciones mecánicas, como el deslizamiento, la compresión y la relación del tejido neural con la interfase mecánica que suponen los tejidos adyacentes. Es más, desatendía otros aspectos de la función del sistema nervioso más relacionados con su fisiología, como el transporte de líquidos (linfático, vascular, axoplásmico), el trofismo, la conducción, la inflamación y la sensibilidad[14–17].

Para restar énfasis al estricto mecanicismo y, sobre todo, a la idea del estiramiento de los nervios sugerida por el término «tensión neural», se propuso la actualización al término «neurodinámica», definido en sus inicios como el estudio de la mecánica y la fisiología del sistema nervioso, y la relación entre ambas[6,7,16,17]. Con ello, no se pretendía obviar la realidad de que la exploración física del sistema nervioso planteada valoraba la respuesta de este tejido a las cargas de tensión, deslizamiento y compresión. De hecho, el concepto aportado por Breig animó, años después, a autores como Robert Elvey a desarrollar propuestas de tratamiento mediante movilización pasiva del sistema nervioso que, con algunas pequeñas salvedades, se alejan poco de las recomendadas actualmente en disfunciones neurales de la extremidad superior[18].

Con David Butler[6] como promotor, la «neurodinámica» intentó progresivamente aunar a este enfoque mecánico la atención a otros mecanismos, como los relacionados con los cambios hemodinámicos producidos en la vascularización intraneural, el flujo axoplásmico o la dispersión de fluidos nocivos[19,20], la inflamación neural[21], la mecanosensibilidad[22,23], las respuestas musculares[24–26] y las alteraciones en la representación somatotópica cortical[7].

En estos momentos, una forma acertada para definir la prueba neurodinámica sería «aquella combinación de movimientos que pretende solicitar mecánicamente al sistema nervioso, dirigiendo las cargas a unos segmentos u otros de éste». La aplicación de estos movimientos, debidamente administrados y secuenciados, estresa o alivia las diferentes estructuras neuromusculoesqueléticas, con especial atención al tejido neural. Estos movimientos pretenden alterar, aunque sea temporalmente, la mecánica (es decir, la capacidad del nervio para resistir la compresión, el deslizamiento y el estiramiento) y/o la fisiología (en relación con una isquemia localizada o alteraciones en la presión intraneural) de una parte concreta de tejido neural[27].

Desde un punto de vista meramente biomecánico, el resultado obtenido mediante estos movimientos puede informar sobre el estado físico del sistema nervioso, mostrando la capacidad de este para deslizarse respecto a los tejidos circundantes, y asumir la tensión y/o la compresión. No obstante, una atención más dirigida a la respuesta del paciente informará sobre la sensibilidad a estos movimientos: la identificación de la mecanosensibilidad neural como diana de la exploración neurodinámica es un objetivo prioritario para un establecimiento correcto de las pautas de tratamiento a seguir[28].

La base de esta obra es una visión actualizada y científica, y predominantemente clínica, de la neurodinámica, centrada en la evocación de los síntomas del paciente para su uso diagnóstico y terapéutico[29]. Se trata de una propuesta desde el enfoque biopsicosocial, respaldada por una cauta atención a los indicativos de patología, pero también por otros factores personales y contextuales, y con la optimización del sistema de movimiento como objetivo final del tratamiento. Es un texto que anima al fisioterapeuta, como profesional del movimiento y la función, a incorporar la biomecánica y la fisiología del sistema nervioso en su razonamiento clínico para un buen uso de sus herramientas terapéuticas: la educación, la terapia manual y el ejercicio.

REFERENCIAS BIBLIOGRÁFICAS

1. Lluch Girbes E, et al. *Pattern Recognition of Clinical Syndromes Related to Neuromusculoskeletal Pain Disorders.* Zérapi Fisioterapia Avanzada, 2020.

2. Woolf CJ. What is this thing called pain? *J Clin Invest,* 2010;120:3742-3744.

3. Treede RD, et al. Neuropathic pain: redefinition and a grading system for clinical and research purposes. *Neurology,* 2008;70:1630-1635.

4. Dilley A, Lynn B, Pang SJ. Pressure and stretch mechanosensitivity of peripheral nerve fibres following local inflammation of the nerve trunk. *Pain,* 2005;117;462-472.

5. Breig A. *Adverse mechanical tension in the central nervous system: an analysis of cause and effect: relief by functional neurosurgery.* Almqvist & Wiksell International, 1974.

6. Butler DS, Jones MA. *Mobilization of the nervous system.* Churchill Livingstone. 1991

7. Butler DS, Matheson J. *The sensitive nervous system.* Noigroup, 2000.

8. Wrigh TW, Glowczewskie F, Wheeler D, Miller G, Cowin D. Excursion and strain of the median nerve. *J Bone Jt Surg Am,* 1996;78:1897-1903.

9. Byl C, Puttlitz C, Byl N, Lotz J, Topp K. Strain in the median and ulnar nerves during upper-extremity positioning. *J Hand Surg Am,* 2002;27:1032-1040.

10. Wright TW, Glowczewskie F Jr, Cowin D, Wheeler DL. Ulnar nerve excursion and strain at the elbow and wrist associated with upper extremity motion. *J Hand Surg Am,* 2001;26:655-662.

11. M Das J, Nadi M. Lasègue Sign. En: *Stat Pearls.* Stat Pearls Publishing, 2021.

12. Marshall J. Bradshaw Lecture on Nerve-Stretching for the Relief or Cure of Pain. *Br Med J,* 1883;2:1173-1179.

13. Maitland GD. Negative disc exploration: positive canal signs. *Aust J Physiother,* 1979;25:129-134.

14. Shacklock MO. Neurodynamics. *Physiotherapy,* 1995;81:9-16.

15. Shacklock MO. Clinical application of Neurodynamics. En: *Moving in on Pain.* Shacklock MO. Butterworth-Heinemann, 1995; p. 123-131.

16. Shacklock MO. *Clinical neurodynamics: a new system of musculoskeletal treatment.* Elsevier Butterworth-Heinemann, 2005.

17. Shacklock MO. Improving application of neurodynamic (neural tension) testing and treatments: a message to researchers and clinicians. *Man Ther,* 2005;10:175-179.

18. Elvey RL. Treatment of arm pain associated with abnormal brachial plexus tension. *Aust J Physiother,* 1986;32:225-230.

19. Ogata K, Naito M. Blood flow of peripheral nerve effects of dissection, stretching and compression. *J Hand Surg Br,* 1986;11:10-14.

20. Ellis RF, Hing WA. Neural mobilization: a systematic review of randomized controlled trials with an analysis of therapeutic efficacy. *J Man Manip Ther,* 2008;16:8-22.

21. Zochodne DW, Ho LT. Stimulation-induced peripheral nerve hyperemia: mediation by fibers innervating vasa nervorum? *Brain Res,* 1991;546:113-118.

22. Calvin WH, Devor M, Howe JF. Can neuralgias arise from minor demyelination? Spontaneous firing, mechanosensitivity, and after discharge from conducting axons. *Exp Neurol,* 1982;75:755-763.

23. Nordin M, Nystrom B, Wallin U, Hagbarth KE. Ectopic sensory discharges and paresthesiae in patients with disorders of peripheral nerves, dorsal roots and dorsal columns. *Pain,* 1984;20:231-245.

24. Hall T, Zusman M, Elvey R. Manually detected impediments in the straight leg raise test. En: *Clinical Solutions. Ninth Biennial Conference of the Manipulative Physiotherapists' Association of Australia.* Jull G (ed). Gold Coast, 1995; p. 48–53.

25. Hall T, Zusman M, Elvey R. Adverse mechanical tension in the nervous system? Analysis of the straight leg raise. *Man Ther,* 1998;3:140-146.

26. van der Heide B, Allison GT, Zusman M. Pain and muscular responses to a neural tissue provocation test in the upper limb. *Man Ther,* 2001;6:154-162.

27. Ellis R. Re: «Upper Limb Neural Tension and Seated Slump Tests: The False Positive Rate Among Healthy Young Adults without Cervical or Lumbar Symptoms». Daves et al. J Man Manip Ther, 2009;16:136-141. *J Man Manip Ther,* 2009;17:104.

28. López-Cubas C. Consideraciones para la positividad en las pruebas neurodinámicas. *Fisioter Divulg,* 2014;2:32-39.

29. López-Cubas C. *Neurodinámica en la Práctica Clínica.* Zérapi C.B, 2016.

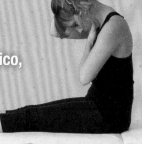

CAPÍTULO 01

Razonamiento clínico

Cómo integrar el modelo biomédico, el enfoque biopsicosocial y el paradigma del movimiento

CONTENIDO

Introducción

La mejor arma del fisioterapeuta como profesional de la salud, muy por encima de las habilidades indispensables de índole más práctica, es pensar. La toma de decisiones clínicas es compleja y solo un razonamiento educado permite avanzar en ese proceso con seguridad y coherencia. Es un razonamiento que debe discernir la relevancia y esquivar las tentaciones de las modas o los atajos; es un proceso que debe mantener la atención en la anatomía patológica sin despreciar la inferencia psicosocial, que debe reconocer las presentaciones biomecánicas e intuir su trasfondo neurofisiológico, y que debe aunar la aportación de la evidencia científica, la realidad clínica y la experiencia. En definitiva: un verdadero reto investigador con cada paciente.

El razonamiento clínico es un proceso de pensamiento y toma de decisiones que sigue el clínico para llegar a un juicio diagnóstico y a una opción terapéutica específica para el paciente[1]. El razonamiento clínico exige una mente abierta, agilidad mental y disciplina, junto con una capacidad de valoración lógica y metódica de las causas y los efectos. Es la competencia principal sobre la que debe asentar la praxis del fisioterapeuta[2].

El razonamiento clínico permite al fisioterapeuta avanzar en el proceso de toma de decisiones clínicas. En este capítulo se desarrollan las diferentes modalidades de razonamiento clínico en fisioterapia y las principales categorías en las que establecer hipótesis que ayuden en el proceso diagnóstico: los mecanismos patobiológicos (incluyendo la semiología clínica de los mecanismos del dolor), la disfunción o manifestación clínica del problema del paciente, las fuentes anatómicas, los factores predisponentes y contribuyentes, los predictores de pronóstico, la información relativa al tratamiento, y los indicadores de precauciones y contraindicaciones

Razonamiento clínico

Un uso sabio del razonamiento clínico requiere (fig. 1-1):

- El **conocimiento académico** (hechos, procedimientos, conceptos) pertinente.
- La **experiencia clínica** (evaluación, diagnóstico, habilidades manuales y otras técnicas de la fisioterapia) adecuada.
- La correcta y educada **comunicación interpersonal**[3].
- La **práctica informada en la evidencia**, es decir, la habilidad para localizar, evaluar críticamente e incorporar la evidencia actualizada a la práctica clínica. Se define también como el uso consciente, explícito y juicioso de la mejor evidencia científica en el proceso de toma de decisiones en cuanto al cuidado de los pacientes[4,5].
- La **ética**: el uso del razonamiento clínico coherente y respetuoso supone la indivi-

dualización del tratamiento y la orientación de los esfuerzos clínicos centrada en el paciente, y se opone a las preferencias diagnósticas, los prejuicios y los protocolos de tratamiento[6].

Razonamiento inductivo frente a razonamiento hipotético-deductivo

Durante el proceso de razonamiento clínico, el fisioterapeuta debe hacer uso de sus habilidades de semiología clínica:

- Buscar e identificar las diversas manifestaciones patológicas (signos o manifestaciones clínicas objetivas y síntomas o percepciones subjetivas del paciente).
- Reunir los hallazgos en síndromes.
- Interpretarlos, jerarquizarlos y razonarlos.

En la medida de lo posible, este proceso debe intentar correlacionar los síndromes con patrones clínicos. El reconocimiento de patrones clínicos de síntomas y signos deriva de la experiencia con pacientes similares o con afecciones que forman un prototipo en la base de conocimientos del profesional sanitario.

Cuando resulta complejo establecer esta relación con un patrón clínico, el razonamiento deriva en un proceso hipotético-deductivo. Esta modalidad de toma de decisiones diagnósticas se caracteriza por la generación de hipótesis a través de la adquisición, la interpretación y la evaluación de datos clínicos. El clínico genera hipótesis iniciales que posteriormente se prueban mediante una investigación clínica adicional hasta que se descartan o se aceptan.

En realidad, lo recomendable es un proceso de razonamiento dual, en el que tiene cabida tanto un razonamiento inductivo (reconocimiento de patrones clínicos) como un razonamiento de carácter más analítico (hipotético-deductivo, tabla 1-1), especialmente útil en los casos de mayor complejidad o ambigüedad. De este modo, se pueden aunar las ventajas de cada modelo de razonamiento[7,8].

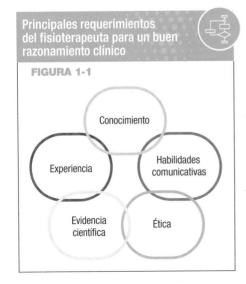

Principales requerimientos del fisioterapeuta para un buen razonamiento clínico

FIGURA 1-1

Conocimiento

Experiencia

Habilidades comunicativas

Evidencia científica

Ética

El reconocimiento de patrones clínicos es más rápido, requiere menos esfuerzo cognitivo y suele conseguir un mayor éxito diagnóstico, siempre que esté respaldado por una experiencia clínica considerable.

A su vez, el razonamiento hipotético-deductivo es más útil cuando el desafío diagnóstico es mayor, en el momento en que se enfrenta a presentaciones complejas y atípicas, y al conllevar un sistema más rígido no requiere tanta especialización y experiencia por parte del clínico[9].

TABLA 1-1 • Características destacadas del razonamiento inductivo y del razonamiento hipotético-deductivo

Razonamiento inductivo (reconocimiento de patrones clínicos)	Razonamiento hipotético-deductivo
Más rápido	Más útil en presentaciones atípicas
Menos requerimientos cognitivos	Menos requerimientos de experiencia y especialización
Mayor éxito diagnóstico	Sistemático y dinámico

El proceso hipotético-deductivo es sistemático y dinámico. Supone la toma de decisiones de riesgo o incertidumbre sobre una complejidad clínica en el contexto psicobiosocial del paciente subordinado a las presentaciones clínicas. Pasa por la elaboración y la validación mental de conjeturas que derivarán en la formulación de una serie de hipótesis sobre determinadas categorías diagnósticas, útiles para aproximarse de un modo ético a la solución del caso del paciente. Estas hipótesis son posteriormente falsadas de forma experimental para determinar su grado de significación o relevancia clínica, utilizando la reevaluación sistemática de los resultados obtenidos después de la ejecución de cada acto fisioterápico con respecto a los valores comparables previamente determinados[6].

Categorías de hipótesis diagnósticas

La definición de las categorías de las hipótesis establecidas por Higgs y Jones para la fisioterapia manipulativa y el tratamiento de los trastornos musculoesqueléticos[7] es una herramienta útil para un planteamiento metódico del razonamiento clínico. Los autores destacan siete agrupaciones, a modo de «cajones», en las que organizar las hipótesis a falsar en el proceso de toma de decisiones: mecanismos o procesos patobiológicos, disfunción, fuentes, factores contribuyentes, pronóstico, tratamiento, precauciones y contraindicaciones (tabla 1-2).

Mecanismos o procesos patobiológicos

El razonamiento clínico debe intentar dilucidar los procesos fisiopatológicos que se producen en relación con el problema del paciente.

El modelo biopsicosocial intenta atender todas las facetas que determinan el resultado clínico que presenta el paciente. Pretender conformarse con la búsqueda de la parte de la anatomía origen del problema como objetivo del razonamiento puede dar lugar a insuficiencias. Un enfoque biopsicosocial atiende las dimensiones concomitantes del comportamiento, psicológicas y sociales del trastorno musculoesquelético de una persona. Las ex-

TABLA 1-2 • Categorías de hipótesis diagnósticas para la fisioterapia manipulativa y el tratamiento de los trastornos musculoesqueléticos

Categorías
Mecanismos patobiológicos
Disfunción
Fuentes
Factores predisponentes y contribuyentes
Precauciones y contraindicaciones
Pronóstico
Tratamiento

periencias sensoriales y emocionales del dolor y la discapacidad son inseparables[10].

No obstante, el modelo biopsicosocial presenta algunas limitaciones que deben tenerse en cuenta. La principal de estas es que es un modelo muy amplio, y no guía, recomienda ni limita qué características deben evaluarse en dominio alguno. Por tanto, permite demasiada libertad al clínico para elegir entre una diversidad de pruebas de evaluación del paciente y su manejo posterior, reflejando el sesgo profesional o de actitud. La ampliación de posibilidades diagnósticas y terapéuticas puede hacer que el clínico sobreinterprete hallazgos o desprecie información, modificando así la relevancia de la complejidad clínica del paciente[9].

Una lectura inmadura o imprudente desde el modelo biopsicosocial puede provocar un desequilibrio en la atención prestada a cada uno de los dominios biológico, psicológico y social. Este desequilibrio puede conllevar la desatención a la anatomía patológica (proliferando etiquetas diagnósticas inespecíficas). Sin embargo, puede hacer que el clínico caiga en una atención excesiva y una malinterpretación de aspectos psicológicos (sobre todo en las afecciones de la columna)[11].

La adopción no crítica de diagnósticos como «cervicalgia/lumbalgia inespecífica» (auspiciados a su vez por las insuficiencias diagnósticas de las pruebas de imagen[12,13]), y la falta de énfasis en la patología, la anatomopatología y la patomecánica en el razonamiento clínico en pacientes con trastornos neuromusculoesqueléticos podrían dar lugar a un razonamiento clínico desinformado, limitado y potencialmente inseguro. Para una práctica segura y eficaz, el razonamiento no debe descuidar una patología potencial, identificando las características clínicas, sus mecanismos y efectos, y las necesidades y preferencias del paciente.

Atendiendo a estas premisas, dentro de los procesos se diferencia como categoría diagnóstica dos tipos principales de mecanismos patobiológicos a atender en la práctica clínica.

- Mecanismos de los tejidos.
- Mecanismos del dolor.

› Mecanismos de los tejidos

En cuanto a los mecanismos de los tejidos, hay que destacar que, después de una lesión, todos los tejidos pasan por tres fases en su proceso de reparación: inflamación, proliferación y remodelación (fig. 1-2). Pese a constituir entidades fisiológicas diferenciadas, estas fases conforman una progresión en la reparación durante la que se superponen cronológicamente. Esta progresión en la reparación tisular depende de la síntesis de una matriz extracelular fibrosa que reemplazará el tejido perdido o dañado. Esta nueva matriz extracelular se remodela con el tiempo para emular, con la mayor afinidad fisiológica posible, el tejido normal. La matriz extracelular dirige la reparación tisular mediante la regulación del comportamiento de varias células que se movilizan a la zona dañada con el fin de reconstruir el tejido[14].

Siguiendo este proceso, cada tejido tiene unos plazos de curación. Así, por ejemplo,

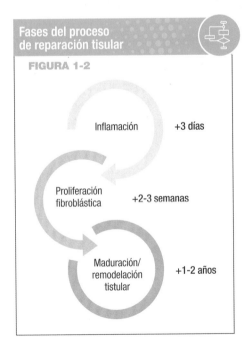

Fases del proceso de reparación tisular

FIGURA 1-2

Inflamación — +3 días

Proliferación fibroblástica — +2-3 semanas

Maduración/ remodelación tistular — +1-2 años

y debido a su limitado aporte sanguíneo, los tejidos conectivos fibrosos se reparan de un modo relativamente lento. Después de una fractura, la consolidación ósea es muy variable: en unas 3 semanas en los huesos pequeños y hasta en 8 semanas en los huesos largos, la reparación permite la función, aunque algunos huesos presentan actividad osteoblástica-osteoclástica remodelativa hasta 2 a 3 años después de la fractura, y en edad de crecimiento estos referentes son distintos ligeramente[15]. Los músculos y tendones también presentan una gran variabilidad en cuanto a sus plazos de curación en relación con la localización, el tipo y la extensión de la lesión. La capacidad de reparación del sistema nervioso es muy limitada, tanto en su componente conectivo como en el neuronal y, en el mejor de los casos los plazos son largos[16].

› Mecanismos del dolor

Los mecanismos de los tejidos no se relacionan de forma matemática con el dolor: el sistema nervioso periférico y central tiene la habilidad de modificar la sensibilidad del paciente con independencia del estado de salud de los diferentes tejidos. El dolor que refiere el paciente no suele ajustarse a la lesión o la patología[17,18].

El dolor puede definirse como una respuesta cerebral desagradable, proyectada sobre el cuerpo virtual, basada en toda la información disponible cuando considera que existe amenaza y que implica una acción[19-21]. Es una visión que entiende el dolor como medidor de temor, más que de lesión.

El trasfondo neurofisiológico de la producción de dolor engloba diferentes mecanismos. Existen diferentes formas de dolor, con función y significado distintos, y con una presentación clínica asociada también distinta. Las formas de dolor que se consideran normales (adaptativo, con función protectora) son el dolor nociceptivo y el dolor inflamatorio, mientras que el neuropático o el disfuncional se consideran formas de dolor patológico (fig. 1-3).

DOLOR NOCICEPTIVO

La nocicepción, el mecanismo sensorial que permite a los animales sentir y evitar los estímulos que pueden dañar los tejidos, es fundamental para la supervivencia. Este proceso se basa en los nociceptores, que son neuronas especializadas en detectar y responder a estímulos de carácter mecánico, térmico o químico lo suficientemente intensos como para resultar potencialmente dañinos. Los estímulos sensoriales que llegan al cerebro desencadenan respuestas defensivas y pueden percibirse como dolorosos[22].

Esta percepción, conocida como dolor nociceptivo, sigue una relación proporcional estímulo-respuesta: existe mecanosensibilidad, de forma que se puede identificar el tejido fuente por la palpación (compresión), así como con el estudio del movimiento y la postura. Su distribución y, en general su intensidad, es coherente, por lo que es un indicador bastante fiable del estado de salud del tejido inervado. Su resolución es paralela a la evolución de los mecanismos de reparación tisular. La respuesta a fármacos antiinflamatorios no esteroideos (AINE) es buena.

DOLOR INFLAMATORIO

La lesión tisular provoca la liberación de mediadores inflamatorios de las células dañadas, incluidos iones (K^+, H^+), bradicinina, histamina, 5-hidroxitriptamina (5-HT), ATP (trifosfato de adenosina) y óxido nítrico. La activación de la vía del ácido araquidónico conduce a la producción de prostanoides y leucotrienos. Las células inmunológicas reclutadas liberan mediadores adicionales, entre estos citocinas y factores de crecimiento.

Algunos de estos mediadores químicos activan los nociceptores periféricos directamente y provocan dolor espontáneo. Otros actúan de forma indirecta a través de células inflamatorias para estimular la liberación de agentes inductores de dolor adicionales (algógenos). Otros mediadores inflamatorios modifican las propiedades de respuesta de

Tipos de dolor

FIGURA 1-3 • El dolor puede dividirse de forma general en tres clases. **A)** El **dolor nociceptivo** representa la sensación asociada a la detección de estímulos nocivos potencialmente dañinos para los tejidos y es protector. **B)** El **dolor inflamatorio** se relaciona con daño tisular y a la infiltración de células inmunitarias, y puede promover la reparación al causar hipersensibilidad al dolor hasta que se produzca la curación. **C)** El **dolor patológico** es un estado de enfermedad causado por daño sobre el sistema nervioso (neuropático) o por su función anómala (disfuncional). De Woolf CJ. What is this thing called pain? *J Clin Invest,* 2010;120(11):3742-3744.

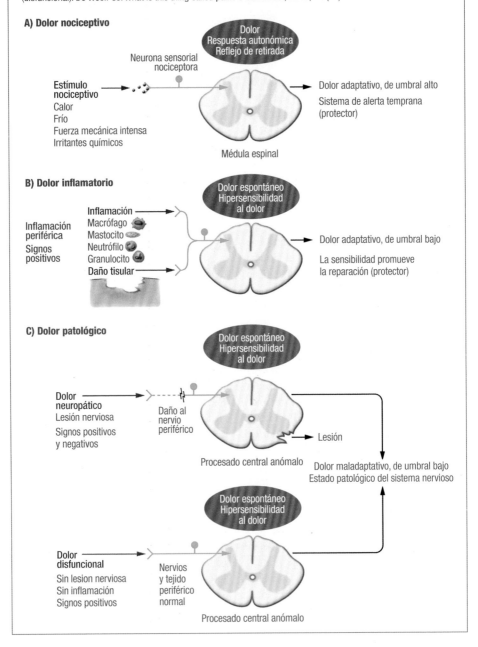

A) Dolor nociceptivo

B) Dolor inflamatorio

C) Dolor patológico

neuronas aferentes a estímulos posteriores (sensibilizan las propias moléculas receptoras y modulan la expresión de canales iónicos) mediante el proceso conocido como sensibilización periférica[23].

Estos fenómenos justifican las diferencias entre el dolor nociceptivo y el dolor que aparece como consecuencia del proceso inflamatorio. Los signos clínicos cardinales de calor, dolor, rubor y edema son característicos de la inflamación. Está generalmente asociada a lesión aguda y existe una relación entre estímulo y dolor, aunque no tan íntima, ya que también los estímulos normalmente inocuos producen dolor (alodinia). La presentación de dolor y rigidez matutina es habitual en los estados inflamatorios. La inflamación puede estar modulada por diferentes sistemas (vascular, inmunitario, nervioso, celular) y responde bien a los AINE.

DOLOR NEUROPÁTICO

La definición más aceptada de dolor neuropático es la de «dolor que aparece como consecuencia directa de una lesión o enfermedad en el sistema somatosensorial»[24], afectando por tanto al sistema nervioso periférico y central, o ambos. También se describe como el dolor debido a disfunciones de los procesos nociceptivos inducidos por una lesión o enfermedad neurológica[25]. Aunque se pretende entender como dolor localizado en un dermatoma o campo de inervación del nervio periférico, lo cierto es que en caso de lesión del sistema nervioso la distribución del dolor es muy variable[26-28]. Pueden existir antecedentes de lesión, compresión o patología nerviosa, o relacionarse con agentes quimiotóxicos[29,30].

Los ejemplos de dolor neuropático son: mononeuropatía o polineuropatía dolorosa, neuralgia post herpética, neuralgia del trigémino y dolor posterior a un accidente cerebrovascular. Desde el punto de vista clínico, el dolor neuropático se caracteriza por ser continuo o punzante espontáneo, y respuestas de dolor amplificadas evocadas por estímulos nocivos o no nocivos. El diagnóstico del dolor neuropático se basa en el reconocimiento de su semiología clínica, así como en métodos como los cuestionarios para su detección y evaluación cualitativa[31,32].

DOLOR COMPLEJO O DISFUNCIONAL

El dolor disfuncional es un tipo de dolor crónico que carece de función protectora y resulta maladaptativo[33]. Las afecciones que provocan dolor disfuncional incluyen fibromialgia, síndrome del intestino irritable, cefalea tensional, síndromes temporomandibulares, cistitis intersticial y otros síndromes en los que existe dolor importante, pero sin estímulos nocivos, y con patología inflamatoria periférica mínima o nula. Es un problema grave debido al impacto negativo que el dolor inexplicable tiene en la calidad de vida, a la ausencia de terapias eficaces y al coste de la atención médica[34].

El dolor disfuncional se caracteriza por síntomas de dolor crónico generalizado o regional y por la aparición de amplificación del dolor. Se trata de un dolor de carácter intenso, que se mantiene en el tiempo, alterando la vida del individuo, que deja de tener una función protectora y que, por el contrario, deteriora la salud y las capacidades funcionales, convirtiéndose en fuente de sufrimiento y discapacidad. Es desproporcionado respecto a la posible lesión y se mantiene después de la curación. Su patrón de provocación es impredecible, sin relación alguna entre estímulo y respuesta, y con un patrón no anatómico del dolor. Presenta una fuerte asociación a factores psicosociales, siendo habitual su desencadenamiento con pensamientos, emociones, imaginación y respuestas al tratamiento inexplicables.

SEMIOLOGÍA CLÍNICA DE LOS MECANISMOS DEL DOLOR

La semiología clínica de cada mecanismo del dolor brinda la posibilidad de su reconocimiento. Los indicadores clínicos y subjetivos del dolor nociceptivo, el dolor neuropático periférico y los mecanismos centrales del dolor son diversos (tabla 1-3)[35].

TABLA 1-3 • Indicadores de los mecanismos de dolor nociceptivo, neurogénico periférico y neurogénico central, derivados del examen subjetivo y la exploración física del paciente

Indicadores subjetivos	Indicadores en la exploración física
Dolor nociceptivo	
• Dolor claramente relacionado con la fuente anatómica/mecánica y comportamiento acorde a los factores que agravan o alivian el dolor • Dolor asociado y proporcionado a un traumatismo o un proceso patológico (inflamatorio nociceptivo), o a una disfunción del movimiento/postural (nociceptivo isquémico) • Dolor localizado en el área de la lesión/disfunción • En general, de resolución rápida y acorde a los plazos previstos de cicatrización del tejido o recuperación de la patología • Responde a analgésicos simples/AINE • Por lo general, agudo e intermitente con el movimiento/provocación mecánica; en reposo puede ser un dolor constante y sordo, más una sensación pulsátil • Dolor asociado a otros síntomas de la inflamación (hinchazón, enrojecimiento, calor; nociceptivo inflamatorio) • Ausencia de síntomas neurológicos • Dolor de aparición reciente • Patrón diurno de los síntomas o de 24 h (rigidez matinal) • Sin asociación significativa a una mala adaptación a factores psicosociales (emociones negativas, baja autoestima)	• Reproducción de dolor según un patrón relacionado con la mecánica/anatomía, en respuesta clara, coherente y proporcionada al movimiento/pruebas mecánicas de los tejidos diana • Dolor localizado con la palpación • Ausencia de hiperalgesia y/o alodinia • Patrones de movimiento/posturas antiálgicas • Presencia de otros signos cardinales de inflamación (hinchazón, enrojecimiento, calor) • Ausencia de signos neurológicos; negativos en las pruebas neurodinámicas (p. ej., elevar la pierna recta, prueba de tensión del plexo braquial, de Tinel) • Ausencia de un comportamiento maladaptativo de dolor
Dolor neurogénico periférico	
• Tipo: quemante, punzante, intenso, eléctrico • Antecedente de lesión, patología o compromiso mecánico del nervio • Dolor asociado a otros síntomas neurológicos (parestesia, entumecimiento, debilidad) • Dolor referido en un dermatoma o campo de inervación cutánea de un nervio periférico • Baja respuesta a analgésicos simples/AINE o mayor capacidad de respuesta a los medicamentos antiepilépticos (gabapentina, pregabalina), antidepresivos (amitriptilina), o ambas • Dolor de alta intensidad e irritabilidad (facilidad de provocación, necesita más tiempo para su resolución) • Patrón mecánico: el dolor se agrava o alivia con factores relacionados con las actividades/posturas asociadas al movimiento, la carga o la compresión del tejido nervioso • Dolor relacionado con varios tipos de disestesia • Dolor de aparición espontánea (independiente del estímulo) o paroxístico (recurrencias e intensificación repentina del dolor), o ambos • Dolor latente en respuesta al movimiento/estrés mecánico • Empeora por la noche y se relaciona con trastornos del sueño • Dolor asociado al efecto psicológico (angustia, trastornos del estado de ánimo)	• Dolor/síntomas de provocación con pruebas mecánicas/movimientos que mueven/cargan/comprimen el tejido neural (movimientos activos/pasivos, neurodinámicos; SLR, prueba de provocación del plexo braquial, prueba de Tinel). • Síntomas de provocación con la palpación de los tejidos neurales relevantes • Signos neurológicos positivos (incluyendo reflejos alterados, la sensibilidad y la fuerza muscular en una distribución del nervio periférico o dermatómica/miotómica) • Postura antiálgica de la extremidad/parte del cuerpo afectada • Resultados positivos de hiperalgesia (primaria o secundaria) y/o alodinia y/o hiperpatía dentro de la distribución del dolor • Dolor latente en respuesta al movimiento/pruebas mecánicas • Pruebas clínicas complementarias que apuntan a un origen neuropático periférico (resonancia magnética, tomografía computarizada, pruebas de conducción nerviosa) • Signos de disfunción autónoma (cambios tróficos)

continúa...

Indicadores subjetivos	Indicadores en la exploración física
Dolor neurogénico central	

Indicadores subjetivos	Indicadores en la exploración física
• Respuesta desproporcionada, no mecánica, patrón impredecible de provocación del dolor, inespecificidad en la respuesta a los factores agravantes/de alivio • Dolor que persiste más allá de los plazos normales de curación del tejido • Dolor desproporcionado en relación con la naturaleza y el alcance de la lesión o patología • Dolor generalizado, sin distribución anatómica • Antecedentes de fracasos en intervenciones médicas/quirúrgicas/terapéuticas • Importante asociación a factores psicosociales de mala adaptación (emociones negativas, creencias y conductas maladaptativas de dolor, alteración en la familia/trabajo/vida social, conflictos médicos) • No responde a los AINE; hay mayor capacidad de respuesta a los medicamentos antiepilépticos y antidepresivos • Dolor de aparición espontánea (independiente del estímulo) y/o dolor paroxístico (recurrencia e intensificación repentina del dolor) • Dolor asociado a niveles elevados de discapacidad funcional • Dolor constante/incesante • Dolor nocturno/trastornos del sueño • Dolor relacionado con disestesias (quemazón, sensación de frío) • Dolor muy intenso e irritable (facilidad de provocación, necesita más tiempo para su resolución) • Dolor latente en respuesta al movimiento/pruebas mecánicas/actividades de la vida diaria • Dolor asociado a síntomas de disfunción del sistema nervioso autónomo (decoloración de la piel, sudoración excesiva, cambios tróficos) • Antecedentes de trastornos/lesión del sistema nervioso central (esclerosis múltiple, lesión de la médula espinal)	• Patrón inconsistente, desproporcionado, no mecánico/anatómico, en respuesta al movimiento/pruebas mecánicas • Resultados positivos de hiperalgesia (primaria, secundaria) y/o alodinia y/o hiperpatía dentro de la distribución del dolor • Áreas difusas/no anatómicas de dolor/sensibilidad con la palpación • Identificación positiva de varios factores psicosociales (catastrofismo, comportamiento de miedo-evitación, angustia) • Ausencia de signos de lesión de los tejidos/patología • Dolor latente en respuesta al movimiento/pruebas mecánicas • Atrofia muscular • Signos de disfunción del sistema nervioso autónomo (decoloración de la piel, sudoración) • Posturas/patrones de movimiento antiálgico

Disfunción

La disfunción es la expresión clínica de los procesos patobiológicos, es decir, el conjunto de síntomas y signos que se observan en el examen subjetivo y la exploración física del paciente.

Esta agrupación de manifestaciones clínicas define el problema del paciente: la restricción de movilidad en determinados segmentos corporales o en movimientos específicos, la limitación de la actividad y la discapacidad asociada. Es labor del clínico, de acuerdo con el paciente, identificar la disfunción (o disfunciones) para determinar:

• **Significado patobiológico de las disfunciones**: capacidad de la suma de las disfunciones para conformar un patrón clínico reconocible, con el fin de lograr un diagnóstico óptimo.

• **Representación del estado clínico**: se entiende como tal la idoneidad con que las disfunciones definen y reflejan la situación clínica del paciente. Las disfunciones que más se acercan a la definición de la situación clínica son aquellas que el propio paciente reconoce como tales. Uno de los recursos más utilizados para eso es preguntar al paciente, por ejemplo, al reproducir dolor con alguna maniobra, si el evocado realmente se ajusta a las características de dolor que el paciente ha referido antes como parte o totalidad de su problema. O bien, si el paciente es capaz de hacerlo, solicitarle directamente que realice el gesto que reproduce sus síntomas (demostración funcional).

- **Reproducibilidad**: en la medida de lo posible, un movimiento o postura que evoca los síntomas debe ser reproducible y reconocido por el paciente (demostración funcional), y debe poder repetirse a lo largo del tratamiento para determinar la evolución de los resultados de este (signo comparable).

- **Relevancia**: las disfunciones significativas son las que son importantes para el paciente, las que se relacionan de forma reveladora con el problema descrito como motivo de consulta y cuya resolución se plantea como objetivo terapéutico. Otras disfunciones pueden añadir información, pero también constituir epifenómenos que abstraen de la realidad del proceso terapéutico.

Fuentes

La fuente es la expresión anatomopatológica del problema. Aunque en ocasiones supone una tarea ardua, su identificación es una prioridad.

Una mala interpretación del enfoque biopsicosocial, junto con una acomodación de la medición de la disfunción como único objetivo diagnóstico del fisioterapeuta, ha provocado una falta de atención a la fuente como categoría diagnóstica. De hecho, esa deficiencia posiblemente haya derivado del concepto de «diagnóstico fisioterapéutico», definido como «el proceso de análisis de las deficiencias y discapacidades observadas y/o estudiadas, cuyas deducciones permiten establecer un programa de tratamiento en función de las necesidades observadas, y escoger el modelo terapéutico apropiado a realizar».

Esta situación se ha agravado con la relación deficiente entre los hallazgos en pruebas de imagen y el cuadro clínico que relata el paciente[12,36]. Es cierto que en la gran mayoría de los pacientes con trastornos musculoesqueléticos benignos no se puede identificar con certeza con las pruebas de imagen la anatomía patológica exacta o la lesión tisular subyacente a los síntomas. Además, los cambios radiológicos a menudo no se correlacionan con los estados de dolor, y pueden observarse modificaciones radiológicas similares en personas con y sin síntomas[13]. No obstante, es igualmente cierto que muchos de los hallazgos que indican gravedad o urgencia en el paciente muchas veces son irreconocibles salvo mediante pruebas de imagen.

En cualquier caso, es innegable que el fisioterapeuta debe poseer un conocimiento exhaustivo de la patología, la anatomía patológica y la patomecánica en el proceso de razonamiento clínico[9]. Son varias las razones que lo justifican: detección de patología de gravedad, patología y nocicepción periférica, análisis del movimiento y su relación con la patoanatomía, y diagnósticos anatomopatológicos provisionales.

› *Detección de patología de gravedad*

Los conocimientos de patología proporcionan mayor seguridad en la práctica clínica, en tanto que aumenta la confiabilidad en la detección de patología no musculoesquelética o patología musculoesquelética de gravedad.

En el primer caso, aunque la incidencia de causas no musculoesqueléticas de dolor es relativamente baja, las consecuencias de un diagnóstico descuidado o tardío pueden ser catastróficas.

Aunque el conocimiento de las banderas rojas (indicadores de gravedad) puede ser de ayuda, lo cierto es que presentan carencias en su utilización[37] (fig. 1-4). Es más sencillo identificar una alteración grave por su desviación de la norma (gracias al reconocimiento

Banderas en fisioterapia

FIGURA 1-4 ● Las banderas en fisioterapia: factores de precaución, mal pronóstico y contraindicaciones. Modificado de Kendall N, Burton AK, Watson P, Main CJ. *Tackling Musculoskeletal Problems: the Psychosocial flags Framework-A Guide for the Clinic and Workplace.* Londres: Stationery Office; 2009.

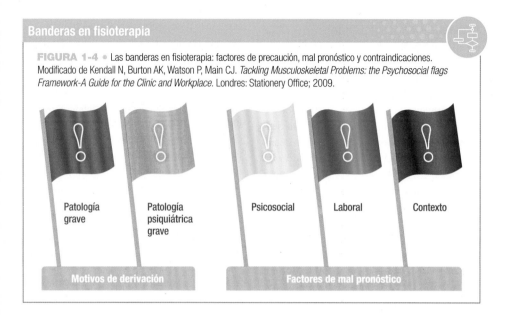

de la norma basándose en la experiencia) que por medio del conocimiento de listados eternos de posibilidades de anomalía infrecuente.

En ocasiones, puede ser que un dolor aparentemente musculoesquelético tenga causas extrínsecas, como una patología visceral (tumor de Pancoast-Tobías, aneurisma aórtico) o incluso causas intrínsecas al sistema musculoesquelético, pero con dolor sin características mecánicas, como sucede en la discitis, algunos tumores o espondiloartropatías[38,39]. Para determinar patrones clínicos de gravedad, la identificación de la patología musculoesquelética grave requiere un educado reconocimiento de la evolución aguda (inflamatoria) o degenerativa de la patología.

› Patología y nocicepción periférica

La anatomía patológica relevante y los procesos patológicos están presentes en los estados agudos y en los crónicos. Es un error asumir que, desde un paradigma «no específico», la patología y la nocicepción periférica pierden su significado potencial de las 12 semanas. La curación puede producirse dentro o fuera de un plazo de 12 semanas, o puede que no se produzca nunca.

La nocicepción periférica sigue desempeñando un papel después de la curación: el dolor no necesariamente se convierte en un fenómeno más central, en una expresión psicosocial, o ambos. El dolor musculoesquelético rara vez es (si es que lo es) un proceso único en el sistema nervioso central. Los procesos periféricos son parte integral de la experiencia de dolor en la mayoría (si no en todos) de los estados de dolor musculoesquelético agudo, episódico y crónico[40-43].

La artrosis u osteoartritis ofrece un claro ejemplo de la importancia de la patología local y la fuente continua de nocicepción periférica en un estado de dolor crónico en presencia de cambios en el sistema nervioso central. Se han observado cambios estructurales en el cerebro de personas con artrosis de cadera crónica. Sin embargo, cuando una artroplastia total de cadera elimina la patología local, y con eso la fuente de nocicepción, el dolor se alivia. Al mismo tiempo, existe una reversión de las reducciones en la materia gris en el cerebro neuroplástico que se observan antes de la operación, lo que ilustra el papel esencial de una fuente nociceptiva periférica continua en un estado de dolor crónico.

> ## Análisis del movimiento
> y su relación con la anatomía
> patológica

No existe una equivalencia exacta entre daño tisular y dolor. Aceptar el dolor como indicador inequívoco y proporcional del grado de lesión del tejido puede condicionar una desatención a los múltiples factores que determinan la sensibilidad del sistema nervioso del paciente. No obstante, los vínculos entre el daño tisular y los mecanismos de dolor no dejan de ser importantes, y su estudio debe formar parte del proceso de razonamiento clínico[44,45].

El conocimiento de la biomecánica, en estados sanos y patológicos, aporta información sobre el efecto de las posibles tensiones relacionadas con los mecanismos de lesión y la aparición de síntomas: efecto agravante o resultante en alivio de posturas, movimientos y actividades, así como otros hallazgos mecánicos del examen físico.

El análisis del movimiento es una parte central de la evaluación de un paciente con dolor. El esfuerzo continuo por analizar lo que sucede estructuralmente desafía el razonamiento y la comprensión del clínico sobre los vínculos entre las presentaciones clínicas y la posible anatomía patológica. Además, proporciona información centrada en el paciente para guiar el tratamiento activo, el asesoramiento y la instrucción en la autogestión de las actividades de la vida diaria y el trabajo.

> ## Diagnósticos anatomopatológicos
> provisionales

Proporcionar información al paciente acerca de la definición y la medición de su disfunción puede resultar de ayuda, pero no es comparable al valor del diagnóstico anatomopatológico.

Sin duda, y con base en una práctica centrada en el paciente, las necesidades y expectativas del paciente son primordiales en el razonamiento diagnóstico. Los pacientes quieren ser escuchados, ser comprendidos y tener la seguridad de que su dolor se reconoce y se valida, pero sobre todo quieren saber qué les sucede. Un diagnóstico de dolor inespecífico no resultará satisfactorio[46].

Aunque no siempre está al alcance del clínico la concreción de la fuente de los síntomas, una opción que el paciente agradece y resulta útil para justificar las decisiones terapéuticas es proporcionar una hipótesis diagnóstica anatomopatológica provisional, incluso aunque se limite a no más detalles que la designación de los niveles segmentarios de disfunción. Este diagnóstico debe relacionarse y proporcionarse junto con un diagnóstico fisiopatológico completo, que incluya una explicación detallada de los mecanismos provisionales del dolor, el movimiento, los trastornos neuromusculares, sensoriomotores y funcionales[9].

Factores predisponentes y contribuyentes

Es frecuente la presencia de factores favorecedores, predisponentes, precipitantes, contribuyentes, y mantenedores de la disfunción, o ambos; o patología del paciente. Es labor del clínico identificar estos factores y razonar su influencia en el trastorno del paciente para comprender el problema «hacer que los datos encajen» y, de ser posible, plantear opciones para corregirlos[47].

Los factores predisponentes y contribuyentes no solo influyen en la disfunción del paciente sino que también lo hacen ensombreciendo su pronóstico[48], e incluso, pueden modificar el comportamiento de los síntomas durante la exploración física del paciente[49]. Estos factores relacionados con el desarrollo o mantenimiento del problema del paciente se pueden clasificar en diferentes grupos.

> ## Factores físicos

La condición física general del paciente, factores antropométricos (donde destaca la obesidad), lesiones previas, alteraciones morfológicas (como grandes desviaciones de la columna), y determinados hábitos dietéticos y nutricionales (desnutrición, avitaminosis) pueden constituir factores favorecedores de trastornos musculoesqueléticos.

> Factores genéticos

Los factores genéticos determinantes de conectivopatías como la hiperlaxitud sistémica ligamentaria predisponen la aparición de patología musculoesquelética[50,51], y trastornos endocrinos como diabetes[52] e hipotiroidismo retrasan la curación de los tejidos[53].

> Factores ergonómicos

Determinados factores ergonómicos se describen como factores favorecedores de trastornos musculoesqueléticos. Por su frecuencia de repetición, tiempo de exposición y postura, los esfuerzos mecánicos excesivos son factores especialmente vigilados en el entorno laboral dada su predisposición a causar trastornos musculoesqueléticos[54,55].

En el ámbito deportivo, una técnica deficiente de ejecución de los gestos relacionados con la actividad también constituye un factor favorecedor de lesiones. A modo de ejemplo, una inclinación anterior del tronco excesiva durante la carrera es un predictor de lesiones en el deportista[56]. En la patología relacionada con la práctica musical también se ha prestado una atención especial a los factores ergonómicos[57,58].

No obstante, es muy posible que se haya mitificado la relación ergonomía-dolor. Por ejemplo, la inversión en optimizar la silla en la oficina para prevenir el dolor lumbar no siempre redunda en éxito[59,60], y es más importante cambiar de postura con frecuencia[61]; también, actualmente se ha demostrado que no existe relación entre el dolor de espalda en niños y adolescentes y el hecho de llevar sus mochilas[62].

> Consumo de sustancias tóxicas

El consumo habitual de determinadas sustancias tóxicas o drogas puede ser un factor determinante de un estado de fragilidad y mala reparación tisular[63].

- **Alcohol**: el consumo excesivo de alcohol aumenta el riesgo de osteoporosis, cirrosis hepática y enfermedades neurodegenerativas. Puede causar osteonecrosis y las consiguientes fracturas patológicas. Interactúa con otros muchos medicamentos, pudiendo modificar la respuesta a estos. El alcohol también se relaciona con una percepción alterada del dolor y la fatiga que puede influir en la forma en que se administran y progresan las técnicas y ejercicios durante la rehabilitación[64,65].

- **Tabaco**: el tabaco merma la salud cardiovascular y gastrointestinal, y se considera un factor de riesgo de osteoporosis. Su consumo abusivo ha demostrado un efecto importante sobre la reparación de los tejidos musculoesqueléticos, retrasando considerablemente los plazos de curación[66].

- **Cocaína y anfetaminas**: incrementan la producción de adrenalina, lo que genera vasoconstricción sistémica y, con ello, elevación de la presión arterial. Su consumo se ha asociado a un riesgo elevado de ictus, rotura aórtica y edema pulmonar[67,68].

> Factores psicosociales

Las banderas amarillas, en referencia a los factores de riesgo psicosocial, deben atenderse en los pacientes con dolor musculoesquelético. Los factores relacionados con las creencias, las apreciaciones y los juicios del paciente hacia su situación pueden suponer un escollo en su evolución: impresión de que la evolución de la lesión es incontrolable o de que puede agravarse, expectativas de resultados escasos del tratamiento, convencimiento de la necesidad de retraso en el retorno al trabajo. También constituyen banderas amarillas determinadas respuestas emocionales, como preocupación, temor o ansiedad. El comportamiento del dolor, así como las estrategias de afrontamiento del mismo, pueden manifestar un factor de riesgo psicosocial en situaciones de catastrofismo, de evitación de actividades debido a las expectativas de dolor y de posibilidad de lesionarse de nuevo, o en casos de excesiva dependencia de tratamientos pasivos[69,70].

Los principales factores psicosociales que han demostrado ser predictores de escasos resultados en el tratamiento de fisioterapia son[48,71-73]:

- Pensamiento constante de que algunos estados son dañinos o incapacitantes.
- Comportamientos de miedo y evitación.
- Tendencia al mal humor y evitación de la interacción social.
- Dependencia del tratamiento: expectativas de que en el tratamiento pasivo va a estar la solución, más que la participación activa.
- Falta de motivación.

› Factores psiquiátricos

Las banderas naranjas hacen referencia a aquellos factores psicosociales que adquieren una intensidad especial, categorizándose como síndromes (factores) psiquiátricos y constituyendo, por tanto, una gravedad mayor y riesgo para el paciente. La depresión clínica y los trastornos de la personalidad son dos situaciones cuya detección y derivación es más importante[73]. La atribución del color naranja a estas banderas responde a su proximidad al rojo de las que representan las señales de advertencia, aquellas que justifican la derivación del paciente para valoración médica, dando lugar a precauciones y contraindicaciones para el fisioterapeuta[37-39,68].

› Factores laborales, económicos y sociolaborales

Los factores predisponentes o contribuyentes relacionados con el entorno laboral del paciente se conocen como banderas azules, y se refieren a condiciones en el lugar de trabajo que pueden impedir la recuperación. Las percepciones del paciente sobre la relación entre el trabajo y la salud pueden condicionar creencias como que el trabajo es demasiado oneroso y puede causar más lesiones, o que

el supervisor y los compañeros de trabajo son insolidarios[48,73]. Otros ejemplos son la monotonía, el bajo grado de control o las altas exigencias laborales.

Las banderas negras representan los factores relacionados con obstáculos contextuales o del sistema. También se utilizan en relación con problemas en el lugar de trabajo, pero se refieren a cuestiones organizativas como la dependencia financiera de los beneficios por discapacidad, problemas de compensación de trabajadores, actitudes de los empleadores hacia el trabajador enfermo, legislación restrictiva en cuanto a opciones para el regreso al trabajo, conflicto con el personal de los sistemas de seguros en relación con las demandas por lesiones; familiares y personal sanitario excesivamente solícitos, y cargas laborales sumamente pesadas, con poca oportunidad de modificación del puesto de trabajo[74].

Pronóstico

El pronóstico es la predicción de la posible evolución de un proceso (enfermedad o lesión) o de un hecho futuro, a partir de criterios lógicos o científicos. Permite establecer los objetivos del tratamiento a corto, medio y largo plazo, así como el momento de finalizarlo. En la práctica clínica, el pronóstico es un tema al que el paciente atribuye mucha importancia. Después de saber qué le ocurre, el paciente anhela conocer cuánto le va a durar su problema.

Dentro de la información a tener en cuenta en la elaboración del pronóstico, influyen datos relativos al diagnóstico, los factores contribuyentes o predisponentes, el efecto del tratamiento y, en general, toda aquella información acerca del paciente y su respuesta a la lesión.

El valor de los factores predictores de trastornos musculoesqueléticos es también un tema de continua revisión en la bibliografía científica. La depresión[75], el uso de ordenadores personales[55] y los factores ambientales de riesgo en el trabajo[74] son ejemplos de predictores de trastornos musculoesqueléticos y extensa evolución de estos.

Retomando el sistema de triaje de las banderas, en relación con el pronóstico positivo resulta especialmente relevante tener en consideración las banderas rosas. Estas banderas se proponen como reverso de las amarillas, dado que las creencias, los prejuicios, las respuestas emocionales y las actitudes positivas ante el dolor pueden resultar de ayuda en la evolución del paciente. Por esta razón, es oportuno identificarlas y reforzarlas en el paciente durante el tratamiento.

Tratamiento

El tratamiento no es la conclusión del proceso terapéutico, sino que constituye una categoría de hipótesis. Como tal, debe evaluarse y ponerse a prueba, ya sea durante el proceso de razonamiento clínico (contrastándolo con el resto de la información obtenida en las demás categorías de hipótesis), durante la aplicación del tratamiento en sí (mediante una atención continua a las respuestas del paciente a este) o bien *a posteriori* (información obtenida mediante la reevaluación).

Las reevaluaciones sistemáticas durante el proceso terapéutico permiten una optimización constante del tratamiento. Para eso, es fundamental la selección correcta de signos comparables, de pruebas reproducibles y reconocidas por el paciente como indicadores del estado de su disfunción. El modelado constante de la aplicación del tratamiento se reflejará en beneficios terapéuticos y en una mejor alianza terapéutica.

Precauciones y contraindicaciones

Las banderas rojas son observaciones de la anamnesis del paciente, hallazgos de la exploración o diagnósticos que el profesional de la salud debe reconocer como indicios de patología grave[76] (tabla 1-4). Son señales de advertencia que justifican la derivación del paciente para una valoración médica, muchas veces de forma urgente[77]. El hecho de que la mayoría de las pruebas para identificar banderas rojas sean poco sensibles y específicas[37], y la frecuencia con la que en la práctica diaria se descuida la documentación de este tipo de información clínica[68] obligan al fisioterapeuta a extremar las precauciones para evitar desatender signos relevantes.

TABLA 1-4 ● Banderas rojas: indicadores de precaución ante la posibilidad de patología grave que requiere la derivación del paciente para su valoración médica

Precauciones generales	Patología grave (espinal/no espinal) con lumbalgia aguda como presentación
<ul><li>Traumatismo importante</li><li>Malestar sistemático, pérdida de peso</li><li>Antecedente de cáncer</li><li>Fiebre</li><li>Drogadicción por vía intravenosa</li><li>Consumo de corticoesteroides</li><li>Primer episodio de dolor en paciente < 20 años o > 50 años</li><li>Dolor nocturno importante y continuo</li><li>Dolor que empeora al tumbarse</li><li>Rigidez matutina muy importante</li><li>Colapso vertebral o destrucción ósea en estudios de imagen</li></ul>	<ul><li>Fiebre</li><li>Antecedentes de tuberculosis</li><li>Nefrolitiasis/aneurisma aórtico abdominal diagnosticados</li><li>Pérdida de peso sin causa aparente</li><li>Retorcimiento de dolor</li><li>Síntomas urinarios</li><li>Dolor en el costado</li></ul>

Indicadores de patología espinal grave/síndrome de traumatismo importante de *cauda equina*	Datos de alarma en los niños
<ul><li>Anestesia en silla de montar (ano, periné y genitales)</li><li>Retención urinaria de inicio agudo</li><li>Incontinencia fecal</li><li>Pérdida de tono anal</li><li>Debilidad motora progresiva generalizada (más de una raíz) en los miembros inferiores</li><li>Alteración de la marcha</li><li>Consumo de drogas intravenosas</li><li>Retención urinaria de inicio agudo</li></ul>	<ul><li>Menor de 11 años</li><li>Dolor constante que dura más de unas pocas semanas</li><li>El dolor interfiere en las actividades diarias y en el juego</li><li>Dolor nocturno espontáneo</li><li>Fiebre o velocidad de sedimentación globular elevada</li><li>Deformidad espinal a causa de un espasmo muscular intenso</li></ul>
Indicadores de trastornos inflamatorios	Precauciones relacionada con la neurodinámica
<ul><li>Inicio gradual antes de los 40 años</li><li>Intensa rigidez matutina</li><li>Limitación persistente de la movilidad espinal en varias direcciones</li><li>Afectación de las articulaciones periféricas</li><li>Afectación del iris, la piel (psoriasis), colitis o uretral</li><li>Antecdentes familiares</li></ul>	<ul><li>Síntomas relacionados predominantemente con los mecanismos de procesamiento central</li><li>Empeoramiento de signos neurológicos o lesión con posibilidad de causar déficit neurológico rápido</li><li>Lesión o anomalía importante en tejidos de interfases mecánicas</li><li>Estados inflamatorios, infecciosos y víricos</li><li>Hipersensibilidad importante a la palpación de troncos nerviosos o nervios periféricos</li><li>Dolor intenso o agudo</li><li>Radiculopatías</li></ul>

APLICACIÓN FUNCIONAL

Durante la anamnesis, una paciente de 32 años describe un dolor en la ingle derecha que relaciona con una sesión de senderismo de 4 h de duración, actividad que resultaba novedosa para ella. La excursión de senderismo tuvo lugar hace 3 semanas y el dolor apareció al día siguiente. Desde entonces, se ha mantenido la intensidad (4/10), pero se ha modificado la zona de proyección: el dolor ha aumentado y, además de en la ingle, la paciente refiere dolor y sensación de entumecimiento en la cara anterior del muslo. En ocasiones aparece un dolor súbito (intensidad 7/10) en la ingle al levantarse de la silla o dar el primer paso al caminar. La paciente utilizó por primera vez una mochila con 6 kg de peso durante el senderismo, ya que quiere empezar a entrenar para hacer el Camino de Santiago con esta dentro de 3 meses.

En la exploración física, la paciente presenta una ligera cojera con mantenimiento de 5° de flexión de la cadera derecha en bipedestación. El dolor inguinal aparece en extensión activa y pasiva de la cadera. La palpación de la ingle también provoca molestias locales, con proyección a la cara anterior del muslo. La flexión máxima de cadera en carga (sentadilla profunda) reproduce el dolor lancinante, súbito, descrito por la paciente, aunque tras varias repeticiones no reaparece. Después de las pruebas realizadas durante la exploración física, la paciente refiere sensación de agotamiento en la cadera y el muslo derecho.

El examen subjetivo y el físico intentan reunir y organizar la información clínica atendiendo a las categorías de hipótesis.

Mecanismos o procesos patobiológicos

La cronología del dolor, su persistencia, el dolor lancinante y la ampliación del área sintomática sugieren una lesión cuya expresión clínica sigue un mecanismo de dolor más allá de la nocicepción y que puede relacionarse con un proceso inflamatorio importante o de dolor neurogénico.

Disfunción

La información aportada por la paciente conforma un patrón clínico que se resume en dolor en extensión e hiperflexión de cadera, y una ligera discapacidad asociada a la marcha. La relevancia de este gesto se basa en que constituye una actividad básica de la vida diaria y, además, se relaciona con su objetivo de realizar próximamente el Camino de Santiago.

Fuentes

Los tejidos neuromusculoesqueléticos de la columna lumbar, la pelvis y la cadera pueden estar implicados en el síndrome de la paciente. Las pruebas físicas específicas de cada área y tejido deben concretar la fuente anatómica principalmente responsable. Pueden constituir diagnósticos a diferenciar: tendinopatía del psoas, tendinopatía de músculos aductores, bursitis del psoas, sinovitis coxofemoral, discopatía lumbar, neuropatía femoral, ilioinguinal o genitofemoral, hernia inguinal.

Factores contribuyentes

Como factores contribuyentes negativos destaca la falta de hábito en la actividad relacionada con el inicio de los síntomas (y, posiblemente, una condición física insuficiente para eso) y para investigar con detalle, el efecto de la mochila (peso, disposición de las correas de fijación, condicionamiento de la postura al andar, etc.). Como factores contribuyentes positivos destacan la ausencia de cinesiofobia o catastrofismo, y la definición como objetivo de volver a realizar la actividad provocativa de la lesión.

Pronóstico

La edad de la paciente, su buen estado de salud general, su actitud, la escasez de factores contribuyentes negativos y la gravedad moderada del patrón clínico sugieren un pronóstico positivo. La posibilidad de un mecanismo de dolor neurogénico es, no obstante, un factor que oscurece el pronóstico a corto plazo.

Tratamiento

La respuesta al tratamiento aportará información diagnóstica y pronóstica. La educación, la movilización y la programación de ejercicio deben ser progresivamente beneficiosas para la evolución de la paciente, si las hipótesis diagnósticas en que se basan son acertadas.

Precauciones y contraindicaciones

En este caso, en principio nada justifica una contraindicación del enfoque fisioterapéutico; no obstante, una evolución negativa (incremento de la intensidad de los síntomas, el área de proyección o la discapacidad asociada), la predominancia de síntomas neuropáticos, la aparición de signos neurológicos negativos, la aparición de signos o síntomas no compatibles con las hipótesis diagnósticas planteadas obligarían a redefinir el proceso y a derivar a la paciente para una valoración médica.

17

REFERENCIAS BIBLIOGRÁFICAS

1. Christensen N, Jones MA, Carr J. Clinical Reasoning in Orthopedic Manual Therapy. En *Physical Therapy of the Cervical and Thoracic Spine.* Londres: Churchill-Livingstone; 2002:85-104.

2. Yeung E, Woods N, Dubrowski A, Hodges B, Carnahan H. Establishing assessment criteria for clinical reasoning in orthopedic manual physical therapy: a consensus-building study. *J Man Manip Ther,* 2015;23:27-36.

3. Schultz C. Communication and interpersonal Helping Skills: An Essential Component in Physiotherapy Education? *Austr J Physiother,* 1988;34:75-80.

4. Rosenberg WM, Sackett DL. On the need for evidence-based medicine. *Therapie,* 1996;51:212-217.

5. Sackett DL, Rosenberg WM, Gray JA, Haynes RB, Richardson WS. Evidence based medicine: what it is and what it isn't. *BMJ,* 1996;312:71-72.

6. Fondevila E. Marco conceptual y definición formal de razonamiento clínico en fisioterapia. *Fisioter Divulg,* 2015;3:5-18.

7. Higgs J, Jones MA. *Clinical Reasoning in the Health Professions.* 2nd ed. Oxford: Butterworth-Heinemann; 2000.

8. Terry W, Higgs J. Educational programmes to develop clinical reasoning skills. *Aust J Physiother,* 1993;39:47-51.

9. Lluch Girbes E, et al. *Pattern Recognition of Clinical Syndromes Related to Neuromusculoskeletal Pain Disorders.* Córdoba: Zérapi Fisioterapia Avanzada; 2020.

10. Gatchel RJ, Peng YB, Peters ML, Fuchs PN, Turk DC. The biopsychosocial approach to chronic pain: scientific advances and future directions. *Psychol Bull,* 2007;133:581.

11. Maher C, Underwood M, Buchbinder R. Non-specific low back pain. *Lancet,* 2017;389:736-747.

12. Brinjikji W, et al. Systematic literature review of imaging features of spinal degeneration in asymptomatic populations. *Am J Neuroradiol,* 2015;36:811-816.

13. Hofmann UK, Keller RL, Walter C, Mittag F. Predictability of the effects of facet joint infiltration in the degenerate lumbar spine when assessing MRI scans. *J Orthop Surg,* 2017;12:1-8.

14. Midwood KS, Williams LV, Schwarzbauer JE. Tissue repair and the dynamics of the extracellular matrix. *Int J Biochem Cell Biol,* 2004;36:1031-1037.

15. Fischgrund J, Paley D, Suter C. Variables affecting time to bone healing during limb lengthening. *Clin Orthop,* 1994;31-37.

16. Schmidt CE, Leach JB. Neural tissue engineering: strategies for repair and regeneration. *Annu Rev Biomed Eng,* 2003;5:293-347.

17. Gifford L. Pain, the tissues and the nervous system: a conceptual model. *Physiotherapy,* 1998;84:27-36.

18. Gifford L S, Butler DS. The integration of pain sciences into clinical practice. *J Hand Ther,* 1997;10:86-95.

19. Butler DS, Moseley GL. *Explain Pain.* Adelaide: Noigroup; 2003.

20. Moseley GL. A new direction for the fear avoidance model? *Pain,* 2011;152:2447-2448.

21. Moseley L. Pain while you are out of your body--a new approach to pain relief? Commentary on a paper by Hänsel et al. *Eur J Pain,* 2011;15:773-774.

22. Tracey WD Jr. Nociception. *Curr Biol,* 2017;27:R129-R133.

23. Kidd BL, Urban LA. Mechanisms of inflammatory pain. *Br J Anaesth,* 2002;87;3-11.

24. Jensen TS, et al. A new definition of neuropathic pain. *Pain,* 2011;152:2204-2205.

25. Alcántara Montero A, Ibor Vidal PJ. Revisar la definición del dolor neuropático: un gran desafío. *Med Fam SEMERGEN,* 2019;45:73-74.

26. Caliandro P, et al. Distribution of paresthesias in Carpal Tunnel Syndrome reflects the degree of nerve damage at wrist. *Clin Neurophysiol,* 2006;117:228-231.

27. Murphy DR, Hurwitz EL, Gerrard JK, Clary R. Pain patterns and descriptions in patients with radicular pain: does the pain necessarily follow a specific dermatome? *Chiropr Osteopat,* 2009;17:9.

28. Nora DB, Becker J, Ehlers JA, Gomes I. Clinical features of 1039 patients with neurophysiological diagnosis of carpal tunnel syndrome. *Clin Neurol Neurosurg,* 2004;107:64-69.

29. Jesson T, Runge N, Schmid AB. Physiotherapy for people with painful peripheral neuropathies: a narrative review of its efficacy and safety. *Pain Rep,* 2020;5:1.

30. Velasco R, Bruna J. Neuropatía inducida por quimioterapia: un problema no resuelto. *Neurología,* 2010;25;116-131.

31. Baron R, Binder A, Wasner G. Neuropathic pain: diagnosis, pathophysiological mechanisms, and treatment. *Lancet Neurol,* 2010;9:807-819.

32. Mathieson S, Maher CG, Terwee CB, Folly de Campos T, Lin CWC. Neuropathic pain screening questionnaires have limited measurement properties. A systematic review. *J Clin Epidemiol,* 2015;68:957-966.

33. Woolf CJ. What is this thing called pain? *J Clin Invest,* 2010;120:3742-3744.

34. Nagakura Y. Challenges in drug discovery for overcoming 'dysfunctional pain': an emerging category of chronic pain. *Expert Opin Drug Discov,* 2015;10:1043-1045.

35. Smart KM, Blake C, Staines A, Doody C. Clinical indicators of 'nociceptive', 'peripheral neuropathic' and 'central' mechanisms of musculoskeletal pain. A Delphi survey of expert clinicians. *Man Ther,* 2010;15:80-87.

36. Jensen MC, et al. Magnetic resonance imaging of the lumbar spine in people without back pain. *N Engl J Med,* 1994;331:69-73.

37. Greenhalgh S, Selfe J. *Red Flags: A Guide to Identifying Serious Pathology of the Spine.* Londres: Elsevier; 2006.

38. Downie A, et al. Red flags to screen for malignancy and fracture in patients with low back pain: systematic review. *BMJ,* 2013;347.

39. Verhagen AP, Downie A, Maher CG, Koes BW. Most red flags for malignancy in low back pain guidelines lack empirical support: a systematic review. *Pain,* 2017;158:1860-1868.

40. Gwilym SE, Filippini N, Douaud G, Carr AJ, Tracey I. Thalamic atrophy associated with painful osteoarthritis of the hip is reversible after arthroplasty: a longitudinal voxel-based morphometric study. *Arthritis Rheum,* 2010;62:2930-2940.

41. Hartvigsen J, et al. What low back pain is and why we need to pay attention. *Lancet Lond Engl,* 2018;391:2356-2367.

42. Rodríguez-Raecke R, Niemeier A, Ihle K, Ruether W, May A. Structural brain changes in chronic pain reflect probably neither damage nor atrophy. *PloS One,* 2013;8, e54475.

43. Siddall P J. Neuroplasticity and pain: what does it all mean? *Med J Aust,* 2013;198, 177-178.

44. Kartha S, Bulka BA, Stiansen NS, Troche HR, Winkelstein BA. Repeated High Rate Facet Capsular Stretch at Strains That are Below the Pain Threshold Induces Pain and Spinal Inflammation With Decreased Ligament

Strength in the Rat. *J Biomech Eng*, 2018:140, 0810021-0810028.

45. Singh S, Kartha S, Bulka BA, Stiansen NS, Winkelstein BA. Physiologic facet capsule stretch can induce pain & upregulate matrix metalloproteinase-3 in the dorsal root ganglia when preceded by a physiological mechanical or nonpainful chemical exposure. *Clin Biomech Bristol Avon*, 2019;64:122-130.

46. MacDermid JC, Walton DM, Miller J. What is the Experience of Receiving Health Care for Neck Pain? *Open Orthop J*, 2013;7:428-439.

47. López-Cubas A. *Neurodinámica en la práctica clínica.* Córdoba: Zérapi Fisioterapia Avanzada; 2016.

48. Kendall N, Burton AK, Watson P, Main CJ. *Tackling Musculoskeletal Problems: the Psychosocial flags Framework-A Guide for the Clinic and Workplace.* Londres: Stationery Office; 2009.

49. Beneciuk JM, Bishop MD, George SZ. Pain catastrophizing predicts pain intensity during a neurodynamic test for the median nerve in healthy participants. *Man Ther*, 2010;15:370-375.

50. Grahame R. Joint hypermobility and genetic collagen disorders: are they related? *Arch Dis Child*, 1999;80:188-191.

51. Malfait F, Hakim AJ, De Paepe A, Grahame R. The genetic basis of the joint hypermobility syndromes. *Rheumatol. Oxf Engl* 2006;45:502-507.

52. Arkkila PE, Gautier JF. Musculoskeletal disorders in diabetes mellitus: an update. *Best Pract Res Clin Rheumatol* 2003;17:945-970.

53. Greenhalgh S. Wound healing and diabetes mellitus. *Clin Plast Surg,* 2003;30:37-45.

54. Jäger PD, Arbeitsschutz B, Steinberg D, Pekki TS. *Prevención de trastornos musculoesqueléticos en el lugar de trabajo.* Francia: OMS, 2004.

55. Marcus M, et al. A prospective study of computer users: II. Postural risk factors for musculoskeletal symptoms and disorders. *Am J Ind Med,* 2002;41:236-249.

56. Souza RB. An Evidence-Based Videotaped Running Biomechanics Analysis. *Phys Med Rehabil Clin North Am,* 2016;27:217-236.

57. Nyman T, Wiktorin C, Mulder M, Johansson YL. Work postures and neck-shoulder pain among orchestra musicians. *Am J Ind Med,* 2007;50:370-376.

58. Zaza C, Farewell VT. Musicians' playing-related musculoskeletal disorders: an examination of risk factors. *Am J Ind Med,* 1997;32:292-300.

59. O'Keeffe M, Dankaerts W, O'Sullivan P, O'Sullivan L, O'Sullivan K. Specific flexion-related low back pain and sitting: comparison of seated discomfort on two different chairs. *Ergonomics,* 2013;56:650-658.

60. Driessen MT, et al. The effectiveness of physical and organisational ergonomic interventions on low back pain and neck pain: a systematic review. *Occup Environ Med,* 2010;67:277-285.

61. Bontrup C, et al. Low back pain and its relationship with sitting behaviour among sedentary office workers. *Appl Ergon,* 2019;81:102894.

62. Yamato TP, Maher CG, Traeger AC, Wiliams CM, Kamper SJ. Do schoolbags cause back pain in children and adolescents? A systematic review. *Br J Sports Med,* 2018;52: 1241-1245.

63. Goodman CC, Snyder TEK. Differential diagnosis for physical therapists: screening for referral. 4th ed. Filadelfia: Saunders; 2007.

64. Boissonnault WG, Bass C. Pathological Origins of Trunk and Neck Pain: Part II - Disorders of the Cardiovascular and Pulmonary Systems. *J Orthop Sports Phys Ther,* 1990;12:208-215.

65. Wolf D, Katz ME, Krebs DE. Diagnosis enhances, not impedes, boundaries of physical therapy practice. *J Orthop Sports Phys Ther,* 1991;13:218-219.

66. Ryall C, Coggon D, Peveler R, Poole J, Palmer KT. A prospective cohort study of arm pain in primary care and physiotherapy--prognostic determinants. *Rheumatol Oxf,* 2007;46:508-515.

67. Boissonnault WG, Bass C. Medical screening examination: not optional for physical therapists. *J Orthop Sports Phys Ther,* 1991;14:241-242.

68. Leerar PJ, Boissonnault W, Domholdt E, Roddey T. Documentation of red flags by physical therapists for patients with low back pain. *J Man Manip Ther,* 2007;15:42-49.

69. Glattacker M, Heyduck K, Meffert C. Illness beliefs and treatment beliefs as predictors of short-term and medium-term outcome in chronic back pain. *J Rehabil Med,* 2013;45:268-276.

70. Heyduck K, Meffert C, Glattacker M. Illness and treatment perceptions of patients with chronic low back pain: characteristics and relation to individual, disease and interaction variables. *J Clin Psychol Med Settings,* 2014;21:267-281.

71. Henschke N, et al. Behavioural treatment for chronic low-back pain. *Cochrane Libr,* 2010.

72. Kendall NA. Psychosocial approaches to the prevention of chronic pain: the low back paradigm. *Baillieres Best Pract Res Clin Rheumatol,* 1999;13:545-554.

73. Nicholas MK, Linton SJ, Watson PJ, Main CJ. Early identification and management of psychological risk factors (yellow flags) in patients with low back pain: a reappraisal. *Phys Ther,* 2011:91:737-753.

74. Widanarko B, Legg S, Devereux J, Stevenson M. The combined effect of physical, psychosocial/organisational and/or environmental risk factors on the presence of work-related musculoskeletal symptoms and its consequences. *Appl Ergon,* 2014;45:1610-1621.

75. Leino P, Magni G. Depressive and distress symptoms as predictors of low back pain, neck-shoulder pain, and other musculoskeletal morbidity: a 10-year follow-up of metal industry employees. *Pain,* 1993;53:89-94.

76. Daniels JM. Introduction. En: Common Musculoskeletal Problems. Nueva York; 2015:1-4.

77. Shaw B, Kinsella R, Henschke N, Walby A, Cowan S. Back pain «red flags»: which are most predictive of serious pathology in the Emergency Department? *Eur Spine J,* 2020;29:1870-1878.

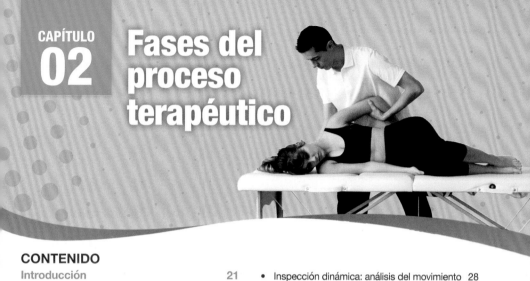

Fases del proceso terapéutico

CONTENIDO

Introducción

El **proceso terapéutico** consiste en una serie de interacciones relacionadas, desde el saludo hasta la despedida, que alteran progresivamente la naturaleza de la relación entre el terapeuta y el paciente[1]. Al inicio, el proceso se basa en el establecimiento de una alianza terapéutica que invite al paciente a involucrarse activamente en las diferentes etapas. Esta alianza o relación terapéutica permite construir con más solidez la eficacia del proceso.

El procedimiento terapéutico evoluciona a través de diferentes fases que se desarrollan a lo largo del capítulo: el examen subjetivo o anamnesis, el examen físico o la exploración física (prestando especial atención a la inspección estática y dinámica de la

persona), el tratamiento y la reevaluación del paciente (fig. 2-1). Durante estas fases, el fisioterapeuta va estableciendo y falsando hipótesis para comprender mejor el problema del paciente y encontrar la forma óptima de ayudar y aportar soluciones. Se trata de un proceso dinámico guiado por el razonamiento clínico que permite el ajuste progresivo de la relevancia de la información obtenida. Es una sucesión de etapas que siguen la estructura: anamnesis-exploración física-tratamiento-reevaluación[2].

Examen subjetivo

El examen subjetivo obtiene información a través de la anamnesis o entrevista del paciente. Es un proceso laborioso de identificación y

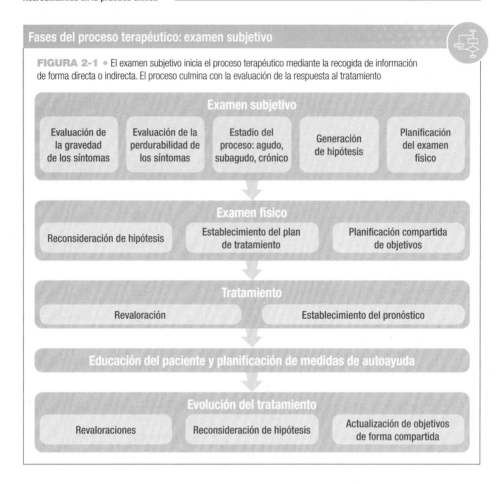

Fases del proceso terapéutico: examen subjetivo

FIGURA 2-1 • El examen subjetivo inicia el proceso terapéutico mediante la recogida de información de forma directa o indirecta. El proceso culmina con la evaluación de la respuesta al tratamiento

Examen subjetivo

- Evaluación de la gravedad de los síntomas
- Evaluación de la perdurabilidad de los síntomas
- Estadio del proceso: agudo, subagudo, crónico
- Generación de hipótesis
- Planificación del examen físico

Examen físico

- Reconsideración de hipótesis
- Establecimiento del plan de tratamiento
- Planificación compartida de objetivos

Tratamiento

- Revaloración
- Establecimiento del pronóstico

Educación del paciente y planificación de medidas de autoayuda

Evolución del tratamiento

- Revaloraciones
- Reconsideración de hipótesis
- Actualización de objetivos de forma compartida

recogida de los datos, objetivos y subjetivos, proporcionados por el propio paciente durante la entrevista para analizar su situación clínica.

Información general del paciente

Es posible realizar una contextualización inicial del paciente gracias a información general, como la procedencia del paciente, el sexo, la fecha de nacimiento, la actividad laboral y las aficiones. Estos datos, además de tener su valor estadístico, proporcionan un primer acercamiento al día a día del paciente. De esta información pueden surgir, posteriormente, detalles de mayor relevancia y relación con la situación clínica del paciente, lo que anima al fisioterapeuta a realizar una revisión y profundización.

Motivo, motivación y objetivos del paciente

Dos son las preguntas fundamentales que hay que plantear con prontitud: **¿cuál es el motivo de consulta?** y **¿cuál es el objetivo del paciente?** Solo concretando esos conceptos es prudente continuar el examen subjetivo dirigido al estudio de la situación clínica del paciente. De hecho, extrapolar el objetivo a partir del motivo de consulta es un error que puede dar lugar a la pérdida de dirección de los esfuerzos terapéuticos. Pacientes diferentes, pero con una descripción similar de dolor de rodilla como motivo de consulta, podrían expresar objetivos distintos: *retomar la actividad deportiva, dormir sin dolor, poder permanecer de pie sin dolor durante más tiempo, etc.*

Tan importante como dejar explícito el motivo de consulta es atender a las motivaciones del paciente. Aunque **motivo** y **motivación** son dos términos relacionados entre sí, difieren en grandes matices de significado. El *motivo* en sí es la razón que da origen a la acción, en este caso solicitar ayuda a un profesional de la fisioterapia, mientras que la motivación es la fuerza que mueve a la persona a realizar esa acción. Expresado de otra forma, la motivación es el proceso dinámico e interno donde se cubre una necesidad (*causa de la conducta*), y el motivo es la causa concreta de la conducta motivada.

Para conocer las motivaciones del paciente es fundamental prestar atención al establecimiento y el mantenimiento de una buena alianza terapéutica. Una vinculación sincera permite enfocar las necesidades del paciente y la libre evocación de argumentos en una dirección óptima para el avance en el proceso terapéutico[3].

Historia de la situación clínica actual

El reconocimiento de la fase evolutiva del proceso (agudo, subagudo o crónico) tiene un interés especial a la hora de para establecer la relación entre los procesos biológicos de los tejidos y los mecanismos neurofisiológicos condicionantes de la experiencia del dolor (tabla 2-1).

En cuadros muy evolucionados, crónicos o recurrentes, un síntoma puede ser un indicador poco fiable del estado del daño tisular local al solaparse diferentes mecanismos de dolor como nocicepción, imprecisión en la representación cortical o sensibilización central, entre otros.

Además, el conocimiento de la cronología del proceso y el estado clínico en el momento de la consulta, junto a los descriptores del comportamiento de dolor y enfermedad del paciente, aportan información relativa al nivel de adaptación de las diferentes estrategias del paciente.

TABLA 2-1 • Información relevante con respecto a la anamnesis de los síntomas

Inicio	¿Asociado a un traumatismo único o múltiple? ¿Agudo o progresivo?
Duración de los síntomas	Días, semanas, meses, años
Etapa actual del síntoma	¿Ha mejorado, empeorado o se ha estacionado?
Comportamiento a lo largo de 24 h	Prevalencia de la sintomatología durante el día
Afectación de la función	¿La sintomatología limita de alguna forma la función normal?

Descripción de los signos y síntomas

Una parte fundamental de la anamnesis del paciente es la concreción de la definición subjetiva de la disfunción. La entrevista permite esta etapa del proceso terapéutico mediante la **recogida** y el **análisis** de los síntomas del paciente. La información necesaria para este análisis es la descripción detallada del síntoma, su localización y su comportamiento (tabla 2-2):

- **Cantidad y calidad del síntoma**: descripción de la percepción del paciente reconocida como anómala para constituir un síntoma. El paciente expresa el síntoma como lo siente, haciendo uso en su narrativa de recursos verbales y no verbales, enriqueciendo el mensaje con **adjetivaciones, comparaciones** y **relaciones con estados emocionales personales**. Siendo el síntoma una expresión subjetiva, es tarea del clínico aceptar tal visión, y aventurar deducciones e hipótesis a partir de esta.

- **Localización de los síntomas**: el paciente debe **ubicar** y el fisioterapeuta **representar de forma gráfica** en un mapa corporal el área de proyección del síntoma o síntomas, destacando el que se describe como peor síntoma. Es útil indagar en la impresión del paciente sobre cuál es el área principal o el origen del síntoma[4].

TABLA 2-2 • Información relevante relacionada con el comportamiento de los síntomas

¿Cómo fue la aparición del síntoma?	
• Espontánea • Evocada	

Gesto o movimiento evocador	Gesto o movimiento atenuante
• Capacidad de mantener la posición o movimiento evocador • Asociación del síntoma evocado a otros síntomas • Irritabilidad o perdurabilidad del síntoma al retirar la posición o el movimiento evocador	• Relación del síntoma atenuado con otros síntomas • Perdurabilidad del síntoma al retirar la posición o el movimiento atenuante

• **Comportamiento de los síntomas**: es necesario invitar al paciente a definir si sus síntomas son espontáneos o evocados y a describir las posiciones o gestos que desencadenan o alivian los síntomas, así como la perdurabilidad de la provocación o el alivio.

Contexto social, deportivo, laboral

Durante el examen subjetivo es necesario identificar todos los factores psicosociales que actúan como **predisponentes, contribuyentes** o **mantenedores** del problema del paciente. De igual modo, es necesario identificar aspectos como la atribución etiológica del problema por parte del paciente, las expectativas en cuanto a su evolución y el tratamiento, e incluso, la reacción familiar y las medidas de afrontamiento. También puede ser significativo conocer las condiciones del estado de baja laboral y las expectativas de retorno al puesto de trabajo[5,6], el tipo de actividad física y de ocio que desempeña el paciente, y su actitud ante la reincorporación deportiva.

Indicadores de patología grave (banderas rojas)

Durante la anamnesis, el clínico debe estar atento para advertir la presencia de indicadores de patología sistémica, reumática, neoplásica o de trastornos neuromusculoesqueléticos en los que podría no ser adecuada la terapia manual o el ejercicio terapéutico[7,8]. Estos indicadores son motivo de derivación médica y se relacionan con signos de deterioro de la salud general (pérdida de peso, insomnio, fatiga), uso de fármacos (sobre todo a largo plazo, como corticoesteroides), hallazgos en pruebas de imagen, complicaciones de patologías (neuropatía en diabetes) o signos de lesión medular, entre otros.

SPINSS

Una forma de sintetizar el examen subjetivo como fase del proceso terapéutico es el uso del marco de referencia SPINSS (tabla 2-3). Este conjunto de siglas se presenta clásicamente en la bibliografía con una versión más reducida: **SIN**, relativo a las iniciales de *Severity* (gravedad), *Irritability* (irritabilidad o perdurabilidad clínica) y *Nature* (naturaleza del trastorno)[4,9]. Varios autores propusieron añadir a estas siglas una P y dos S más, como iniciales de *Pain generator* (mecanismos generadores de dolor), *Stability* (estabilidad) y *Stage* (estadio o etapa)[10,11].

a. Severidad o gravedad

Un síntoma es más **grave** cuando es más fácil su provocación y cuando la intensidad de la clínica provocada es mayor. Un síntoma es también más grave cuando es más difícil de aliviar y la intensidad del alivio es menor. Cuando existe una ampliación en la proyección anatómica del síntoma (extraterritorialidad), el síntoma también es más grave, así como cuando se asocian diferentes síntomas en el mismo proceso. El tipo de relación de síntomas también aporta información acerca de la gravedad. La asociación más frecuente se produce cuando, a partir de un mismo origen, aparece un síntoma local y ocasionalmente otro distal asociado. Es la combinación más habitual; por ejemplo, un síndrome facetario cervical podría cursar con dolor en el cuello y, en ocasio-

TABLA 2-3 • Concepto SPINSS

S-*Severity* (gravedad)	P-*Pain generator* (mecanismo de dolor)	I-*Irritability* (irritabilidad)
• ¿Con qué facilidad se provoca? • Cantidad de estímulo necesaria para evocar e intensidad de la clínica provocada • Extraterritorialidad y asociación a otras áreas o síntomas • Cantidad de estímulo necesario para aliviar e intensidad del alivio provocado	• Nocicepción • Inflamación • Dolor neuropático • Procesos centrales de sensibilización del dolor	• Perdurabilidad de la clínica provocada • Después de *provocar*, ¿cuánto dura la clínica? • Después de *aliviar*, ¿cuánto tarda en reaparecer la clínica?
N-*Nature* (naturaleza)	**S-*Stability* (estabilidad)**	**S-*State* (estadio)**
• Agravantes locales • Agravantes sistémicos	• Mejorando • Estable • Empeorando	• Agudo • Subagudo • Crónico

nes, con dolor en el cuello y en el brazo. Otras combinaciones o asociaciones de síntomas, como la adición de dolor en el miembro contralateral a la lesión, sugieren mayor gravedad.

b. *Irritabilidad* o *perdurabilidad clínica*

En la definición inicial de Maitland, la **irritabilidad** se evalúa juzgando de forma conjunta la intensidad de la actividad requerida para provocar los síntomas de un paciente, la gravedad de esos síntomas y el tiempo que tardan estos en desaparecer una vez que se han agravado (es decir, persistencia del dolor)[12]. No obstante, en este texto se diferencia de forma específica la irritabilidad haciendo referencia únicamente a la perdurabilidad del síntoma una vez evocado. La irritabilidad es, por tanto, mayor si el síntoma permanece durante más tiempo. También es mayor con relación al alivio: un síntoma se considera *más irritable* cuando, después de conseguir el alivio, este no perdura durante mucho tiempo. Un ejemplo de situación clínica con gran irritabilidad es el dolor radicular cervical agudo: es muy fácil de provocar mediante extensión cervical y, una vez provocado, permanece durante mucho tiempo. Asimismo, la tracción cervical consigue aliviar, al menos parcialmente, el dolor, pero una vez que se retira el componente de distracción intervertebral, los síntomas reaparecen pronto[13].

c. *Naturaleza del trastorno*

La **naturaleza** del trastorno es un juicio multifactorial basado en la percepción del clínico sobre factores asociados al trasfondo biopatológico probable[10]. Tienen cabida reflexiones que apuntan a un origen musculoesquelético típico, una presentación atípica o indicativa de gravedad que requiere detección, trastornos complejos o concatenación de factores de índole psicosocial relevantes. También es significativa la información relativa al estado de curación de la lesión, la fragilidad tisular y los procesos inflamatorios. El contexto del estado de salud general del paciente en lo respectivo a su influencia en la capacidad de recuperación tiene, a su vez, cabida en la determinación de la naturaleza del trastorno: pacientes inmunodeprimidos, diabetes o hipotiroidismo.

d. *Mecanismo del dolor*

El síntoma del paciente es producto de un proceso neurofisiológico en el que diferentes **mecanismos** y **sistemas** participan en mayor o menor proporción, entre estos, nocicepción, inflamación, sensibilización periférica, sensibilización central y proyección anatómica con mayor o menor precisión. Los indicadores subjetivos del dolor nociceptivo, el dolor neuropático periférico y los mecanismos centrales del dolor se han descrito como aproximación a su identificación[14].

e. *Estadio*

El **estadio** se refiere a la etapa o momento relacionado con la duración de los síntomas, y se clasifica como *agudo*, *subagudo*, *crónico* o como una combinación de estadios. El estadio puede ser un actor importante relacionado directamente con la naturaleza del problema, sobre todo en trastornos con tejido en proceso de cicatrización o en procesos inflamatorios[9]. En procesos reumáticos, de inflamación inmunomediada recurrente, el reconocimiento del estadio puede tener especial complejidad. De hecho, en la artritis reumatoide se desconoce hoy en día si el proceso de la enfermedad empieza en la membrana sinovial o en otras zonas del cuerpo[15]. Lo prudente es reconocer si el paciente se encuentra en período de crisis o en un estadio entre brotes y, por tanto, de menor agresividad del proceso inflamatorio.

f. *Estabilidad*

La **estabilidad** hace referencia a la tendencia del signo o síntoma. Puede caracterizarse como síntoma que *mejora*, *empeora* o *no cambia*, a lo largo del episodio actual o de episodios anteriores[4,16].

La aplicación del concepto SPINSS evalúa cada área sintomática con sus distintos comportamientos y sus distintos orígenes posibles. Los SPINSS se determinan analizando la información recopilada durante la anamnesis, y ayudan a determinar, por un lado, la extensión y solidez del examen subjetivo, y por otro, a anticipar el examen físico y el tratamiento que probablemente el paciente tolerará bien.

Si el análisis de los diferentes puntos del concepto SPINSS sugiere una puntuación alta, dado que los síntomas del paciente son

graves (alta intensidad) e *irritables* (se provocan fácilmente y persisten), el examen físico debe limitarse, en intensidad y rangos, a la búsqueda de la primera aparición o un ligero aumento de los síntomas, y debe reducirse el número total de procedimientos de evaluación. El examen intenta una aproximación prudente a la evocación del síntoma, huyendo de la provocación. Incluso en procesos de sintomatología muy llamativa, la evaluación del paciente puede limitarse a la identificación de maniobras de alivio del síntoma.

Por el contrario, un paciente cuyos síntomas son de gravedad e irritabilidad leves podría tolerar un examen que incluyera pruebas especiales de diagnóstico provocativas, un examen manual hasta el final del rango de movimiento, técnicas de sobrepresión a final de rango y movimientos combinados o repetidos.

Conclusión

Un examen subjetivo eficaz debe aportar información suficiente para responder a tres preguntas principales (fig. 2-2):

1. **«¿Es mi paciente?»** No es posible avanzar en el proceso terapéutico sin saber si será posible ayudar al paciente o si es necesario derivarlo.

2. **«¿Qué creo que le ocurre y cómo voy a comprobarlo?»** Es necesario generar hipótesis con la información obtenida y saber cómo falsarlas durante el examen físico.

3. **«¿Cómo realizar el examen físico?»** Es necesario planificar el examen físico, basándose en la gravedad, la irritabilidad y la naturaleza del trastorno, y en las áreas a explorar (tabla 2-4).

Examen físico

La evolución en el proceso terapéutico requiere la interpretación de los datos de la anamnesis del paciente y la definición de las principales hipótesis. Este razonamiento permite una pla-

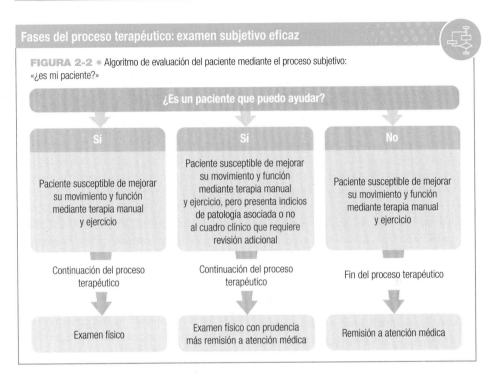

Fases del proceso terapéutico: examen subjetivo eficaz

FIGURA 2-2 ● Algoritmo de evaluación del paciente mediante el proceso subjetivo: «¿es mi paciente?»

nificación cuidadosa del examen físico del paciente.

Además de enriquecer la semiología clínica para comprender mejor el problema del paciente, el examen físico sirve para reconsiderar las hipótesis generadas, establecer el plan terapéutico y planificar de forma compartida con el paciente los objetivos del tratamiento[16].

El examen físico incluye valoraciones que progresan desde una visión más general a la especificidad del análisis de las regiones especialmente implicadas. El examen de procesos más generales hace uso de la inspección visual, la valoración de afecciones médicas y de lesiones graves, la valoración de déficits neurológicos y las pruebas eximentes de regiones relacionadas. El examen de regiones más específicas se basa fundamentalmente en el análisis de los movimientos activos y pasivos, la palpación y las pruebas clínicas especiales.

La organización del examen físico dependerá de muchos factores, entre los que destacan los siguientes:

- *Necesidad de pruebas complementarias* que corroboran las precauciones o contraindicaciones del tratamiento, ayudando a detectar patología de gravedad.
- *Resultados del SPINSS de los síntomas* que determinan la graduación de la intensidad y el objetivo de las pruebas diagnósticas (aliviar, analizar el rango libre de dolor, evocar o provocar).
- *Decisión de las áreas a eximir de responsabilidad clínica* y las que se van a explorar con más detalle.

TABLA 2-4 ● Información relevante relacionada con el comportamiento de los síntomas

¿Síntomas constantes, graves o irritables?	¿Síntomas graves o irritables?	¿Síntomas que no son graves ni irritables?
Pruebas físicas que alivien síntomas	Pruebas físicas en rango libre de dolor	Pruebas físicas que reproduzcan síntomas

- *Determinación del estadio clínico en el momento concreto de la exploración* como marcador inicial, mediante el establecimiento de signos comparables, pruebas reproducibles y reevaluables que representan el estado clínico del paciente y atestiguarán su evolución durante la sesión.
- *Comodidad del paciente* aprovechando las posiciones para realizar todas las pruebas necesarias antes de cambiar a otra posición.
- *Preferencias del paciente* respetando los factores personales y contextuales que puedan condicionar la exploración y su capacidad de colaboración en el proceso.

Inspección estática: análisis de la postura

La observación atenta del paciente puede aportar información relacionada con su situación clínica. Así sucede especialmente en los casos en que el paciente presenta una actitud antiálgica en un intento de proteger la región origen de síntomas de una mecánica aversiva. Se considera clínicamente relevante una alteración de la postura si su corrección pasiva modifica los síntomas. De este modo, por ejemplo, se considera que una protracción cervical puede ayudar al paciente proporcionando alivio, lo que constituye, por tanto, un hallazgo relevante en casos como radiculopatía cervical o síndrome facetario cervical si, al corregirla manualmente, se provoca o aumenta el síntoma.

En otras ocasiones, una postura resulta antiálgica simplemente porque condiciona la inmovilidad, eludiendo la región protegida de la participación en el movimiento. Es lo que ocurre al mantener la mano pegada al pecho para proteger una muñeca: la biomecánica concreta de esa posición no supone una mayor comodidad en el nivel de estrés tisular, como en el ejemplo de la protracción cervical, sino que simplemente retira la región origen de los síntomas de la ecuación de movimiento.

La observación de la **postura** también puede informar sobre una posible susceptibilidad biomecánica. Determinados patrones de alineación corporal pueden predisponer a un estrés mecánico excesivo en estructuras locales o vecinas. Un valgo excesivo de rodilla puede sobrecargar, por tensión y compresión, los tejidos del compartimento medial y lateral de la rodilla. Una hipercifosis dorsal coloca la escápula con una orientación de la glena que puede resultar no ventajosa para la articulación glenohumeral, especialmente en los gestos con los brazos elevados, como la mayoría de los lanzamientos. Un flexo de codo, como secuela, por ejemplo, de una mala consolidación o rehabilitación de una fractura, puede condicionar una tensión excesiva en estructuras anteriores del hombro.

El valor definitorio o predictivo de la alteración de la postura como precursor de susceptibilidad biomecánica es, sin embargo, discutible. En ningún caso debe asumirse una relación de causalidad entre una determinada postura y la patología del paciente. De hecho, varios de los hallazgos en la inspección estática son bilaterales, y cronológicamente su presencia ha estado patente con anterioridad a la disfunción del paciente.

En cada paciente, el valor clínico de la postura se establece dentro del proceso de razonamiento clínico al relacionar la información de todas las categorías de hipótesis. La postura es solo uno de los muchos factores hipotéticos que contribuyen a los problemas de dolor, pero en muchos casos es posible que no contribuya en absoluto. Además, muchos elementos de una mala postura son, con mucha probabilidad, el resultado de una adaptación biológica a largo plazo extremadamente difícil o imposible de cambiar[17], o incluso, un reflejo de factores psicosociales sin demasiada relación con la mecánica[18].

Inspección dinámica: análisis del movimiento (tabla 2-5)

> *Demostración funcional*

Un buen punto de partida para la valoración del movimiento activo es estudiar cómo el pa-

TABLA 2-5 • Valoración del comportamiento de los síntomas durante las pruebas de movimiento activo

Antes del movimiento activo	Con el movimiento activo fisiológico
Con modificaciones del movimiento activo	**Con modificaciones pasivas del movimiento activo**
• Repetición • Cambios en la velocidad • Mantenimiento de la posición final • Combinación de movimientos • Gesto lesional • Gestos funcionales	• Asistencia pasiva • Sobrepresión • Adición de componentes de movimiento • Resistencia al movimiento
Pruebas de diferenciación	
• Tisular • Regional	

ciente realiza el movimiento que él mismo reconoce que reproduce mejor sus síntomas: la **demostración funcional**. En pacientes de especial gravedad, sensibilidad, irritabilidad o ambas, en los que un acercamiento a la posición o gesto provocativo pueda resultar especialmente peligroso, debe primar la cautela y, o bien o deconstruir la demostración funcional en partes mecánicamente menos excesivas, o postergar esta evaluación directamente.

Para valorar la demostración funcional del paciente se le pide que adopte la postura, que realice el gesto o los movimientos, o ambos, que mejor reproducen su clínica. El carácter comparativo de esta información servirá en reevaluaciones posteriores: la demostración funcional pasa a constituir, por tanto, un signo comparable.

Una vez comprobada la reproducción fiel de los síntomas del paciente mediante una demostración funcional, se puede enriquecer el diagnóstico del movimiento mediante modificaciones de este, para evaluar su efecto sobre la reproducción de síntomas. Estas modificaciones se desarrollarán más adelante como pruebas de diferenciación regional y tisular[13], maniobras que permiten un acercamiento a las regiones o tejidos involucrados en la clínica del paciente.

> ### Análisis del movimiento activo

La observación de la realización de movimientos de forma activa proporciona información sobre la capacidad y la voluntad del paciente para producir movimiento. En cada prueba de movimientos concretos, el análisis se centra en hasta dónde llegan, cómo se desarrollan y si se asocian a la aparición o modificación de dolor o espasmo muscular. En resumen: cantidad, calidad y síntoma (tabla 2-6).

TABLA 2-6 • Aspectos a evaluar en las pruebas de movimiento

Categorías
Calidad del movimiento
Rango de movimiento
Dolor durante y al final del movimiento
Resistencia durante y al final del movimiento
Provocación de espasmo muscular

La evaluación del movimiento exige atención al comportamiento de los síntomas antes, durante y después del movimiento activo. Para acercarse más a la producción de la clínica del paciente es necesario modificar el movimiento activo mediante instrucciones verbales o la aplicación de maniobras por contactos manuales.

Dentro del primer grupo de modificaciones, el fisioterapeuta puede solicitar al paciente:

a. Repetición del movimiento

El efecto de la repetición puede modificar el rango de movimiento, la calidad de ejecución y la relación con la modificación de los síntomas. Habitualmente, sobre todo en casos no irritables, la repetición del movimiento da lugar a una ampliación y optimización del movimiento precedente[19], mientras que en aquellos casos en que el primer movimiento es muy provocativo, su repetición producirá un movimiento más corto y de peor calidad.

Otros pacientes que mostrarán un movimiento mejor con su repetición son aquellos con una actitud de miedo-evitación, en los que una primera realización, probablemente escasa pero sin evocación de síntomas, proporcionará confianza para una repetición óptima. No obstante, estas observaciones no pueden generalizarse, y se ha comprobado que las respuestas de dolor después de movimientos repetidos en personas con dolor lumbar crónico son heterogéneas y se asocian débilmente a la sensibilidad al dolor y a los perfiles psicológicos[20]. El uso de la repetición del movimiento es una de las herramientas diagnósticas principales en la definición diagnóstica de los síndromes mecánicos descritos por McKenzie[21-24]. Los trastornos etiquetados como derangement se identifican por la abolición o disminución de los síntomas, o por el aumento en el rango restringido de movimiento en respuesta a movimientos repetidos. La disfunción articular se identifica por dolor intermitente producido continuamente en un rango final restringido sin cambios rápidos de síntomas o rango. La disfunción contráctil, que se identifica por dolor intermitente, se produce continuamente al cargar la unidad musculotendinosa, por ejemplo, con una contracción isométrica contra resistencia. El síndrome postural solo se produce por carga sostenida. El resto del examen físico es normal. McKenzie enmarca otras situaciones como síndromes no mecánicos, como traumatismos recientes, poscirugías o estados de dolor crónico.

b. Cambios en la velocidad de ejecución del movimiento

La ejecución lenta de un movimiento no siempre refleja la realidad de su implicación funcional. La valoración más fiel de un movimiento debe representar en rango y fuerza, pero también en velocidad, su aplicación habitual. Por ejemplo, la evaluación del dolor de codo durante el saque de tenis difícilmente puede evaluarse sin raqueta y ejecutado en cámara lenta.

Además, la exigencia de control del movimiento que supone la realización rápida de un movimiento permite la evaluación, no solo de la salud de las estructuras musculoesqueléticas en acción, sino también de los mecanismos implicados en la producción y coordinación del gesto, y su relación con la respuesta sintomática.

Por último, el mecanismo de provocación de los síntomas con respecto a determinadas afecciones clínicas mantiene la relación con el mecanismo de producción de la patología. Un ejemplo es el *codo de tenista*, en el que la fase excéntrica de frenado de la raqueta tras el golpe es el factor estresante principal sobre el complejo miotendinoso extensor de la muñeca y los dedos[25]. Sin replicar el gesto deportivo a la velocidad habitual, difícilmente se podrán reproducir las condiciones mecánicas de estrés excéntrico necesarias para el análisis de la epicondilalgia lateral.

c. Mantenimiento de la posición final

Uno de los efectos del mantenimiento de la posición final de un movimiento es la isquemia y la aparición de parestesias en las manos durante el mantenimiento de los brazos elevados es un ejemplo de esto[26].

Otro efecto cuya valoración puede resultar relevante es la **fatiga**, y cómo su aparición se solapa y vincula (o no) con la presencia de otros síntomas, especialmente con los reconocidos por el paciente como protagonistas de su disfunción.

d. Combinación de movimientos

La combinación de diferentes componentes de movimiento en un mismo gesto suma estrés sobre estructuras anatómicas concretas. En el nivel articular, la experiencia clínica y la observación llevaron a Maitland a la definición de las posiciones de los «cuadrantes», o posiciones de imbricación o bloqueo articular (fig. 2-3). Según el autor, la valoración de los cuadrantes permite detectar signos articulares menores y, además, se pueden utilizar como técnicas de tratamiento o como posiciones iniciales para estos[27,28]. Más adelante se desarrollan las pruebas eximentes articulares, un concepto con repercusión clínica similar.

En el nivel neural, la combinación de movimientos en diferentes articulaciones permite la adición progresiva de tensión a distintas estructuras neuroconectivas. A partir de este concepto, se desarrollan las pruebas neurodinámicas, con predilección hacia la valoración mecánica de diversas partes del sistema nervioso[29–35].

e. Reproducción del gesto lesional

Solicitar al paciente que repita el gesto que provocó su lesión proporcionará la ocasión de atender tanto a la ejecución como a la actitud ante el movimiento, evaluando si existe *cinesofobia* (miedo al movimiento). Además, la capacidad de emular el gesto lesional constituye un predictor pronóstico positivo.

f. Gestos funcionales

La reproducción de tareas de movimiento relacionadas con la actividad laboral, deportiva o de uso frecuente en la vida diaria permite una evaluación rápida de las consecuencias funcionales de la **patomecánica** del paciente. La observación de estos gestos funcionales relevantes (caminar, levantarse de una silla, agacharse, incorporarse o hacer prensión manual) se realiza de forma cualitativa, atendiendo a aspectos

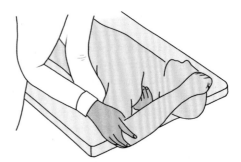

FIGURA 2-3 • Ejemplo de prueba del cuadrante del hombro de Maitland. Esta prueba es un ejemplo de modificación del movimiento mediante combinación de movimientos (de forma *pasiva* en la ilustración).

como el control, la cantidad, la simetría, la velocidad y la aparición de síntomas.

La observación atenta anima al desarrollo de hipótesis para explicar hallazgos anómalos. Estas hipótesis guían la selección de pruebas y medidas específicas realizadas durante el examen físico. Después del análisis del gesto funcional y de los exámenes específicos, se puede obtener un diagnóstico de movimiento. Este diagnóstico debe conducir a estrategias de intervención adaptadas y, finalmente, a la reevaluación del gesto funcional importante.

Además de la valoración cualitativa se han descrito diferentes propuestas de valoración cuantitativa del desarrollo de tareas de movimiento funcional. La FMS (*Functional Movement Screen* o evaluación de movimiento funcional) es una herramienta con la que se intenta estandarizar la evaluación de los múltiples factores de movimiento, con el objetivo de predecir el riesgo general de afecciones y lesiones musculoesqueléticas[36-38]. Fue diseñada para identificar los déficits y asimetrías del movimiento funcional que pueden predecir afecciones y lesiones musculoesqueléticas generales, con el objetivo final de poder modificar los déficits de movimiento identificados mediante la prescripción de ejercicios individualizados. La FMS consta de siete pruebas de movimientos fundamentales que se puntúan de cero a tres. Los siete patrones de movimiento que se evalúan son la sentadilla profunda, la zancada anterior en línea, el paso de obstáculo, la movilidad de hombros, la elevación activa de la pierna recta, la estabilidad del tronco durante un *push-up* y la estabilidad rotatoria en cuadrupedia.

Las opciones de modificación pasiva del movimiento activo son:

- **Asistencia pasiva del movimiento**: reduce la cantidad de fuerza necesaria desarrollada por el paciente, mediante la asistencia manual, para valorar su efecto sobre los síntomas y la cantidad de movimiento alcanzada.
- **Sobrepresión**: en el final del rango de movimiento, si el paciente no refiere síntomas, el fisioterapeuta añade una presión en la dirección del movimiento para aumentar así de forma pasiva el rango y valorar la respuesta[4].
- **Adición de un componente de movimiento**: el fisioterapeuta aplica un componente angular/accesorio pasivo (compresión, distracción, deslizamiento), manteniendo este componente de fuerza mientras el paciente realiza el movimiento activo. El objetivo de esta acción, ampliamente descrita en un contexto clínico terapéutico por Brian Mulligan[39-44], es ayudar al paciente a incrementar el rango de movimiento libre de dolor. En este caso, su uso persigue la información diagnóstica de modificación de síntomas.
- **Resistencia al movimiento**: la resistencia al movimiento principal o a un componente de movimiento supone la activación de la contracción muscular más allá de la necesaria para la ejecución del gesto evaluado. Aplicada en diferentes direcciones puede modificar la sintomatología al cambiar el reclutamiento muscular, la programación del movimiento y la atención a este, e incluso llegar a reducir la susceptibilidad biomecánica relacionada con el favorecimiento de la producción del síntoma. Como ejemplo, dentro del procedimiento de modificación de síntomas propuesto por Jeremy Lewis, se puede valorar el efecto sobre la elevación del hombro al ejercer resistencia a la rotación externa glenohumeral[45].

Pruebas de diferenciación tisular y regional

La evaluación de la demostración funcional y de los diferentes movimientos activos permite una aproximación a la mecánica responsable de la evocación de síntomas. Las pruebas de diferenciación permiten aislar la responsabilidad clínica de las distintas regiones y tejidos corporales. Aportan una aproximación diagnóstica a la anatomía subyacente a la patomecánica del paciente (tabla 2-7).

> Pruebas de diferenciación tisular
a. Tensión selectiva.

James Cyriax desarrolló este método de diagnóstico diferencial que pretende reproducir el dolor del paciente mediante la puesta en tensión del tejido dañado. Para eso utiliza movimientos activos, pasivos y resistidos (contracción isométrica), y palpación. El diagnóstico diferencia la estructura responsable, ya sea una estructu-

TABLA 2-7 • Pruebas de diferenciación tisular y regional

Pruebas de diferenciación tisular	Pruebas de diferenciación regional
• Tensión selectiva • Diferenciación musculoarticular • Diferenciación estructural	• Pruebas de responsabilización de regiones relacionadas • Pruebas eximentes de regiones relacionadas

ra contráctil (músculos y tendones), que responde especialmente al movimiento activo, pasivo en la dirección del estiramiento y, sobre todo, resistido; o una estructura no contráctil (cápsula, ligamento, bursa, etc., que agrupó como «tejidos inertes»), al que no afecta la contracción si no genera movimiento[46-48].

b. Diferenciación musculoarticular

La naturaleza de la resistencia percibida en o cerca del rango final y los síntomas asociados pueden relacionarse con tejidos miotendinosos o estructuras articulares. La longitud de estructuras miotendinosas específicas solo se puede aislar bien cuando un músculo cruza dos articulaciones. Esto permite la diferenciación de las estructuras periarticulares alargando el músculo sobre ambas articulaciones simultáneamente, como con las pruebas de longitud de los músculos isquiotibiales.

c. Diferenciación estructural

Durante la evaluación de los movimientos pueden aparecer los síntomas del paciente y, según el razonamiento clínico, tener motivos para atribuir tal respuesta a una alteración de la mecanosensibilidad neural. La diferenciación estructural se realiza para sumar valor a tal hipótesis. Una vez reproducidos los síntomas, se mantiene inmóvil el área corporal sobre la que se proyectan los síntomas y se valoran los cambios provocados por un movimiento de una articulación anatómicamente relacionada con la estructura nerviosa objeto de análisis, pero situada a distancia del área sintomática. Esta maniobra produce modificaciones mecánicas a distancia que afectan al tejido neural y, en menor medida al resto de estructuras musculoesqueléticas[33,49,50]. Se ha demostrado este efecto incluso en personas sanas y asintomáticas[51], destacando especialmente en el movimiento de ascenso de la escápula en el dolor del miembro superior[52] y la plantiflexión del tobillo en el

miembro inferior[53]. Más adelante, se revisa con más detalle el concepto de diferenciación estructural que, siguiendo esta clasificación de técnicas de diferenciación, también puede denominarse diferenciación tisular neural[13].

> *Pruebas de diferenciación regional*

d. Pruebas de responsabilización de regiones relacionadas

Cuando un movimiento que compromete dos articulaciones vecinas reproduce los síntomas del paciente, hay que diferenciar si el dolor se relaciona con uno (A), con otro (B), con ninguno (ni A ni B) o con sendos (A y B) componentes articulares. Para eso, se replica el movimiento sintomático y desde esta posición se acentúa solo uno de los componentes (+A) y luego se atenúa (-A). Desde la misma posición, se repite con el otro componente, acentuándolo (+B) y luego atenuándolo (-B). Por último, se retira la posición sintomática y se prueba el efecto de movilizar de forma aislada cada uno de los componentes (solo A y solo B). Analizando la respuesta a estas seis variaciones se puede responsabilizar la región o regiones articulares clínicamente implicadas. Así, por ejemplo, si el dolor aumenta con +A, desaparece con –A y no varía con el resto de las pruebas, A es clínicamente responsable y relevante.

e. Pruebas eximentes de regiones relacionadas

Cuando se persigue diferenciar si los síntomas provienen de un componente articular u otro son útiles las pruebas que de forma rápida implican, o sobre todo exoneran, a cada componente. Las pruebas articulares eximentes (*joint clearing tests*) están basadas en una prueba de rango de movimiento que mueve la articulación hasta sus límites, estirando la cápsula y otros tejidos blandos en un intento de reproducir los síntomas. Si el rango de movimiento es normal y no se evocan síntomas, la articulación se descarta como causa del trastorno musculoesquelético (tabla 2-8).

Análisis del movimiento pasivo

El último paso en la evaluación de los movimientos del paciente es la exploración del movimiento pasivo angular y accesorio. Para esto, se aplica una fuerza sobre los tejidos del paciente que promueve un desplazamiento angular o de traslación de los complejos articulares y se atiende a la cantidad y la calidad del movimiento inducido, la resistencia durante y al final del movimiento (tope articular), y la aparición de dolor o espasmo muscular.

TABLA 2-8 • Principales pruebas articulares eximentes

Articulación	Prueba eximente
Columna cervical	Extensión, rotación y cuadrante
Columna torácica	Flexión, extensión, rotación e inclinación lateral (si activo no reproduce, es posible realizar sobrepresión)
Columna lumbar	Flexión, extensión, inclinación lateral, rotación y cuadrantes
Sacroilíaca	Compresión y distracción
Cadera	Progresivo: flexión, aducción, rotación interna y compresión
Rodilla	Flexión máxima, extensión máxima
Tobillo	Sacudida en dorsiflexión, sacudida en flexión plantar e inversión
Hombro	Abducción, flexión y rotación interna
Codo	Flexión/extensión, pronación/supinación más sobrepresión
Carpo (muñeca)	Flexión/extensión, fuerza de prensión
Temporomandibular (ATM)	Apertura de boca

Algunas formas de restricción articular son características de cada articulación. Los *patrones capsulares* (tabla 2-9), denominados así por James Cyriax, describen los comportamientos de restricción preferente en respuesta a la patología articular[46]. Cuando el patrón de restricción difiere de esta descripción se debe sospechar un origen no articular o, en caso de relacionarse con un problema articular, es indicativo de mayor gravedad.

Otras pruebas clínicas

La suma de la información obtenida con todas las pruebas de movimiento debe aportar información para establecer un plan de tratamiento en caso de que la alteración de alguna de las formas de movimiento, por restricción mecánica o producción de síntomas, sea la diana terapéutica.

En general, el examen físico debe completarse con otras pruebas clínicas, como la palpación, el examen neurológico, las pruebas musculares y neurodinámicas para seguir obteniendo información relevante.

› Palpación

La palpación puede aportar gran información clínica. Permite hacer una evaluación del estado del sistema nervioso autónomo reflejado sobre la piel (temperatura, sudoración, humedad). También aporta información acerca de las características de un posible edema, así como de la movilidad de los tejidos cutáneos (cicatrices, nódulos, gangliones, etc.). La reacción de espasmo a la palpación puede ser un hallazgo relacionado con un estado de hipersensibilidad muscular. En caso de afectación del sistema venoso, la flebitis produce dolor localizado y a menudo se palpa la vena endurecida y dolorosa al tacto. En este caso, la palpación ayuda especialmente a diferenciarla de la trombosis venosa profunda, ya que la flebitis no produce hinchazón de la extremidad afectada, a diferencia de la trombosis venosa profunda.

La palpación es una herramienta valiosa para medir la sensibilidad mecánica de los

TABLA 2-9 • Patrones capsulares (James Cyriax)

Articulación	Patrón capsular	Articulación	Patrón capsular
Columna cervical	Igual limitación en inclinación lateral y rotación, flexión completa pero dolorosa, extensión limitada	Interfalángicas	Más limitación a la flexión que a la extensión
Columna torácica y lumbar	Es difícil detectar un patrón capsular	Cadera	Rotación interna, extensión, abducción, flexión y, por último, rotación externa
Sacroilíaca, pubis y sacrococcígea	Dolor al estresar la articulación	Rodilla	Gran limitación a la flexión y ligera limitación a la extensión; en estadios tempranos, rotación completa y libre de dolor
Esternoclavicular y acromioclavicular	Dolor en rangos extremos	Tibiofibular (Tibioperonea)	Dolor al estresar la articulación
Hombro	Rotación externa, luego abducción y luego rotación interna	Tobillo	Flexión plantar más limitada que la flexión dorsal
Codo	Flexión más limitada que la extensión	Subastragalina	Limitación a la inversión
Radioulnar distal	Rangos completos pero con dolor al final del movimiento	Mediotarsiana	Limitación a la flexión dorsal, flexión plantar, aducción y rotación interna; la abducción y la rotación externa conservan el rango completo
Carpo (muñeca)	Igual limitación a la flexión que a la extensión	Metatarsofalángica del primer dedo	Extensión más limitada que la flexión
Trapezometacarpiana	Flexión completa, limitación en la abducción y la extensión	Metatarsofalángicas del segundo al quinto dedos	Variable; tiende a fijarse en extensión con flexión de las interfalángicas

tejidos a la compresión: hueso, ligamento, músculo (tono, bandas tensas hipersensibles), tendón, vaina del tendón y nervios[16]. El capítulo dedicado a la palpación del sistema nervioso revisa con detalle cómo la alodinia mecánica con la palpación es un indicativo más de mecanosensibilidad neural[54-57].

> Examen neurológico

Dada la relación especial de la valoración de la función de conducción del sistema nervioso con la valoración neurodinámica de la mecanosensibilidad neural[58-60], esta obra dedica

un capítulo específico a la valoración de los signos sensitivos, motores, reflejos y autónomos, a las pruebas del sistema de motoneurona superior y a la exploración de los pares craneales.

> Pruebas musculares

Existen diversos procedimientos dirigidos a la evaluación de la función muscular:

- **Pruebas de fuerza muscular**: evalúan la capacidad de contracción y generación de fuerza del tejido muscular. Su respuesta depende de la salud del sistema nervio-

35

so y, por tanto, el déficit de fuerza no es solo atribuible a una salud deficiente del tejido miotendinoso.

- **Pruebas de longitud muscular**: evalúan la extensibilidad y la elasticidad del tejido muscular.
- **Pruebas de contracción isométrica**: evalúan la función propioceptiva y muscular en diferentes posiciones del rango de movimiento fisiológico, valorando la capacidad de mantener la posición y anticipar el desplazamiento de las palancas con estabilidad articular. La aparición de hiperactividad o inhibición de la función es sugestiva de disfunción neuromuscular.
- **Pruebas de control motor** (ver Reflexiones): la fuerza relativa de determinados músculos respecto a otros, y en determinadas condiciones clínicas, puede ser más importante que la fuerza total desarrollada por un grupo muscular. Para valorarla, se atiende a la inspección rigurosa, palpación o ambas, durante el movimiento activo. Una secuenciación incorrecta del reclutamiento muscular, un fallo en la estabilización articular previa necesaria para el movimiento o la incapacidad para mantener inmóviles áreas vecinas al complejo articular en estudio pueden alterar la forma en que se mueve el paciente y (aunque de forma un tanto

discutible[61-64]) generar problemas clínicos[65-74].

> Pruebas neurodinámicas

Las pruebas neurodinámicas evalúan la participación de la mecanosensibilidad neural en la presentación clínica del paciente[34,53,54,75,76] (ver cap. 9).

Tratamiento-Reevaluación

Las opciones terapéuticas derivan directamente de la información que se obtiene del examen subjetivo, el examen físico y el esfuerzo del profesional por consensuar los objetivos con el paciente.

Aunque el tratamiento pudiera parecer la fase final del procedimiento terapéutico, en realidad es una parte más de un procedimiento dinámico, un proceso que es cíclico, en el que toda acción requiere su reevaluación y en el que la consecuencia de esta revaloración propone una nueva opción de tratamiento[77,78].

La educación del paciente y la planificación de medidas de autoayuda son una parte esencial del proceso terapéutico. Supone la implicación del paciente en su proceso, la asunción de un papel activo que es totalmente necesario para un manejo óptimo de su problema. Además, permite extender la evaluación del efecto del tratamiento en un contexto más amplio que el desarrollado en la propia sesión.

REFLEXIONES

CONTROL MOTOR

Hay que señalar que este enfoque puede no reflejar fielmente la realidad clínica, como parece señalar la ciencia actual alrededor del dolor lumbar. El 90 % del dolor lumbar es inespecífico y no es posible identificar su causa con precisión. La respuesta es siempre multicausal. La mayoría de las personas con lumbalgia se recuperan en un período de 4 a 12 semanas, independientemente de que realicen ejercicios o no.

Además, la debilidad en los músculos del tronco o abdominales y los desequilibrios entre ambos grupos musculares no son necesariamente patológicos, sino más bien una variación normal. No existe evidencia alguna que demuestre que la falta de fuerza o resistencia de los músculos del tronco predisponga al dolor lumbar. De hecho, muchas personas asintomáticas tienen debilidad significativa en músculos abdominales y del tronco. Es más, su fortalecimiento no parece prevenir los episodios de dolor lumbar.

Los ejercicios de estabilidad lumbopélvica no son más efectivos ni previenen mejor las lesiones que cualquier otra forma o modalidad de ejercicio. Posiblemente, cualquier efecto terapéutico después de los ejercicios de estabilización se relaciona más con los efectos del ejercicio como tal que con problemas de estabilidad lumbopélvica.

A medida que avanza el proceso de tratamiento-reevaluación, los argumentos para el establecimiento de un diagnóstico y un pronóstico van reforzándose. El tratamiento evoluciona basándose en las múltiples reevaluaciones, mediante el uso de signos comparables que representan la situación clínica del paciente, y cuyo uso inteligente permite reconsiderar las hipótesis generadas y actualizar objetivos de forma compartida con el paciente (tabla 2-10).

TABLA 2-10 • Signos comparables

Cervical	Dorsal
• Mirar a los lados • Mirar al techo • Retracción cervical	• Inspiración profunda • Flexión de pie hacia delante • Elevación bilateral de los brazos
Lumbar	**Hombro**
• Flexión de pie hacia delante • Extensión de pie hacia atrás • Sentadilla	• Elevación de brazo • Mano-nuca • Mano-espalda
Codo	**Carpo (muñeca)**
• Hiperflexión del codo con sobrepresión (propio paciente) • Fuerza en prensión hasta desencadenar dolor • Pronosupinación máxima	• Retorcer una toalla • Posición de palma-palma y dorso-dorso (como prueba de Phalen y Reversed Phalen) • Apoyar en la mesa con la palma de la mano y cargar el peso
Cadera	**Rodilla**
• Sentadilla • Zancada con pierna adelantada y retrasada • Apoyar el pie en la rodilla contraria, en posición sentada	• Hiperextensión de rodilla en carga • Sentadilla en apoyo monopodal, rotaciones del cuerpo
Tobillo	**Mandíbula**
• Distancia dedos-pared con apoyo de rodilla en puntillas • Andar con el exterior de los pies	• Apertura máxima de la boca • Cierre con fuerza máxima • Diducciones laterales

APLICACIÓN FUNCIONAL

El paciente refiere dolor en el área del hombro y el tercio superior del brazo derecho. El dolor aparece en los gestos de elevación del hombro.

Pruebas de diferenciación tisular

Tensión selectiva
El movimiento activo y pasivo de elevación reproduce el dolor. La contracción isométrica de la musculatura cervical y/o del hombro no reproduce ni modifica el dolor, lo que descarta las estructuras contráctiles como origen de la mecanosensibilidad elevada del paciente.

Diferenciación musculoarticular
La modificación de la posición del codo y/o de la columna cervical modifica el dolor del paciente, lo que descarta las estructuras articulares del hombro como origen de la mecanosensibilidad elevada del paciente.

Diferenciación estructural
Disponiendo el cuello en inclinación contralateral antes de la elevación, llegando al primer acceso de dolor al elevar el hombro y, en ese punto, devolviendo el cuello a la posición neutra sin modificar la posición del hombro, el dolor evocado se reduce considerablemente.

Del mismo modo, disponiendo la muñeca del mismo brazo en extensión antes de la elevación, accediendo al primer acceso de dolor al elevar el hombro y, en ese punto, devolviendo la muñeca a la posición neutra sin modificar la posición del hombro, el dolor evocado también se reduce considerablemente.

Estas maniobras señalan al tejido neural como fuente de la mecanosensibilidad elevada del paciente.

Pruebas de diferenciación regional: pruebas de responsabilización de regiones relacionadas y pruebas eximentes de regiones relacionadas
Al no ser articular el origen de la mecanosensibilidad del paciente, estas pruebas dejan de tener valor para definir la región especialmente implicada en la mecanosensibilidad elevada. No obstante, las pruebas eximentes pueden ser útiles para valorar la posible implicación de la irritación local desde estructuras circundantes al tejido neural. En concreto, en este paciente es útil realizar pruebas eximentes del área cervical (combinación de extensión cervical con rotación a cada lado).

REFERENCIAS BIBLIOGRÁFICAS

1. Tate GT. Therapeutic Process: Definitions and Theory. En: Tate GT (ed). *Strategy of Therapy: Toward the Engineering of Social Growth*. Nueva York: Springer, 1967:40-59. doi 10.1007/978-3-662-40411-9_3.

2. Tovar R. Razonamiento Algorítmico: Propuesta de meta-algoritmo en dolor neuromusculoesquelético para el aprendizaje y la solución de problemas en fisioterapia. *Fisioter Divulg*, 2015;3:20-29.

3. Miller WR, Rollnick S. *Motivational Interviewing: Helping People Change*. Nueva York: Guilford Press, 2012.

4. Maitland GD, Hengeveld E, Banks K, English K. *Maitland's Vertebral Manipulation*. vol. 1. Oxford: Butterworth-Heinemann, 2005.

5. Kendall N, Burton AK, Watson P, Main CJ. *Tackling Musculoskeletal Problems: the Psychosocial Flags Framework-A Guide for the Clinic and Workplace*. Londres: Stationery Office, 2009.

6. Nicholas MK, Linton SJ, Watson PJ, Main CJ. Early identification and management of psychological risk factors (yellow flags) in patients with low back pain: a reappraisal. *Phys Ther*, 2011;91:737-753.

7. Daniels JM. *Common Musculoskeletal Problems*. Nueva York: Springer, 2015.

8. Leerar PJ, Boissonnault W, Domholdt E, Roddey T. Documentation of red flags by physical therapists for patients with low back pain. *J Man Manip Ther*, 2007;15:42-49.

9. Koury MJ, Scarpelli E. A manual therapy approach to evaluation and treatment of a patient with a chronic lumbar nerve root irritation. *Phys Ther*, 1994;74:548-560.

10. Baker SE, et al. Systematic Clinical Reasoning in Physical Therapy (SCRIPT): Tool for the Purposeful Practice of Clinical Reasoning in Orthopedic Manual Physical Therapy. *Phys Ther,* 2017;97:61-70.

11. Smart K, Doody C. The clinical reasoning of pain by experienced musculoskeletal physiotherapists. *Man Ther,* 2007;12:40-49.

12. Barakatt E T, Romano PS, Riddle DL, Beckett LA, Kravitz R. An Exploration of Maitland's Concept of Pain Irritability in Patients with Low Back Pain. *J Man Manip Ther,* 2009;17:196-205.

13. López-Cubas C. *Neurodinámica en la práctica clínica.* Zérapi Fisioterapia Avanzada, 2016.

14. Smart KM, Blake C, Staines A, Doody C. Clinical indicators of «nociceptive», «peripheral neuropathic» and «central» mechanisms of musculoskeletal pain. A Delphi survey of expert clinicians. *Man Ther,* 2010;15:80-87.

15. Sande MGH van de, et al. Different stages of rheumatoid arthritis: features of the synovium in the preclinical phase. *Ann Rheum Dis,* 2011;70:772-777.

16. Petty NJ. *Neuromusculoskeletal Examination and aAssessment: a Handbook for Therapists.* Londres: Churchill-Livingstone, 2011.

17. Bohns VK, Wiltermuth SS. It hurts when I do this (or you do that): Posture and pain tolerance. *J Exp Soc Psychol,* 2012;48:341-345.

18. Richards KV, Beales DJ, Smith AJ, O'Sullivan PB, Straker LM. Neck Posture Clusters and Their Association With Biopsychosocial Factors and Neck Pain in Australian Adolescents. *Phys Ther,* 2016;96:1576-1587.

19. Vanti C, et al. The Upper Limb Neurodynamic Test 1: intra- and intertester reliability and the effect of several repetitions on pain and resistance. *J Manipulative Physiol Ther,* 2010;33:292-299.

20. Rabey M, Smith A, Beales D, Slater H, O'Sullivan P. Pain provocation following sagittal plane repeated movements in people with chronic low back pain: Associations with pain sensitivity and psychological profiles. *Scand J Pain,* 2017;16:22-28.

21. Kilby J, Stigant M, Roberts A. The reliability of back pain assessment by physiotherapists, using a «McKenzie algorithm». *Physiotherapy,* 1990;76:579-583.

22. Clare HA, Adams R, Maher CG. Reliability of McKenzie classification of patients with cervical or lumbar pain. *J Manipulative Physiol Ther,* 2005;28:122-127.

23. May S, Ross J. The McKenzie classification system in the extremities: a reliability study using McKenzie assessment forms and experienced clinicians. *J Manipulative Physiol Ther,* 2009;32:556-563.

24. Heidar Abady A, Rosedale R, Chesworth BM, Rotondi MA, Overend TJ. Application of the McKenzie system of Mechanical Diagnosis and Therapy (MDT) in patients with shoulder pain; a prospective longitudinal study. *J Man Manip Ther,* 2017;25:235-243.

25. Blackwell JR, Cole KJ. Wrist kinematics differ in expert and novice tennis players performing the backhand stroke: implications for tennis elbow. *J Biomech,* 1994;27:509-516.

26. Sanders RJ, Hammond SL, Rao NM. Diagnosis of thoracic outlet syndrome. *J Vasc Surg,* 2007;46:601-604.

27. Coppieters MW, Stappaerts K, Janssens K, Jull G. Reliability of detecting «onset of pain» and «submaximal pain» during neural provocation testing of the upper quadrant. *Physiother Res Int,* 2002;7:146-156.

28. Mullen F, Slade S, Briggs M. Bony and Capsular Determinants of Glenohumeral «Locking» and «Quadrant» Positions. *Aust J Physiother,* 1989;35:202-208.

29. Breig A. *Adverse Mechanical Tension in the Central Nervous System: An Analysis of Cause and Effect: Relief by Functional Neurosurgery.* Estocolmo: Almqvist &Wiksell International, 1974.

30. Butler DS. Adverse mechanical tension in the nervous system: a model for assessment and treatment. *Aust J Physiother,* 1989;35:227-238.

31. Butler DS, Jones MA. *Mobilisation of the Nervous System.* Londres: Churchill-Livingstone, 1991.

32. Butler DS, Matheson J. The Sensitive Nervous System. Adelaida: Noigroup, 2000.

33. Coppieters MW, Stappaerts KH, Everaert DG, Staes FF. Addition of test components during neurodynamic testing: effect on range of motion and sensory responses. *J Orthop Sports Phys Ther,* 2001;31:7.

34. Nee RJ, Jull GA, Vicenzino B, Coppieters MW. The validity of upper-limb neurodynamic tests for detecting peripheral neuropathic pain. *J Orthop Sports Phys Ther* 2012;42:413-424.

35. Urban LM, MacNeil BJ. Diagnostic Accuracy of the Slump Test for Identifying Neuropathic Pain in the Lower Limb. *J Orthop Sports Phys Ther,* 2015;45:596-603.

36. Cook G, Burton L, Hoogenboom B. Pre-participation screening: the use of fundamental movements as an assessment of function - part 1. *North Am J Sports Phys Ther,* NAJSPT 2006;1: 62-72.

37. Cook G, Burton L, Hoogenboom B. Pre-participation screening: the use of fundamental movements as an assessment of function - part 2. *North Am J Sports Phys Ther,* 2006;1:132-139.

38. Cook G, Burton L, Kiesel K, Rose G, Bryant M. *Movement: Functional Movement Systems: Screening, Assessment, Corrective Strategies.* Aptos: Lotus Publications, 2010.

39. Exelby L. The Mulligan concept: its application in the management of spinal conditions. *Man Ther,* 2002;7:64-70.

40. Exelby L. Peripheral mobilizations with movement. *Man Ther,* 1996;1:118 126.

41. Mulligan BR. *Manual Therapy: NAGS, SNAGS, MWMS etc.* 3rd ed. Wellington: Plane View Services, 1995.

42. Mulligan BR. Mobilizations with movement (MWM'S). *J Man Manip Ther,* 1993;1:154-156.

43. Tsirakis V, Perry J. The effects of a modified spinal mobilization with leg movement (SMWLM) technique on sympathetic outflow to the lower limbs. *Man Ther,* 2015;20:103-108.

44. Vicenzino B, Paungmali A,Teys P. Mulligan's mobilization-with-movement, positional faults and pain relief: current concepts from a critical review of literature. *Man Ther,* 2007;12:98-108.

45. Lewis JS, McCreesh K, Barratt E, Hegedus EJ, Sim J. Inter-rater reliability of the Shoulder Symptom Modification Procedure in people with shoulder pain. *BMJ Open Sport Exerc Med,* 2016;2:e000181.

46. Cervera FVM. James Henry Cyriax: el progreso hacia el diagnostico diferencial y la exploración sistematizada. *Fisioter Divulg,* 2014;2:28-32.

47. Pellecchia GL, Paolino J, Connell J. Intertester reliability of the Cyriax evaluation in assessing patients with shoulder pain. *J Orthop Sports Phys Ther,* 1996;23:34-38.

48. Yoon SH, Lee D, Li H, Kweon H, Ahn JH. Discrimination between pain and contracture in limited passive motion patients with rotator cuff tear. *Medicine (Baltimore).* 2020;99:e21391.

49. Ellis R. Re: 'Upper Limb Neural Tension and Seated Slump Tests: The False Positive Rate Among Healthy Young Adults without Cervical or Lumbar Symptoms' Daves et al. *J Man Manip Ther,* 2009;16:136-141. *J Man Manip Ther,* 2009;17:104E-105E.

50. Shacklock MO. *Clinical Neurodynamics: a New System of Musculoskeletal Treatment.* Oxford: Butterworth-Heinemann, 2005.

51. Herrington L, Bendix K, Cornwell C, Fielden N, Hankey K. What is the normal response to structural differentiation within the slump and straight leg raise tests? *Man Ther,* 2008;13:289-294.

52. Legakis A, Boyd BS. The influence of scapular depression on upper limb neurodynamic test responses. *J Man Manip Ther,* 2012;20:75-82.

53. Boyd BS, Wanek L, Gray AT, Topp KS. Mechanosensitivity of the lower extremity nervous system during straight-leg raise neurodynamic testing in healthy individuals. *J Orthop Sports Phys Ther,* 2009;39:780-790.

54. Schmid AB, et al. Reliability of clinical tests to evaluate nerve function and mechanosensitivity of the upper limb peripheral nervous system. *BMC Musculoskelet Disord,* 2009;10:11.

55. Jepsen JR, Laursen LH, Hagert CG, Kreiner S, Larsen AI. Diagnostic accuracy of the neurological upper limb examination II: relation to symptoms of patterns of findings. *BMC Neurol,* 2006;6:10.

56. Walsh J, Hall T. Reliability, validity and diagnostic accuracy of palpation of the sciatic, tibial and common peroneal nerves in the examination of low back related leg pain. *Man Ther,* 2009;14:623-629.

57. Elvey RL. Physical evaluation of the peripheral nervous system in disorders of pain and dysfunction. *J Hand Ther,* 1997;10:122-129.

58. Schmid AB, Nee RJ, Coppieters, MW. Reappraising entrapment neuropathies - Mechanisms, diagnosis and management. *Man Ther,* 2013;18:449-457.

59. Baselgia LT, Bennett DL, Silbiger RM, Schmid AB. Negative Neurodynamic Tests Do Not Exclude Neural Dysfunction in Patients With Entrapment Neuropathies. *Arch Phys Med Rehabil,* 2017;98:480-486.

60. Apelby-Albrecht M, et al. Concordance of Upper Limb Neurodynamic Tests With Medical Examination and Magnetic Resonance Imaging in Patients With Cervical Radiculopathy: A Diagnostic Cohort Study. *J Manipulative Physiol Ther,* 2013;36:626-632.

61. Dunn KM, Jordan K, Croft PR. Characterizing the Course of Low Back Pain: A Latent Class Analysis. *Am J Epidemiol,* 2006;63:754-761.

62. Helewa A, Goldsmith CH, Lee P, Smythe HA, Forwell L. Does strengthening the abdominal muscles prevent low back pain - A randomized controlled trial. *J Rheumatol,* 1999;26:1808-1815.

63. Mannion AF, Caporaso F, Pulkovski N, Sprott H. Spine stabilisation exercises in the treatment of chronic low back pain: a good clinical outcome is not associated with improved abdominal muscle function. *Eur Spine,* 2012;1:1301-1310.

64. Wang XQ, et al. A Meta-Analysis of Core Stability Exercise versus General Exercise for Chronic Low Back Pain. *PLoS One,* 2012;7:e52082.

65. Falla D, Jull G, Russell T, Vicenzino B, Hodges P. Effect of neck exercise on sitting posture in patients with chronic neck pain. *Phys Ther,* 2007;87:408-417.

66. Falla D, Bilenkij G, Jull G. Patients with chronic neck pain demonstrate altered patterns of muscle activation during performance of a functional upper limb task. *Spine,* 2004;29:1436-1440.

67. Falla D, O'Leary S, Farina D, Jull G. Association between intensity of pain and impairment in onset and activation of the deep cervical flexors in patients with persistent neck pain. *Clin J Pain,* 2011;27:309-314.

68. Jull GA, Richardson CA. Motor control problems in patients with spinal pain: a new direction for therapeutic exercise. *J Manipulative Physiol Ther,* 2000;23:115-117.

69. Jull GA. Considerations in the physical rehabilitation of patients with whiplash-associated disorders. *Spine,* 2011;36:286.

70. Sterling M, Jull G, Wright A. The effect of musculoskeletal pain on motor activity and control. *J Pain,* 2001;2;135-145.

71. Sterling M, Jull G, Vicenzino B, Kenardy J, Darnell R. Development of motor system dysfunction following whiplash injury. *Pain,* 2003;103:65-73.

72. Treleaven J, Jull G, LowChoy N. The relationship of cervical joint position error to balance and eye movement disturbances in persistent whiplash. *Man Ther,* 2006;11:99-106.

73. Hodges PW. The role of the motor system in spinal pain: implications for rehabilitation of the athlete following lower back pain. *J Sci Med Sport,* 2000;3:243-253.

74. Hodges PW, Mellor R, Crossley K, Bennell K. Pain induced by injection of hypertonic saline into the infrapatellar fat pad and effect on coordination of the quadriceps muscles. *Arthritis Rheum,* 2009;61:70-77.

75. Talebi GA, Oskouei AE, Shakori SK. Reliability of upper limb tension test 1 in normal subjects and patients with carpal tunnel syndrome. *J Back Musculoskelet Rehabil,* 2012;25:209-214.

76. Trainor K, Pinnington MA. Reliability and diagnostic validity of the slump knee bend neurodynamic test for upper/mid lumbar nerve root compression: a pilot study. *Physiotherapy,* 2011;97:59-64.

77. Yeung E, Woods N, Dubrowski A, Hodges B, Carnahan H. Establishing assessment criteria for clinical reasoning in orthopedic manual physical therapy: a consensus-building study. *J Man Manip Ther,* 2015;23:27-36.

78. Christensen N, Jones MA, Carr J. Clinical Reasoning in Orthopedic Manual Therapy. En: Grant R. *Physical Therapy of the Cervical and Thoracic Spine.* Londres: Churchill-Livingstone, 2002:84-104.

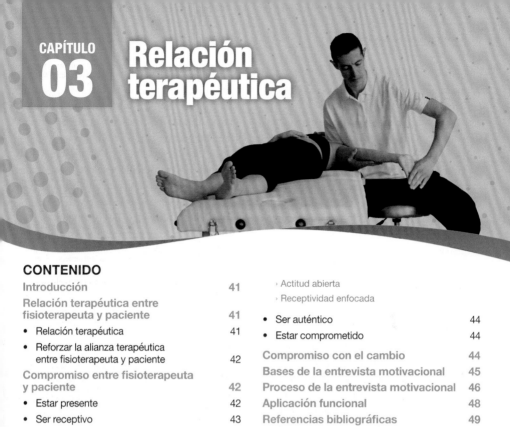

CAPÍTULO 03

Relación terapéutica

CONTENIDO

Introducción

La **relación terapéutica** entre el fisioterapeuta y el paciente se basa en una buena comunicación. Los roles de ambos deben permitir un enfoque colaborativo en una negociación constante que alcance el objetivo de compromiso y recuperación.

Se trata de un proceso dinámico en el que se cimentan todos los aspectos de la relación, algo que es fundamental para la consecución de los objetivos terapéuticos. Es un proceso que debe atenderse con detenimiento desde el primer contacto con el paciente, ya que, y como dijo Oscar Wilde: *Nunca hay una segunda oportunidad para causar una primera buena impresión.*

Una relación terapéutica adecuada mejora la alianza entre el fisioterapeuta y el paciente, y así, la adherencia al tratamiento y la obtención de resultados positivos. En este capítulo se desarrollan las bases de la relación y el compromiso entre fisioterapeuta y paciente, prestando especial atención al proceso de la entrevista motivacional.

Relación terapéutica entre fisioterapeuta y paciente

Relación terapéutica

La relación terapéutica es la interacción profesional definida como una negociación intersubjetiva. Es una vinculación que persigue un acuerdo fundamentado en la reciprocidad en el que, a través del discurso que se establece entre terapeuta y paciente, se construye-reconstruye de forma dinámica el binomio salud-enfermedad[1-3].

La relación terapéutica entre paciente y fisioterapeuta es un componente central de la atención enfocada en el paciente, y se ha asociado de forma positiva a mejores resultados clínicos de fisioterapia[4,5]. La investigación demuestra que existe una asociación positiva entre mejores relaciones terapéuticas y mayor satisfacción del paciente[6], adherencia más sólida al tratamiento[7] y mejores resultados clínicos[8-10].

Gran parte de sus efectos positivos sobre la recuperación se basan en la mejora del compromiso del paciente[11,12]. Por esto, el fisioterapeuta se debe esforzar para fomentar ese compromiso entre él mismo y el paciente, dentro de una relación terapéutica[13].

Como mero ejecutor de técnicas y firme instructor de medidas a tomar, el fisioterapeuta es un profesional que generalmente resultará de poca ayuda si no invierte en mejorar la comunicación y la alianza con el paciente. De igual forma, para lograr una recuperación, lejos de permanecer pasivo ante los procesos de diagnóstico y de tratamiento, el paciente debe asumir la toma de una serie de decisiones y cambios que permitan su recuperación. El fisioterapeuta debe esforzarse por allanar ese camino no solo aplicando sus conocimientos y habilidades técnicas, sino también reforzando la motivación y el compromiso del paciente para asumir decisiones durante el proceso terapéutico.

Reforzar la alianza terapéutica entre fisioterapeuta y paciente

La investigación sobre la relación terapéutica en el ámbito de la fisioterapia es escasa. Las bases que la fundamentan provienen de la psicoterapia y entre estas destacan las teorías clásicas de Rogers[14]:

- Condiciones necesarias y suficientes de autenticidad (libertad para ser uno mismo).
- Comprensión empática (comprensión de los sentimientos y significados del paciente combinados con conductas interactivas congruentes).
- Consideración positiva incondicional (actitud de aceptación).

Estas bases son realmente cimientos esenciales que pueden extenderse a las relaciones humanas en general[15]. Son aplicables a las profesiones sanitarias y, por tanto, a la fisioterapia, aunque también existen factores propios de esta última que condicionan cierta especificidad. Por ejemplo, a diferencia del psicólogo, el fisioterapeuta toca al paciente. La relación con el paciente es más consistente durante un período de tratamiento, es decir, es el mismo terapeuta quien suele ver cada vez al paciente, a diferencia de, por ejemplo, los profesionales de enfermería que trabajan en un hospital, donde los cambios de turno requieren que el paciente trabaje con más de una persona. Las sesiones de tratamiento de fisioterapia pueden ser de mayor duración y más frecuentes en comparación con las visitas al médico. Estos factores podrían moldear la forma en que los fisioterapeutas abordan las interacciones con los pacientes y crear un entorno que brinde la oportunidad de desarrollar la relación terapéutica como un componente central de la interacción clínica.

Compromiso entre fisioterapeuta y paciente

A partir de los supuestos anteriores, se han estudiado e identificado las condiciones específicas fundamentales (tabla 3-1) que fomentan el compromiso entre el fisioterapeuta y el paciente dentro de una relación terapéutica[13]:

Estar presente

Estar presente refleja las capacidades del fisioterapeuta y el paciente para mantener la atención y la intención en el momento de la sesión. La atención dispersa de ambos puede relacionarse con muchos factores contextuales, así como con componentes intrínsecos. Acumular tareas no completadas desde el inicio de la sesión con el paciente, como las tareas de gestión o las formalidades burocráticas, puede suponer un lastre de atención. En ocasiones, la necesidad de documentar la información clínica en la ficha supone una distracción del diálogo con el paciente.

TABLA 3-1 • Condiciones fundamentales específicas que fomentan el compromiso entre el fisioterapeuta y el paciente dentro de una relación terapéutica

Entrevista motivacional	Entrevista NO motivacional
• Soy un experto en mi disciplina, el paciente lo es de su propia vida	• Soy el experto, y sé por qué y cómo mis pacientes deben cambiar
• Averiguo la información que el paciente quiere y necesita	• Mi función es obtener información
• Ofrezco información que se corresponda con la que el paciente quiere y necesita	• Entrevista detallada sobre los problemas del paciente (pregunta-respuesta)
• Los pacientes suelen decirme qué información les resulta útil	• Corrijo los déficits de información de mis pacientes
• El consejo que contempla las necesidades y la autonomía del paciente suele ser útil	• La información que genera temor suele ser útil
	• Solo tengo que decirle claramente qué debe hacer

La falta de motivación impide el seguimiento del discurso y, por tanto la capacidad para responder o extraer conclusiones. La comunicación tanto verbal como no verbal[16], incluso, la disposición de la estancia, refleja este estado de motivación. El paciente nota cuándo un terapeuta no está presente y el impacto negativo que esto tiene en su experiencia, como, por ejemplo, cuando percibe que el terapeuta tiene prisa. Estar presente no requiere prolongar el tiempo de la sesión, sino optimizar la capacidad comunicativa y de enfoque. Los pacientes son capaces de distinguir entre un terapeuta «ocupado» y un terapeuta «apresurado», y un terapeuta ocupado puede estar presente a pesar del ambiente agitado[13].

De igual modo, el paciente debe estar presente durante la interacción para atender y entender, y para describir su situación y lo que siente en respuesta a las diferentes exploraciones y tratamiento, y de este modo ayudar en su desarrollo.

Ser receptivo

Para ser receptivos, los fisioterapeutas y los pacientes deben interactuar, por un lado, con una actitud abierta con objeto de negociar planes de tratamiento adecuados, y, por otro, con una receptividad que esté enfocada en la identificación de los problemas y necesidades más importantes.

> ### Actitud abierta

Tener una actitud abierta requiere que fisioterapeuta y paciente, desde la posición de conocimientos, preferencias y creencias de cada uno, estén dispuestos a estar abiertos a atender la forma en que la posición del otro modifique el curso de la relación terapéutica.

Aunque los terapeutas poseen conocimientos y habilidades específicos que determinan las propuestas de tratamiento, también necesitan estar abiertos y escuchar, y no entrar en la consulta con un plan predeterminado. Esto incluye la voluntad de escuchar la historia del paciente, porque para este, como paciente, es importante que se le escuche y se comprenda lo que necesita para que se le pueda ayudar. Igualmente, también es necesario que el paciente escuche y esté abierto a las sugerencias de los fisioterapeutas.

> ### Receptividad enfocada

Además de una actitud abierta, los fisioterapeutas también deben estar atentos a la situación en cuestión, y esto se logra considerando activamente las señales verbales y no verbales de los pacientes. Por ejemplo, la receptividad enfocada ayuda a los terapeutas a comprender mejor los estados físicos y psicológicos de los pacientes para detectar señales como actitudes de evitación del movimiento, respuestas de tensión o retirada por dolor, entre otras.

Ser auténtico

Ser auténtico en una relación terapéutica implica ser uno mismo y ser honesto. Para transmitir autenticidad, las personas deben permanecer congruentes con sus cualidades y valores personales, mientras mantienen una actitud de aceptación. Para eso, los fisioterapeutas y los pacientes deben sentirse lo suficientemente cómodos como para presentarse de forma sincera. Los pacientes notan cuándo los fisioterapeutas son ellos mismos o tienen personalidades «cálidas», «agradables» o «accesibles». Al hacerlo, los terapeutas crean un entorno en el que los pacientes también pueden expresarse.

Ser honesto en una relación terapéutica implica **transparencia** y **franqueza**. Ser transparente supone que los terapeutas y los pacientes brinden la información necesaria para ayudar al paciente a progresar de un modo seguro y significativo. El fisioterapeuta también debe ser directo en el tono y en la forma de comunicarse, mostrándose claro y directo.

Otro aspecto destacable de un comportamiento auténtico es el **interés genuino** por la persona. Aunque los terapeutas a menudo necesitan conocer la vida de los pacientes por razones terapéuticas, una disposición a conocer al paciente como persona demuestra un interés auténtico en su vida, del mismo modo que lo hace la disposición del fisioterapeuta a revelar algo más personal y no necesariamente relacionado con la intención principal de la interacción, haciendo referencia siempre a revelaciones apropiadas, no necesariamente íntimas (gustos musicales, hábitos deportivos, etc.)[13].

Estar comprometido

El fisioterapeuta y el paciente deben *comprometerse* con sus papeles dentro de la relación terapéutica. Estar comprometido se basa en la ética de la atención que abarca el deber profesional de los fisioterapeutas y el deseo de estar al servicio de otros para restaurar el bienestar de los pacientes. Hace referencia al compromiso con la comprensión de la situación del paciente, así como con la acción.

Tanto los fisioterapeutas como los pacientes deben estar motivados para comprender la situación. El fisioterapeuta no solo se dedica a comprender la situación física del paciente, sino también los factores psicosociales que podrían influir.

En cuanto al compromiso con la acción, implica realizar todos los esfuerzos para alcanzar los mejores intereses y metas del paciente. Este también debe comprometerse a actuar en su propio interés: debe estar de acuerdo con las propuestas y estar motivado para participar en el tratamiento de forma activa[13].

La inclusión de los principios de la **terapia de aceptación y compromiso**, una forma de terapia cognitivo-conductual con una buena base de evidencia en el tratamiento del dolor crónico[17,18], en el tratamiento fisioterapéutico de pacientes con dolor lumbar crónico ha demostrado optimizar los resultados clínicos. La terapia de aceptación y compromiso se centra en mejorar la función, en lugar de reducir el dolor, usando aceptación, estrategias de atención plena (*mindfulness*) y acción basada en valores[19].

Compromiso con el cambio

La relación terapéutica, como negociación empática, persigue el compromiso del paciente con la acción. Es una conversación a propósito del cambio. Una anamnesis puede entenderse como una entrevista dirigida a la obtención de información para, seguidamente, dar las instrucciones pertinentes al paciente: es este un enfoque simplista y de escasa efectividad. Es más, el simple hecho de dar consejos a los pacientes para que cambien no suele ser gratificante ni eficaz[20]. El asesoramiento tradicional y las intervenciones basadas en la educación por sí solas no son lo suficientemente eficaces para aumentar la adherencia del paciente a las modificaciones del estilo de vida que ayudan a su recuperación[21].

La **entrevista motivacional**, desarrollada por Miller y Rollnick, es un método bien conocido y científicamente probado para asesorar a los pacientes, y entendido como una estrategia de intervención útil en el tratamiento de problemas de estilo de vida y enfermedades[21,22]. La entrevista motivacional es un estilo de comunicación centrado en la persona, orientado a objetivos, que tiene como finalidad provocar y fortalecer la motivación intrínseca de una persona y su compromiso con el cambio[23].

Con origen en el asesoramiento sobre la dependencia de sustancias[24], la entrevista motivacional es compatible con un amplio espectro de enfoques terapéuticos. Se ha reconocido su eficacia como intervención para promover un cambio de comportamiento positivo en la salud y la autogestión en muchos dominios, incluido el abandono del hábito de fumar[25], el cambio de dieta[26] y, de gran interés para los fisioterapeutas, la actividad física[27].

Las intervenciones motivacionales ayudan a la adherencia al ejercicio, tienen un efecto positivo en la conducta de ejercicio a largo plazo, mejoran la autoeficacia y reducen los niveles de limitación de la actividad[28].

La evidencia respalda la implementación de la capacitación en estas habilidades comunicativas entre los profesionales de la salud pública, y los fisioterapeutas pueden optimizar generosamente su labor para ayudar a los pacientes, sobre todo en su actitud ante el ejercicio y el autocuidado[29-31].

Bases de la entrevista motivacional

La entrevista motivacional es un estilo terapéutico centrado en la persona. Es más bien un estilo de conversación colaborativo cuyo propósito es reforzar la motivación y el compromiso de la persona con el cambio. Para los fisioterapeutas es una herramienta de especial utilidad para animar a los pacientes a desempeñar un papel activo en la mejora de su propia salud y bienestar[32].

El estilo general de la entrevista motivacional es de guía, un estilo que está a medio camino entre los estilos directivo y de acompañamiento, de los que también incorpora algún elemento. El uso de un estilo directivo ante un paciente mediante la imposición de normas suele provocar la reacción de este defendiendo argumentos opuestos. Las personas suelen quedar más convencidas de lo que se escuchan decir a sí mismas que de lo que escuchan de los demás[22].

La entrevista motivacional se basa en cuatro aspectos fundamentales:

- **Colaboración**: la entrevista motivacional se hace para y con la persona, no a la persona. No es un truco para hacer que las personas cambien; es un modo de activar su motivación y sus propios recursos para cambiar. En consulta, es habitual que el paciente requiera modificar algunos hábitos e incorporar algunas medidas de ejercicio para lograr una recuperación óptima de una lesión. La definición colaborativa de los objetivos y contenidos de estos cambios pasan por atender lo que el paciente ya está realizando, reforzar aquello que le está ayudando, y negociar y justificar otras propuestas viables.

- **Aceptación**: no entendida como la aprobación o desaprobación del entrevistador, algo que resulta irrelevante. La aceptación implica reconocer el valor y el potencial inherente a todo ser humano, con respeto y preocupación porque la otra persona pueda crecer y desarrollarse tal y como es. Supone un acercamiento empático, un esfuerzo e interés activo por entender la perspectiva interna del otro, por ver el mundo a través de sus ojos. Mediante la aceptación se reconoce y promueve la autonomía irrevocable del paciente para elegir su propio camino, y se afirma, se reconoce sus capacidades y sus esfuerzos. Los fisioterapeutas, habituados a realizar valoraciones de las funciones para concretar el alcance de los problemas de los pacientes, en ocasiones olvidan dejar que el paciente plantee realmente cuáles son las funciones relevantes para él. Cada persona tiene su propia perspectiva y cuando el objetivo es ayudar al paciente, aceptar su enfoque es el primer paso.

- **Compasión**: ser compasivo significa promover activamente el bienestar del otro y, con más profundidad incluso que la motivación empática, dar prioridad a sus necesidades.

- **Evocación**: la premisa inicial se basa en las fortalezas y entiende que las personas ya tienen en su interior lo que necesitan; la tarea del fisioterapeuta se limita a evocarlo y activarlo. Cuando el paciente presenta dudas ante el cambio, existen argumentos a favor del cambio y otros que abogan por el mantenimiento. La tarea consiste en evocar y reforzar las motivaciones que ya están presentes, no en intentar añadir lo que falta[22].

Desde el punto de vista práctico, es un diálogo que permite una toma de decisiones compartida, para poder ayudar a los pacientes a entender mejor su situación clínica. Permite ofrecer información sobre los beneficios y los efectos adversos de las distintas opciones terapéuticas, y apoyar a los pacientes mientras aclaran sus valores y preferencias. Es una forma de asistir al paciente en el proceso de implementación de sus decisiones, en contraposición a la imposición de estas[33,34].

Proceso de la entrevista motivacional

Miller y Rollnick describen cuatro procesos clave en el desarrollo de la entrevista motivacional: *vincular, enfocar, evocar* y *planificar*.

- **Vincular**: es el proceso de forjar una conexión útil y una relación terapéutica. Es el primer acercamiento al paciente sobre el que se forjará la alianza terapéutica.

Supone investigar qué valores y objetivos motivan al paciente y, a partir de eso conectar, siempre desde el respeto y la aceptación, con las discrepancias entre valores y conducta.

- **Enfocar**: es el proceso que permite determinar y conducir de forma específica la conversación sobre el cambio, pues facilita buscar, encontrar y mantener la dirección de la entrevista, inicialmente desde la globalidad para descender después a los detalles, si es preciso.

- **Evocar**: supone hacer explícitas las motivaciones del propio paciente. Es la parte más importante del proceso y persigue extraer del paciente, antes que aportarle (*ducare versus docere*). Permite recuperar las capacidades y fortalezas del paciente, y estimular la aparición de diálogo de cambio.

- **Planificar**: implica tanto el desarrollo del compromiso con el cambio como la formulación de un plan de acción concreto. Supone la negociación final y la definición colaborativa de las actuaciones a llevar a cabo.

Durante todo el proceso de la entrevista motivacional se usan diferentes técnicas y habilidades de comunicación:

- **Preguntas abiertas**: invitan a la persona a reflexionar y a elaborar respuestas. Ayudan a entender el marco de referencia del paciente, a reforzar la relación de colaboración, a encontrar una dirección clara, a buscar motivación y a planificar el progreso hacia el cambio.

- **Afirmar**: consiste en acentuar lo positivo. Las afirmaciones son frases de reconocimiento sincero y de valoración que apoyan al paciente en el proceso terapéutico. Aumentan la percepción de la autoeficacia, disminuyen las resistencias y facilitan la creación de un clima cordial.

- **Reflejar**: las afirmaciones que reflejan las del paciente tienen la función importante de ayudar a comprobar que se le ha entendido y ahondar en la comprensión de la postura. También hacen que el entrevistado vuelva a escuchar las ideas y las emociones que ha expresado, y reflexione de nuevo sobre estas.

- **Resumir**: los sumarios son reflejos básicos que recogen lo que una persona ha dicho y lo devuelven, como en una cesta. Demuestran que se ha escuchado, recordado y valorado lo dicho, y proporcionan una oportunidad para que el entrevistado pueda añadir lo que se haya podido olvidar. Los resúmenes compilan las mo-

tivaciones, las intenciones y los planes específicos de cambio, y preparan así al paciente para iniciar un tratamiento.

- **Proporcionar información y consejo**: se debe realizar siempre con permiso y anuencia del paciente. No consiste en descargar información sobre el otro sino en considerar su punto de vista y sus necesidades para ayudarle a llegar a sus propias conclusiones sobre la relevancia de la información que se le proporciona. La estrategia comunicativa de «preguntar-informar-preguntar» es un recurso óptimo para lograr esta meta (tabla 3-2).

TABLA 3-2 ● Estrategia «preguntar-informar-preguntar» para el intercambio de información

Habilidad	Actividad	Ejemplos
Preguntar	Pedir permiso Aclarar necesidades de información	*¿Qué le gustaría saber?* *¿Le puedo ofrecer información sobre algún aspecto?* *¿Puede decirme lo que sabe acerca de…?*
Informar	Priorizar Ser claro Dosis pequeñas Fomentar la autonomía No condicionar la respuesta	*¿Qué es lo que realmente le interesa saber?* Lenguaje ajustado al paciente Dar tiempo para la reflexión, no dar toda la información de golpe Reconocer la libertad de ignorar o no estar de acuerdo Presentar los datos sin interpretar la valoración del paciente
Preguntar	Pedir la interpretación del paciente	Preguntas abiertas Reflejar las respuestas y pedir elaboración Dar tiempo para reflexionar

APLICACIÓN FUNCIONAL

A continuación, se muestra un extracto como ejemplo de entrevista motivacional adecuada.

- **P (paciente):** Sé que hacer los ejercicios que me has recomendado puede irme bien, pero no tengo tiempo para nada. Llego tarde del trabajo, en casa aún me queda faena que hacer, además de los niños, que muchas veces tienen deberes y tengo que ayudarles. Y desde que tengo este dolor de espalda, aún me cuesta más hacer todo y acabo el día muy cansada.

- **F (fisioterapeuta):** Este episodio de dolor lumbar está afectando tu día a día.

- **P:** Mucho. En el trabajo aguanto bastante bien, pero cuando llega la tarde, ya en casa, estoy mucho peor. Y cada vez paso menos tiempo con mis hijos, temo que jugando me vuelva a quedar enganchada de la espalda.

- **F:** Para ti es importante ese rato con tus hijos.

- **P:** Sí. Antes pasábamos una hora en el parque y, además, me servía para despejarme un rato. Y ahora me paso ese tiempo tumbada en el sofá para descansar.

- **F:** ¿Está muy lejos de casa el parque?

- **P:** No, qué va. Al paso de los niños, en 5 o 6 min estamos allí.

- **F:** Si cambiásemos el programa de ejercicio por ese paseo al parque con tus hijos, ¿crees que podrías organizarte?

- **P:** Pues me resultaría más fácil, desde luego, pero ¿ayudaría a que me doliese menos la espalda?

- **F:** Claro. Y no solo eso, sino que también serviría para que estuvieses un rato distraída y disfrutando con tus hijos.

- **P:** Lo cierto es que me hace falta, porque al final del trabajo a casa y de casa al trabajo.

- **F:** Además, conforme veas que te sientes mejor, te encontrarás más dispuesta a retomar otras formas de ejercicio.

- **P:** El problema es que me da la sensación de que los ejercicios en el suelo de los que hablamos el otro día, al tumbarme y levantarme, pueden hacer que me vuelva a quedar enganchada.

- **F:** Tu espalda es mucho más fuerte de lo que parece. Aunque podemos cambiar los ejercicios en el suelo por otros con los que estés más tranquila.

- **P:** De momento, sería mucho mejor.

- **F:** Perfecto, así lo haremos, y así te sentirás más segura y confiada al jugar con tus hijos.

- **P:** ¿Sería mejor hacer esos ejercicios antes o después de ir al parque?

- ...

REFERENCIAS BIBLIOGRÁFICAS

1. García Laborda A, Rodríguez Rodríguez JC. Factores personales en la relación terapéutica. *Rev Asoc Esp Neuropsiquiatr*, 2005;96:29-36.

2. Oliveira ME, Fenili RM, Zampieri MF, Martins CR. Un ensayo sobre la comunicación en los cuidados de enfermería utilizando los sentidos. *Enferm Glob*, 2006;5(1):1-7.

3. Lugo P, Ernesto J. Consideraciones para el estudio del binomio salud-enfermedad en la cultura popular. *Rev Cienc Soc*, 2009;15:708-715.

4. Macleod PR, Mcpherson KM. Care and compassion: Part of person-centered rehabilitation, inappropriate response or a forgotten art? *Disabil Rehabil*, 2007;29:1589-1595.

5. Mead N, Bower P. Patient-centredness: a conceptual framework and review of the empirical literature. *Soc Sci Med*, 1982;51:1087-1110.

6. Hush JM, Cameron K, Mackey M. Patient satisfaction with musculoskeletal physical therapy care: a systematic review. *Phys Ther*, 2011;91:25-36.

7. Schönberger M, Humle F, Zeeman P, Teasdale TW. Working alliance and patient compliance in brain injury rehabilitation and their relation to psychosocial outcome. *Neuropsychol Rehabil*, 2006;16:298-314.

8. Ferreira PH, et al. The Therapeutic Alliance Between Clinicians and Patients Predicts Outcome in Chronic Low Back Pain. *Phys Ther*, 2013;93:470-478.

9. Fuentes J, et al. Enhanced Therapeutic Alliance Modulates Pain Intensity and Muscle Pain Sensitivity in Patients With Chronic Low Back Pain: An Experimental Controlled Study. *Phys Ther*, 2014;94:477-489.

10. Hall AM, Ferreira PH, Maher CG, Latimer J, Ferreira ML. The Influence of the Therapist-Patient Relationship on Treatment Outcome in Physical Rehabilitation: A Systematic Review. *Phys Ther*, 2010;90:1099-1110.

11. Bright FAS, Kayes NM, Worrall L, McPherson KM. A conceptual review of engagement in healthcare and rehabilitation. *Disabil Rehabil*, 2015;37:643-654.

12. Higgins T, Larson E, Schnall R. Unraveling the meaning of patient engagement: A concept analysis. *Patient Educ Couns*, 2017;100:30-36.

13. Miciak M, Mayan M, Brown C, Joyce AS, Gross DP. The necessary conditions of engagement for the therapeutic relationship in physiotherapy: an interpretive description study. *Arch Physiother*, 2018;8:3.

14. Rogers CR. The necessary and sufficient conditions of therapeutic personality change. *J Consult Psychol*, 1957; 21:95-103.

15. Truscott D. *Becoming an Effective Psychotherapist: Adopting a Theory of Psychotherapy That's Right for You and Your Client*. Washington: American Psychological Association; 2011.

16. Khan FH, Hanif R, Tabassum R, Qidwai W, Nanji K. Patient Attitudes towards Physician Nonverbal Behaviors during Consultancy: Result from a Developing Country. *ISRN Family Med*, 2014;2014:473654.

17. Dahl J, Luciano C, Wilson K. *Acceptance and Commitment Therapy for Chronic Pain*. Reno: Context Press; 2005.

18. James SL, et al. Global, regional, and national incidence, prevalence, and years lived with disability for 354 diseases and injuries for 195 countries and territories, 1990-2017: a systematic analysis for the Global Burden of Disease Study 2017. *Lancet*, 2018;392:1789-1858.

19. Godfrey E, et al. Physical Therapy Informed by Acceptance and Commitment Therapy (PACT) Versus Usual Care Physical Therapy for Adults With Chronic Low Back Pain: A Randomized Controlled Trial. *J Pain*, 2020;21:71-81.

20. Rollnick S, Butler CC, Kinnersley P, Gregory J, Mash B. Motivational interviewing. *BMJ*, 2010;340:c1900.

21. Rubak S, Sandbæk A, Lauritzen T, Christensen B. Motivational interviewing: a systematic review and meta-analysis. *Br J Gen Pract*, 2005;55:305-312.

22. Miller WR, Rollnick S. *Motivational Interviewing: Helping People Change*. Nueva York: Guilford Press, 2012.

23. Miller WR, Rollnick S. Ten things that motivational interviewing is not. *Behav Cogn Psychother*, 2009;37:129-140.

24. Smedslund G, et al. Motivational interviewing for substance abuse. *Campbell Syst Rev*, 2011;7:1-126.

25. Heckman CJ, Egleston BL, Hofmann MT. Efficacy of motivational interviewing for smoking cessation: a systematic review and meta-analysis. *Tob Control*, 2010;19:410-416.

26. Armstrong MJ, et al. Motivational interviewing to improve weight loss in overweight and/or obese patients: a systematic review and metaanalysis of randomized controlled trials. *Obes Rev*, 2011;12:709-723.

27. O'Halloran PD, et al. Motivational interviewing to increase physical activity in people with chronic health conditions: a systematic review and meta-analysis. *Clin Rehabil*, 2014;28:1159-1171.

28. McGrane N, Galvin R, Cusack T, Stokes E. Addition of motivational interventions to exercise and traditional Physiotherapy: a review and meta-analysis. *Physiotherapy*, 2015;101:1-12.

29. Fortune J, Breckon J, Norris M, Eva G, Frater T. Motivational interviewing training for physiotherapy and occupational therapy students: Effect on confidence, knowledge and skills. *Patient Educ Couns*, 2019;102:694-700.

30. Parry RH, Brown K. Teaching and learning communication skills in physiotherapy: what is done and how should it be done? *Physiotherapy*, 2009;95:294-301.

31. Lundahl B, et al. Motivational interviewing in medical care settings: a systematic review and meta-analysis of randomized controlled trials. *Patient Educ Couns*, 2013;93:157-168.

32. Pignataro RM, Huddleston J. The Use of Motivational Interviewing in Physical Therapy Education and Practice: Empowering Patients Through Effective Self-Management. *J Phys Ther Educ*, 2015;29:62-71.

33. Armstrong KA, Metlay JP. Annals clinical decision making: communicating risk and engaging patients in shared decision making. *Ann Intern Med*, 2020;172:688-692.

34. Godolphin W. Shared decision-making. *Heal Q*, 2009; 12:e186-e190.

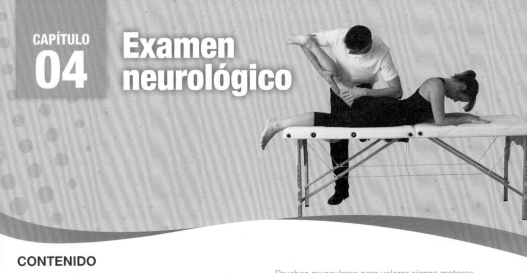

Examen neurológico

CONTENIDO

Introducción

El examen neurológico es la esencia de la neurología. Esta prueba diagnóstica clínica se ha enfrentado a grandes desafíos por la invasión de las pruebas diagnósticas electrofisiológicas y de imagen, pero ha mantenido su utilidad clínica[1,2].

El **examen clínico** se ideó cuando no existían otras herramientas para diagnosticar enfermedades neurológicas. En ausencia de una alternativa viable y pese a sus limitaciones, la exploración física de la función del sistema nervioso floreció y avanzó. Se diagnosticaron y localizaron enfermedades neurológicas, y se realizaron procedimientos neuroquirúrgicos basándose únicamente en la exploración clínica[3].

La llegada de herramientas de investigación contemporáneas hizo que el diagnóstico y la localización fueran aún más precisos. Actualmente, el examen clínico y las pruebas de imagen mantienen una buena relación, de forma que estas se ordenan en función del nivel orientado por el examen clínico[4]. Como instrumento de valoración de la evolución del paciente, el examen clínico se mantiene como herramienta de elección por su accesibilidad y fiabilidad[5], incluso en su aplicación remota por videollamada en el contexto de la telemedicina[6].

Examen neurológico frente a exploración neurodinámica

El **examen neurológico** consiste en un examen subjetivo y físico que pretende valorar la salud del sistema nervioso del paciente. Se fundamenta en una batería de pruebas que valoran la sensibilidad, la fuerza y los reflejos, así como otros exámenes especialmente dirigidos a concretar afecciones más específicas.

Asimismo, la **exploración neurodinámica** valora las capacidades mecánicas del sistema nervioso, prestando un interés especial a la respuesta sintomática a la solicitación mecánica conocida como mecanosensibilidad neural[7-13]. Por ejemplo, un nervio afectado por un proceso inflamatorio puede ser muy sensible a estímulos mecánicos como la compresión o el estiramiento[14].

La contribución clínica de este estado de neuroinflamación puede valorarse mediante la solicitación mecánica (movimiento, palpación); sin embargo, al no modificar la velocidad de conducción[12], no admite su estudio mediante el examen físico o el estudio electrofisiológico de la conducción nerviosa.

Tanto las pruebas realizadas en una exploración neurológica clínica (evaluación de signos sensitivos, motores y autonómicos), como las fundamentadas en pruebas electroneurofisiológicas (como la electromiografía), basan su valoración en identificar cambios en la función aferente o eferente del nervio, como cambios en la conducción nerviosa[15]. Esta información no se obtendrá con la exploración neurodinámica, por lo que la realización de una y otra valoración no es excluyente, sino más bien sumativa.

Cuando el sistema nervioso manifiesta su disfunción o patología, lo hace mediante signos neurológicos positivos (relacionados con la hiperexcitabilidad del sistema nervioso, como parestesia, alodinia, espasmo) o negativos (indicativos de depresión de la actividad del sistema nervioso, como hipoestesia o pérdida de fuerza muscular (tabla 4-1). La neurodinámica es capaz de evaluar la mecanosensibilidad neural como forma de alodinia (dolor en respuesta a un estímulo no nociceptivo) y, por tanto, como signo neurológico positivo. Para el estudio del resto de formas de expresión clínica del sistema nervioso, se necesita la exploración neurológica.

Pruebas clínicas de valoración neurológica

La exploración clínica neurológica permite establecer si existe o no una lesión o una alteración funcional en el sistema nervioso, tanto central como periférico. Señala la topografía anatómica de esta lesión o alteración funcional (tronco del encéfalo, corteza cerebral, nervio periférico, etc.), y puede ayudar a conocer cuál es la naturaleza o etiología de la lesión (hemorragia, infarto, absceso, tumor, etc.).

Mediante las pruebas de exploración clínica neurológica de los signos sensitivos, autonómicos (neurovegetativos) y motores (fig. 4-1), puede optimizarse el diagnóstico de neuropatías periféricas, radiculopatías y mielopatías[16].

TABLA 4-1 • Clasificación de los signos neurológicos

Signo	Descripción
Signos con base en su efecto sobre la capacidad de conducción	
Neurológicos positivos	• Relacionados con la hiperexcitabilidad del sistema nervioso, como parestesia, alodinia y espasmo
Neurológicos negativos	• Indicativos de depresión de la actividad del sistema nervioso, como hipoestesia y pérdida de fuerza muscular
Signos con base en el condicionante de su aparición	
Neurológicos espontáneos	• Están presentes de forma continua
Neurológicos evocados	• Es necesario realizar una maniobra para detectarlos
Signos con base en el tipo de vía nerviosa afectada	
Neurológicos sensitivos	• Afectación de fibras aferentes
Neurológicos motores	• Afectación de fibras eferentes

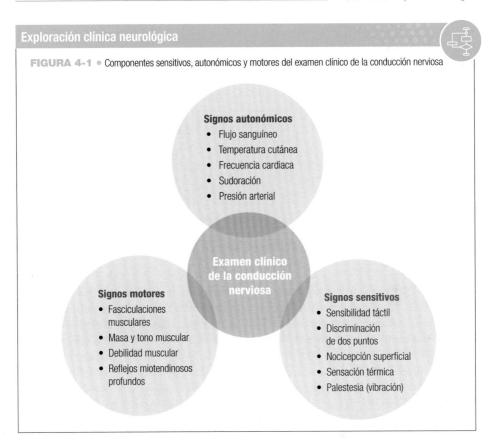

Exploración clínica neurológica

FIGURA 4-1 • Componentes sensitivos, autonómicos y motores del examen clínico de la conducción nerviosa

Signos autonómicos
- Flujo sanguíneo
- Temperatura cutánea
- Frecuencia cardiaca
- Sudoración
- Presión arterial

Examen clínico de la conducción nerviosa

Signos motores
- Fasciculaciones musculares
- Masa y tono muscular
- Debilidad muscular
- Reflejos miotendinosos profundos

Signos sensitivos
- Sensibilidad táctil
- Discriminación de dos puntos
- Nocicepción superficial
- Sensación térmica
- Palestesia (vibración)

- **Neuropatías periféricas**: presentan signos relacionados con los músculos y áreas de piel inervadas por el nervio, distalmente al área de la lesión, que interrumpe parcial o totalmente la conducción.
- **Radiculopatías**: suelen presentar un patrón dermatómico y miotómico unilateral.
- **Mielopatías**: presentan signos bilaterales relacionados con varios niveles metaméricos, y pueden sumar signos asociados a lesión de motoneurona superior.

Signos sensitivos

La exploración de los signos sensitivos incluye la valoración del tacto, el dolor, la temperatura y la vibración. La técnica de exploración requiere la comparación de la respuesta a los estímulos de un lado con la respuesta del lado contralateral. Contando con la información de la ubicación referida del área sintomática, se pide al paciente que mantenga los ojos cerrados y, con la piel a valorar desnuda, se realiza la valoración desde distal a proximal, anotando los **hallazgos** en un **mapa corporal**. Para evitar un condicionamiento en la interpretación de los resultados, es preferible que este mapa no contenga las separaciones de los dermatomas o campos de inervación de los nervios periféricos[17]. En cualquiera de las modalidades de valoración de signos sensitivos es imprescindible evaluar los límites de la disfunción sensorial.

El tacto puede evaluarse mediante el contacto o roce suave de un hisopo de algodón en la piel, o con el uso de monofilamentos de Semmes-Weinstein (figs. 4-2 y 4-3). Dada la capacidad de flexión de estos filamentos de nailon en respuesta a una determinada presión

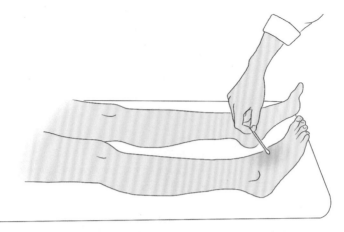

FIGURA 4-2 • Exploración de la sensibilidad táctil mediante el uso de un bastoncillo de algodón.

(más allá de la cual dejaría de considerarse un estímulo táctil), la aplicación perpendicular a la superficie cutánea aumenta la precisión de la prueba. No obstante, se ha demostrado cómo modelos de fabricación casera para la evaluación de la sensibilidad cutánea en la neuropatía diabética son igualmente sensibles (74 %) y específicos (98 %)[18].

La **discriminación de dos puntos** es la capacidad de discernir que dos objetos cercanos que tocan la piel son realmente dos puntos distintos, y no uno. Es una técnica para valorar la sensibilidad táctil fina de la piel, y se usa para detectar la agnosia táctil, o incapa-

cidad de reconocimiento de objetos mediante el tacto. Pese a estar poco estandarizada, es la prueba más utilizada para la evaluación de los resultados en el nivel sensorial después de la reparación del nervio[19]. Tiene un interés especial en la exploración y el tratamiento de áreas en las que se proyecta un dolor disfuncional, como el síndrome doloroso regional complejo, cuadro clínico en el que la discriminación de dos puntos suele estar alterada en relación con la desorganización somatosensorial y de representación[20-22].

Para valorar el **dolor superficial** se utiliza como indicador la sensibilidad a la aplicación

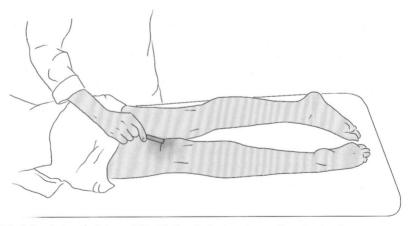

FIGURA 4-3 • Exploración de la sensibilidad táctil mediante el uso de monofilamentos de nailon.

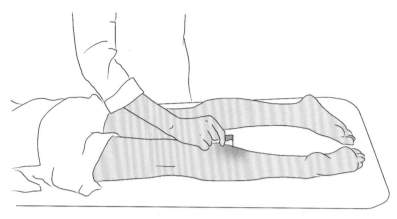

FIGURA 4-4 • Exploración de la sensibilidad nociceptiva superficial mediante el uso de una aguja sostenida por esparadrapo, a modo de bandera.

de ligeros pinchazos. El instrumental adecuado para esta valoración de la nocicepción mecánica de la piel son los monofilamentos de von Frey más rígidos[23], unas pruebas sensoriales cuantitativas que se pueden utilizar para la cuantificación de la alodinia en pacientes con dolor neuropático crónico[24]. De forma más práctica, se puede emplear una aguja sostenida por esparadrapo en la base (de modo que absorba el posible exceso de presión) para medir la diferencia entre el umbral de dolor de la piel en el área afectada y en la sana (fig. 4-4).

Para la valoración de la **hiperpatía**, la estimulación táctil o de presión debe aplicarse de forma repetitiva[17]. La hiperpatía es una disestesia sumativa, una reacción dolorosa anómala a estímulos repetitivos. Se trata de un fenómeno de interesante valoración, ya que solo ocurre en estados de dolor neuropático y, por tanto, con una gran valor heurístico[25].

Para obtener una información más objetiva de cómo se percibe el dolor, las pruebas sensitivas cuantitativas, más conocidas por sus siglas QST (*quantitative sensory testing*), son un conjunto de estudios que permiten evaluar de forma integral el sistema nociceptivo[26]. Durante esta evaluación (un procedimiento en vías de estandarización) se aplica un estímulo cuantificado a la piel en niveles de intensi-

dad graduados y se registra la percepción del paciente. Los estímulos más utilizados son la sensación térmica (frío y calor), la vibración y la corriente eléctrica. Las medidas pueden incluir el umbral de detección, el umbral de dolor y la tolerancia al dolor. Las pruebas se pueden usar para evaluar cualquier condición que afecte a la función sensorial y pueden ayudar a establecer un diagnóstico temprano o a seguir el curso de la enfermedad[27].

Con la evaluación de la **sensibilidad térmica** se pretende evocar la respuesta alodínica a las temperaturas extremas. Se pueden emplear tubos que contengan agua caliente y fría. En la práctica se utiliza el agua más fría y más caliente que se obtiene del grifo, cerrando y secando bien los tubos antes de su aplicación a la piel del paciente[17]. Igualmente, utilizando diferencias térmicas pequeñas en el agua de los tubos, se puede efectuar una valoración más sensible a los cambios de temperatura (fig. 4-5).

La **evaluación de la respuesta a la vibración** tiene un interés especial en la exploración física del dolor neuropático, ya que el sentido de la vibración sobre prominencias óseas (palestesia) suele alterarse en relación con la lesión o enfermedad del sistema nervioso. Una pérdida de la palestesia puede indicar una lesión del nervio periférico cuando

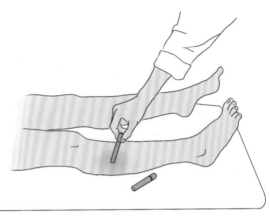

FIGURA 4-5 • Exploración de la sensibilidad térmica mediante el uso de tubos con agua a diferentes temperaturas.

es más intensa en el nivel periférico que en el proximal. Sin embargo, cuando esta diferencia no existe, el déficit de palestesia sugiere una mielopatía[17]. Otra aplicación de la evaluación de la respuesta a la vibración con relación al dolor neuropático, en concreto con la neuropatía diabética, es la detección del riesgo de ulceración en el pie en pacientes diabéticos[28]. También es una técnica que se ha utilizado ampliamente para la investigación del síndrome del túnel del carpo[29]. La técnica de evaluación de la palestesia requiere el uso de un diapasón con capacidad para vibrar a 128-256 Hz, que se aplica sobre determinadas superficies óseas. Inicialmente, y a modo de prueba de reconocimiento, se aplica el diapasón vibrando en la frente o el esternón

del paciente para que perciba la sensación a modo de norma y la diferencie de la misma maniobra sin hacer vibrar el diapasón. En el miembro inferior la prueba se puede realizar sobre la rótula, los maléolos y las articulaciones interfalángicas (fig. 4-6).

Después de la exploración de los signos sensitivos del paciente puede ser útil comparar los hallazgos registrados en el mapa corporal con las distribuciones características de cada raíz nerviosa o campos de inervación de nervios periféricos, que ofrece la bibliografía. El uso de estos mapas no debe condicionar de forma irrefutable la decisión diagnóstica y su uso debe limitarse a la aportación de información adicional a sumar dentro del razonamiento clínico (figs. 4-7 a 4-9).

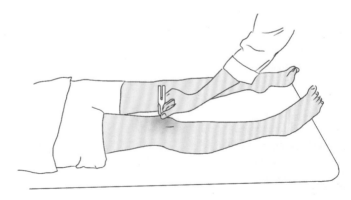

FIGURA 4-6 • Exploración de la palestesia, o sensibilidad a la vibración, mediante el uso de un diapasón.

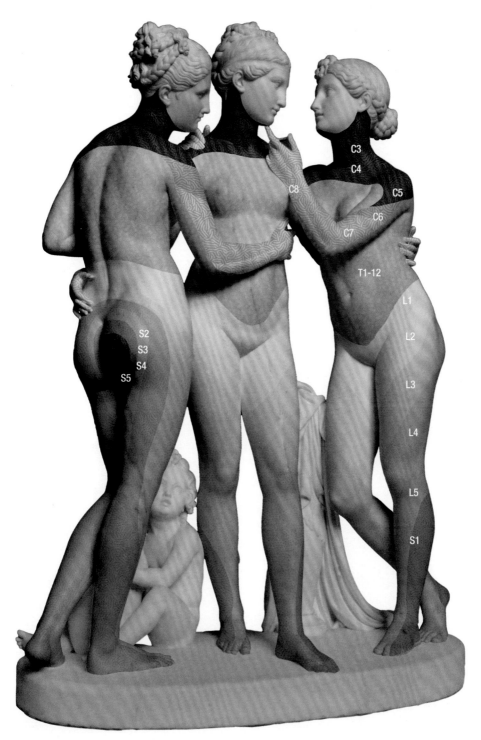

FIGURA 4-7 • Representación de los dermatomas.

1. Nervio oftálmico (V1 N. trigémino)
2. Nervio maxilar (V2 N. trigémino)
3. Nervio mandibular (V3 N. trigémino)
4. Nervio transverso del cuello
5. Nervio supraclavicular
6. Nervio axilar
7. Nervio cutáneo medial
8. Nervio cutáneo posterior
9. Nervio sural (ramo cutáneo dorsal lateral; S1 a S2)
10. Nervio cutáneo antebraquial posterior
11. Nervio cutáneo antebraquial lateral (musculocutáneo)
12. Nervio cubital
13. Nervio radial
14. Nervio mediano

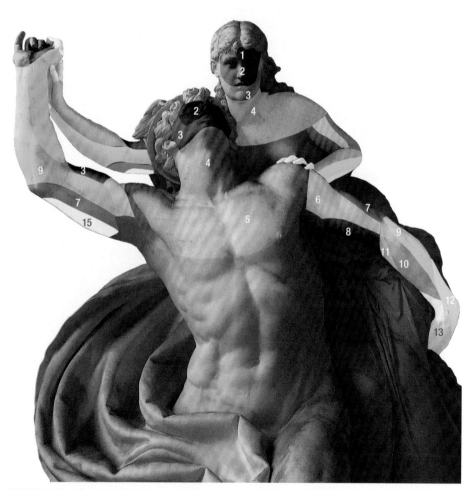

FIGURA 4-8 • Representación de los campos de inervación de los nervios periféricos.

1. Nervio génitofemoral (L1-L2)
2. Nervio ilioinguinal (L1)
3. Nervio cutáneo femoral lateral (L2-L3)
4. Nervio obturador (L2-L3-L4)
5. Nervio femoral (ramos cutáneos anteriores; L2-L3)
6. Nervio cutáneo sural lateral (L5-S1-S2)
7. Nervio safeno (ramos cutáneos mediales; L3-L4)
8. Nervio fibular superficial (ramo cutáneo dorsal medial; L4-L5-S1) (L4-S1)
9. Nervio sural (ramo cutáneo dorsal lateral; S1-S2)
10. Nervio plantar lateral (S1-S2)
11. Nervio plantar medial (S1-S2)
12. Nervio fibular profundo (L4-L5)
13. Nervio iliohipogástrico (ramo cutáneo lateral; L1)
14. Nervios clúneos superiores (L1-L2-L3)
15. Nervios clúneos medios (S1-S2-S3)
16. Nervio cubcostal (T12)
17. Nervio cutáneo femoral lateral (L2-L3)
18. Nervio cutáneo femoral posterior (S1-S2-S3)
19. Nervio fibular común (nervio cutáneo sural lateral (L4-S2)
20. Nervio fibular superficial (S1-S2)
21. Nervio sural (S1-S2)
22. Ramo cutáneo dorsal lateral
23. Nervio tibial (ramos calcáneos mediales; S1-S2)

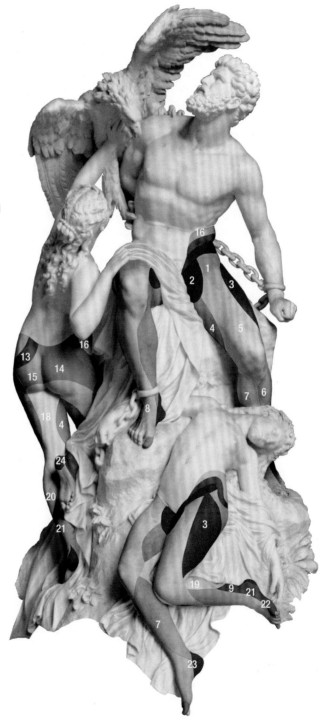

FIGURA 4-9 • Representación de los campos de inervación de los nervios periféricos.

Signos autonómicos

La evaluación de las alteraciones del sistema nervioso autonómico (neurovegetativo) se dirige principalmente a la medición del flujo sanguíneo, la temperatura de la piel, la sudoración, la frecuencia cardíaca y la presión arterial.

Además de valoraciones clínicas inespecíficas del flujo sanguíneo y de la temperatura de la piel como la observación y la palpación, se pueden utilizar instrumentos diagnósticos más sofisticados, como la prueba con el flujómetro de láser Doppler, para determinar el flujo sanguíneo y la medición de la temperatura cutánea mediante pruebas de infrarrojos.

La sudoración, la frecuencia cardíaca y la presión arterial pueden valorarse con la prueba cuantitativa del **reflejo axónico sudomotor**[30]. Esta prueba evalúa, de forma sensible y reproducible, la función sudomotora posganglionar (fibras simpáticas y glándulas sudoríparas)[31], estimulando con acetilcolina (mediante inyección intradérmica o iontoforesis) las glándulas sudoríparas en un área localizada de la piel y valorando la respuesta. La prueba cuantitativa del reflejo axónico sudomotor también ha demostrado su utilidad para detectar el deterioro de las fibras pequeñas (fibras C), hallazgo diagnóstico difícil de objetivar[32].

Por último, la **prueba de sudoración termorreguladora** permite valorar la sudoración anómala. Se trata de una prueba cualitativa que se basa en la exposición de la superficie cutánea a altas temperaturas, provocando una respuesta sudomotora que se registra mediante la prueba de sudoración termorreguladora. Aunque la prueba no refleja el nivel lesional o el mecanismo disfuncional (aferencia, integración en centros superiores o eferencia) establece un diagnóstico topográfico de las áreas corporales con un trastorno de la sudoración[30].

Signos motores

La exploración física del sistema motor incluye la valoración de la posible presencia de **fasciculaciones musculares**, la evaluación de la simetría, la masa y el tono muscular, la evaluación de la posible presencia y distribución de la debilidad y la valoración de los reflejos miotendinosos profundos. Las fasciculaciones son contracciones espontáneas, visibles o palpables, de las fibras musculares asociadas a una determinada unidad motora. Aunque generalmente son de carácter benigno, en ocasiones pueden indicar una neuropatía periférica o central.

La observación y la medición del diámetro de las extremidades puede resultar útil para valorar la existencia de atrofias musculares. La presencia de edema o inflamación, así como las diferencias en la musculación del lado dominante o más utilizado por el paciente, pueden sesgar la exploración. La observación o medición de la parte posterior de las piernas es especialmente valiosa en pacientes con ciática; su atrofia, aunque poco sensible (29 %), es muy específica (94 %) de hernia discal[33].

La fuerza muscular puede valorarse mediante la observación de los patrones de movimiento o, de forma más específica, cuando se sospecha una neuropatía periférica o radiculopatía, mediante pruebas musculares dirigidas a grupos musculares concretos. El fisioterapeuta pide una contracción muscular isométrica máxima resistida manualmente a mitad del rango articular del movimiento principal. La orden verbal «no dejes que te mueva» sirve para solicitar el esfuerzo del paciente, cuya capacidad motora se refleja generalmente en una escala de 0 a 5 (tabla 4-2)[34].

TABLA 4-2 • Escala de valoración de la fuerza muscular

5	Normal: Rango de movimiento completo contra la gravedad y resistencia máxima
4	Rango de movimiento completo contra la gravedad y resistencia pequeña
3	Rango de movimiento completo contra la gravedad
2	Rango de movimiento completo sin la gravedad
1	Evidencia visual o palpatoria de contracción muscular débil que no genera movimiento
0	Ausencia de evidencia de contracción muscular

> *Pruebas musculares para valorar signos motores relacionados con cada raíz espinal o nervio craneal (tabla 4-3)*

Otras pruebas de carácter más funcional son: andar sobre los talones (fuerza de los dorsiflexores de tobillo y dedos, correspondiente en inervación en los niveles L4-L5-S1 y al nervio tibial y nervio fibular profundo) y andar sobre las puntas de los pies (fuerza de los gastrocnemios y sóleos, dependientes de las raíces L5-S1-S2 y del nervio tibial) (fig. 4-10).

TABLA 4-3 • Pruebas musculares para valorar los signos motores relacionados con cada raíz espinal o nervio craneal	
Nervio/raíz nerviosa	**Prueba muscular**
Nervios craneales	
Nervio V (trigémino)	Cierre de la mandíbula (temporal, masetero)
Nervio VII (facial)	Fruncir el ceño, cerrar los párpados, apretar los labios, enseñar los dientes
Nervio XI (accesorio espinal)	Elevación de la escápula, inclinación/rotación contralateral cervical
Raíces torácicas, plexo lumbar y plexo sacro	
T12-L1	Sin prueba muscular
L2	Flexión de la cadera
L3	Extensión de la rodilla
L4	Dorsiflexión del pie
L5	Extensión del primer dedo del pie
S1	Eversión del pie/contracción de glúteos/flexión de la rodilla
S2	Flexión de la rodilla/puntillas
S3-S4	Músculos del suelo pélvico, función genital y vejiga
Plexos cervical y braquial	
C1	Flexión cervical superior
C2 y nervio craneal V	Extensión cervical superior
C3 y nervio craneal V	Flexión cervical lateral
C4	Elevación de la escápula
C5	Abducción de los hombros
C6	Flexión del codo
C7	Extensión del codo
C8	Extensión del pulgar; flexión de los dedos
T1	Abducción y aducción de los dedos

> ### Exploración de los reflejos miotendinosos profundos

La exploración de los reflejos miotendinosos profundos (tabla 4-4) pretende determinar su respuesta, reproducibilidad y simetría. En el miembro inferior, los reflejos de reconocida utilidad clínica son el patelar (rotuliano)-cuadricipital (L2-L3-L4) y el gemelar-calcáneo (aquíleo); (S1-S2). El primero de estos se realiza con el paciente en decúbito supino percutiendo el tendón patelar (rotuliano) con la rodilla en flexión de 20° a 30°, lo que elicita la contracción del músculo cuádriceps. El reflejo gemelar se obtiene percutiendo el tendón

calcáneo (de Aquiles), o bien los dedos del observador situados en la cara plantar del pie en dorsiflexión del paciente. Aunque esta segunda opción se presenta como más fiable[35], se recomienda probar ambas opciones para descartar la anomalía de la prueba (figs. 4-11 a 4-13).

No existen pruebas estandarizadas para la raíz L5. No obstante, se ha propuesto para su evaluación el reflejo del músculo pedio o extensor corto de los dedos, percutiendo sus tendones en un punto inmediatamente distal al vientre muscular del mismo y la prueba de los isquiotibiales mediales, actuando sobre la porción tendinosa distal de los mismos[36].

Ni la normalidad en la respuesta a las pruebas de los reflejos excluye la patología neurológica, ni la anomalía (hiperreflexia o hiporreflexia) aporta evidencia absoluta de su presencia[17]. La asimetría es el hallazgo más

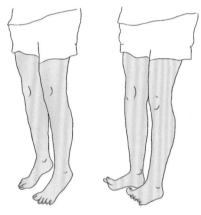

FIGURA 4-10 • Otras pruebas funcionales de la función motora de los miembros inferiores.

TABLA 4-4 • Reflejos miotendinosos profundos principales

Raíz	Tendón percutido
C5-C6	Bicipital
C7	Tricipital
L3-L4	Patelar (rotuliano)
S1	Calcáneo (de Aquiles)

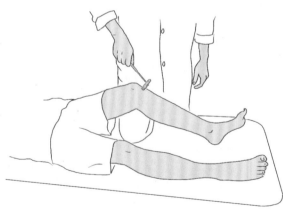

FIGURA 4-11 • Exploración del reflejo miotendinoso profundo cuadricipital. El explorador percute sobre el tendón patelar. Valora la integridad funcional de los niveles L2-L3-L4.

relevante, pero por sí sola sigue siendo insuficiente desde el punto de vista diagnóstico. De nuevo, los datos deben ser contrastados con el resto de información obtenida en todo el examen subjetivo y la exploración física del paciente.

> ### Signos de motoneurona superior
El fisioterapeuta debe sospechar una alteración de la función neurológica en las vías corticoespinales o espinocerebelosas y, por tanto, de motoneurona superior; en pacientes con signos y síntomas neurológicos bilaterales, traumatismo importante sobre la columna vertebral y alteraciones del equilibrio, la marcha, o ambas. También lo sospechará cuando aparezca hiperreflexia, clonus o los dos al valorar los reflejos miotendinosos profundos[16].

En la Tabla 4-5 se revisan algunas pruebas neurológicas recomendadas para valorar el sistema de motoneurona superior[37], y cuya respuesta se relaciona con la extraordinaria excitabilidad del sistema nervioso en caso de lesión de este.

> ### Exploración de los nervios craneales
Existen diversas situaciones clínicas en las que está indicada la exploración de los nervios craneales:
- Pacientes que refieren un traumatismo en la cabeza, la cara o el cuello.
- Afectación de la sensibilidad de la cabeza y la cara.
- Defectos en la visión.
- Dificultad al masticar y tragar.

TABLA 4-5 • Pruebas neurológicas recomendadas para valorar el sistema de neuromotora superior	
Prueba neurológica	**Descripción**
Reflejo de Hoffman	Con el paciente sentado y con la cabeza en posición neutra, la prueba valora la flexión refleja del pulgar en respuesta al pellizco o percusión ligera de la cara palmar de la falange distal del tercer dedo de la mano, que parte de una posición de semiflexión[38]
Signo de Babinski o reflejo plantar extensor	Con el paciente en decúbito supino, el signo es positivo cuando el dedo gordo del pie se extiende y los otros dedos se abren en abanico tras frotar firmemente la planta del pie, en un trazo que empieza en la parte posterolateral y se dirige a la zona anteromedial de la planta del pie. Este reflejo o signo es normal en los niños muy pequeños, pero no lo es después de los 2 años de edad[39]
Clonus	Serie de contracciones rítmicas e involuntarias de los plantiflexores del tobillo en respuesta a la extensión pasiva y brusca del tendón calcáneo (de Aquiles). Además de observarse en lesiones del sistema piramidal, se observa también en el histerismo y la epilepsia
Prueba de Romberg	El paciente permanece de pie con los brazos extendidos delante del cuerpo y los pies juntos. La prueba valora la pérdida de equilibrio al cerrar los ojos. También es positiva si existe afectación del sistema vestibular[37]
Reflejo escapulohumeral	Un golpe en la parte media de la espina de la escápula o en la parte superior del acromion induce una contracción refleja de diversa intensidad en los músculos escapulares, provocando un encogimiento de hombros o una ligera abducción glenohumeral. Refleja la disfunción de las motoneuronas superiores craneales a la altura del cuerpo vertebral C3[40]
Signo de Lhermitte	Es una sensación breve, tipo descarga eléctrica, que se produce al flexionar o mover el cuello. Esta sensación se irradia por la columna, a menudo a las piernas y los brazos, y en ocasiones al torso. Se relaciona con esclerosis múltiple, tumores y otras lesiones que cursan con ocupación del canal vertebral[41,42]

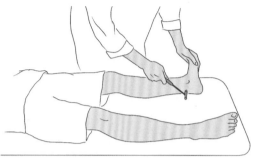

FIGURA 4-12 • Exploración del reflejo miotendinoso profundo gemelar. El explorador percute sobre el tendón calcáneo. Valora la integridad funcional de los niveles S1-S2.

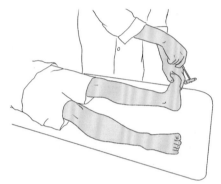

FIGURA 4-13 • Variante de exploración del reflejo miotendinoso profundo gemelar. El explorador percute sus dedos situados en la cara plantar del pie del paciente. Valora la integridad funcional de los niveles S1-S2.

• Siempre que la exploración física sugiera la disfunción de estas estructuras nerviosas.

Existe la posibilidad, especialmente en los pacientes que no refieren un traumatismo previo, de que un hallazgo en una de las pruebas sugeridas a continuación esté indicando la posibilidad de un tumor de localización intracraneal, razón por la que es fundamental su exploración correcta para derivar al paciente lo antes posible a revisión médica. Consúltese la Tabla 4-6 para una revisión de las principales pruebas para la exploración de los nervios craneales.

TABLA 4-6 • Exploración de los nervios craneales

Nervio craneal	Prueba neurológica
Nervio olfatorio (I)	El primer nervio craneal se explora valorando la habilidad para identificar olores familiares y no irritantes (a café, ajo, limón, vainilla o jabón), con los ojos cerrados y probando la función en cada narina. Hay que realizar el diagnóstico diferencial con el resfriado común o con la pérdida de olfato relacionada con la edad. La pandemia mundial de enfermedad por coronavirus, de inicio en 2019 (COVID-19) y causada por el coronavirus del síndrome respiratorio agudo grave 2 (SARS-CoV-2), ha presentado pacientes con un inicio repentino de anosmia sin rinitis. Esta anosmia ha constituido un nuevo síndrome vírico específico de COVID-19, mediado por la inoculación intranasal de SARS-CoV-2 en el circuito neural olfativo, una neuroinvasión cuyas secuelas neurológicas a largo plazo siguen en estudio[43]
Nervio óptico (II)	Los defectos de visión después de un traumatismo siempre deben derivarse a neurología. Unas opciones rápidas para valorar la función del nervio óptico son la lectura de signos a 6 m mediante, por ejemplo, una gráfica ocular clásica de Snellen (agudeza visual)[44] y la prueba de confrontación, según la cual el paciente refiere cuándo el dedo del fisioterapeuta, que se aleja progresivamente por el lateral, desaparece de su campo visual (visión periférica). El campo visual del paciente, es decir, la zona de visión que ve normalmente con cada uno de sus ojos se extiende 60° en el lado nasal, 100° en el lado temporal y 135° en dirección vertical

continúa...

Prueba neurológica	Descripción
Nervios oculomotor (motor ocular común III), troclear (IV) y abducens (motor ocular externo VI)	Su acción conjunta se encarga del movimiento y la alineación de los ojos. El nervio motor ocular común controla las reacciones pupilares, la elevación del párpado superior y la mayor parte de los movimientos extraoculares. El nervio troclear controla la rotación inferior e interna del ojo y el nervio motor ocular externo controla la desviación lateral del ojo. Se pueden valorar observando la forma y la reacción de las pupilas, y pidiendo al paciente que siga con la mirada el dedo en movimiento de quien le está explorando
Nervio trigémino (V)	Es el principal nervio sensitivo de la cara. La disfunción sensorial bucofacial consecuencia de la afectación del trigémino se puede identificar tocando la piel de la cara con un hisopo de algodón o, de forma más meticulosa, con pruebas sensitivas cuantitativas (QST, *quantitative sensory testing*), evaluando la somatosensibilidad térmica y mecánica intrabucal y extrabucal[45]. La función motora del nervio trigémino se puede valorar palpando el tono de los músculos masetero y temporal mientras el paciente cierra la boca con fuerza
Nervio facial (VII)	Este nervio craneal se encarga de la motricidad de la mímica, del sentido del gusto (dos tercios anteriores de la lengua) y de la sensibilidad de parte de la oreja. La valoración clínica de su función se realiza observando la simetría del pliegue nasolabial, la comisura de los labios y el ángulo de los ojos durante la mímica. La parte superior e inferior de la cara requieren análisis por separado: la parte superior pidiendo fruncir el ceño y cerrar los ojos con fuerza, y la cara inferior observando al paciente sonreír, inflar los pómulos y enseñar los dientes. Si existe lesión de motoneurona superior se observa afectación de la parte inferior de la cara (debilidad y desviación de la boca), pero no de la parte superior de esta (el paciente puede fruncir el ceño). La lesión de motoneurona inferior (parálisis de Bell) menoscaba de forma global la función de toda la parte de la cara del lado afectado
Nervio vestibulococlear (VIII)	Este nervio conduce los estímulos captados por los receptores especiales del oído interno del equilibrio y la audición. Los pacientes pueden referir mareos, náuseas y problemas de equilibrio, así como problemas de audición y acúfenos (tinnitus). Aunque la valoración de la función vestibular es compleja, se puede efectuar una aproximación a su problemática en el nivel clínico mediante pruebas como dirigir alternativamente el dedo a la nariz-dedo del explorador, la observación del nistagmo ocular[46], y la prueba de marcha con los ojos cerrados o prueba de Fukuda[47]. Para valorar la audición se puede frotar los dedos cerca del oído del paciente y alejarlos poco a poco, valorando la distancia en que deja de oír el sonido del roce
Nervio glosofaríngeo (IX)	El noveno nervio craneal se encarga de la sensibilidad del tercio posterior de la lengua, el oído medio, la trompa de Eustaquio y la mucosa faríngea. Es responsable del componente sensorial del reflejo nauseoso. El paciente puede referir sensación de entumecimiento de la parte posterior de la garganta
Nervio vago (X)	Es el principal nervio parasimpático y es responsable del componente motor del reflejo nauseoso. El paciente puede presentar voz nasal si el nervio vago está afectado. Su función se puede explorar valorando la capacidad de tragar. Esta valoración de la deglución se lleva a cabo, siempre que no exista alteración del reflejo nauseoso, mediante la observación de la posible disfagia del paciente mientras bebe agua
Nervio accesorio espinal (XI)	Se encarga de la inervación motora de los músculos esternocleidooccipitomastoideo y trapecio superior. Se puede valorar esta musculatura al observar las masas musculares y mediante pruebas de fuerza: el trapecio superior, ofreciendo resistencia a la elevación de hombros, y el esternocleidooccipitomastoideo, resistiendo la flexión cervical desde la posición de rotación contralateral
Nervio hipogloso (XII)	Es el responsable de la motricidad de la lengua, y en caso de lesión provoca dificultad para la pronunciación de los sonidos N, T, L, D («dile a Natalia»), y la remoción de los alimentos en la boca. A modo de prueba, se puede pedir al paciente que saque la lengua, observar las posibles desviaciones y aplicar resistencia a los movimientos linguales laterales con un depresor lingual

APLICACIÓN FUNCIONAL

A continuación, se expone un ejemplo de utilización de la evaluación neurológica para diferenciar el nivel de afectación radicular (L5 o S1) en un paciente con ciática.

Signos sensitivos positivos

Dolor que puede presentarse en forma de entumecimiento, hormigueo, sensación de debilidad y punzadas, de manera espontánea y/o evocada por el movimiento, proyectado anatómicamente en:
- L5: primer dedo del pie, parte interna del pie, parte superior del pie y el tobillo
- S1: quinto dedo del pie, parte externa del pie, parte superior del pie y parte posterior de la pierna

Signos sensitivos negativos

Pérdida de sensibilidad en parte o totalidad de las citadas áreas de proyección anatómica (hipoestesia, anestesia)

Signos motores positivos

Fasciculaciones en planta del pie (L5) o musculatura posterior de la pierna (S1)

Signos motores negativos

Pérdida de fuerza y/o atrofia muscular en
- L5: tibial anterior, extensor largo del dedo gordo y cabeza lateral del gastrocnemio
- S1: cabeza medial del gastrocnemio, sóleo y abductor del dedo gordo

Los músculos extensor corto de los dedos, fibulares y bíceps femoral admiten mayor variabilidad en la inervación, de modo que son menos útiles para determinar el grado de mayor afectación

Como pruebas de carácter más funcional en el nivel de la cadera, la fuerza se reduce en la dirección de la aducción en caso de afectación de L5 y de la extensión en caso de S1

Además la atrofia del multífido (inervación monosegmentaria) correspondiente al nivel afectado puede resultar también indicativa del grado de afectación

Reflejos miotendinosos profundos

Reducción o abolición del reflejo calcáneo (aquíleo) si hay afectación de S1

Aunque menos específico, puede evaluarse la respuesta al reflejo del isquiotibial medial, cuya reducción puede relacionarse con afectación de L5

REFERENCIAS BIBLIOGRÁFICAS

1. Hillis JM, Milligan TA. Teaching the Neurological Examination in a Rapidly Evolving Clinical Climate. *Semin Neurol*, 2018;38:428-440.

2. Johnston SC, Hauser SL. The beautiful and ethereal neurological exam: an appeal for research. *Ann Neurol*, 2011;70:A9-A10.

3. Roy RN. Neurosurgery as it was. *Neurol India*, 2018; 66:2-3.

4. Bhaskar S, Gosal JS, Garg M, Jha DK. Letter: The Neurological Examination. *Oper Neurosurg*, 2020;18: E262-E262.

5. Savic G, Bergström EMK, Frankel HL, Jamous MA, Jones PW. Inter-rater reliability of motor and sensory examinations performed according to American Spinal Injury Association standards. *Spinal Cord*, 2007;45:444-451.

6. Awadallah M, et al. Telemedicine in general neurology: interrater reliability of clinical neurological examination via audio-visual telemedicine. *Eur Neurol*, 2018;80:289-294.

7. Ellis R. Re: «Upper Limb Neural Tension and Seated Slump Tests: The False Positive Rate Among Healthy Young Adults without Cervical or Lumbar Symptoms». Daves et al. *J Man Manip Ther*, 2009;16:136-141. *J Man Manip Ther*, 2009:17:104.

8. Schmid AB, et al. Reliability of clinical tests to evaluate nerve function and mechanosensitivity of the upper limb peripheral nervous system. *BMC Musculoskelet. Disord*, 2009;10:11.

9. Coppieters MW, Stappaerts K, Janssens K, Jull G. Reliability of detecting «onset of pain» and «submaximal pain» during neural provocation testing of the upper quadrant. *Physiother Res Int*, 2002;7:146-156.

10. Shacklock MO. *Clinical Neurodynamics: A New System of Musculoskeletal Treatment.* Oxford: Butterworth-Heinemann; 2005.

11. Kuslich SD, Ulstrom CL, Michael CJ. The tissue origin of low back pain and sciatica: a report of pain response to tissue stimulation during operations on the lumbar spine using local anesthesia. *Orthop Clin North Am,* 1991;22:181.

12. Dilley A, Lynn B, Pang SJ. Pressure and stretch mechanosensitivity of peripheral nerve fibres following local inflammation of the nerve trunk. *Pain* 2005;117:462-472.

13. Greening J, Dilley A, Lynn B. In vivo study of nerve movement and mechanosensitivity of the median nerve in whiplash and non-specific arm pain patients. *Pain,* 2005;115:248-253.

14. Bove GM, Ransil BJ, Lin HC, Leem JG. Inflammation induces ectopic mechanical sensitivity in axons of nociceptors innervating deep tissues. *J Neurophysiol,* 2003;90:1949-1955.

15. Lee DH, Claussen GC, Oh S. Clinical nerve conduction and needle electromyography studies. *J Am Acad Orthop Surg,* 2004;12:276-287.

16. Fernández-de las Peñas, Cleland J, Huijbregts P. *Neck and Arm Pain Syndromes: Evidence-Informed Screening, Diagnosis and Management.* Londres: Churchill Livingstone; 2011.

17. Butler DS, Matheson J. *The Sensitive Nervous System.* Adelaida: Noigroup; 2000.

18. Mendoza-Romo MA, et al. Sensitivity and specificity of a utility scale for the detection of diabetic neuropathy. *Rev Medica Inst Mex Seguro Soc,* 2013;51:34-41.

19. Lundborg G, Rosén B. The two-point discrimination test-time for a re-appraisal? *J Hand Surg Br,* 2004;29:418-422.

20. Moseley GL. I can't find it! Distorted body image and tactile dysfunction in patients with chronic back pain. *Pain,* 2008;140:239-243.

21. Moseley GL, Zalucki NM, Wiech K. Tactile discrimination, but not tactile stimulation alone, reduces chronic limb pain. *Pain,* 2008;137:600-608.

22. Moseley GL, Wiech K. The effect of tactile discrimination training is enhanced when patients watch the reflected image of their unaffected limb during training. *Pain,* 2009;144:314-319.

23. Campana G, Rimondini R. Mechanical Nociception in Mice and Rats: Measurement with Automated von Frey Equipment. En: Spampinato SM (ed). *Opioid Receptors: Methods and Protocols.* Nueva York: Springer; 2021:195-198.

24. Keizer D, van Wijhe M, Post WJ, Wierda JMKH. Quantifying allodynia in patients suffering from unilateral neuropathic pain using von frey monofilaments. *Clin J Pain,* 2007;23:85-90.

25. Helme RD, Finnerup NB, Jensen TS. Hyperpathia: «to be or not to be: that is the question». *Pain,* 2018;159:1005-1009.

26. Avellanal M, Riquelme I, Díaz-Regañón G. Test sensitivos cuantitativos («Quantitative Sensory Testing») en el diagnóstico y tratamiento del dolor. Breve revisión y propuesta de protocolización de empleo. *Rev Esp Anestesiol Reanim,* 2020;67:187-194.

27. Sander HW. Sensory Testing, Quantitative. En: Aminoff M J, Daroff RB (eds.). *Encyclopedia of the Neurological Sciences.* 2a ed. Londres: Academic Press; 2014:142.

28. Thivolet C, elFarkh J, Petiot A, Simonet C, Tourniaire J. Measuring vibration sensations with graduated tuning fork. Simple and reliable means to detect diabetic patients at risk of neuropathic foot ulceration. *Diabetes Care,* 1990;13:1077-1080.

29. Gandhi MS, Sesek R, Tuckett R, Bamberg S JM. Progress in Vibrotactile Threshold Evaluation Techniques: A Review. *J Hand Ther,* 2011;24:240-256.

30. Weimer LH. Autonomic testing: common techniques and clinical applications. *Neurologist,* 2010;16:215-222.

31. Low PA, Caskey PE, Tuck RR, Fealey RD, Dyck PJ. Quantitative sudomotor axon reflex test in normal and neuropathic subjects. *Ann Neurol,* 1983;14:573-580.

32. Namer B, Pfeffer S, Handwerker HO, Schmelz M, Bickel A. Axon reflex flare and quantitative sudomotor axon reflex contribute in the diagnosis of small fiber neuropathy. *Muscle Nerve,* 2013;47:357-363.

33. Kerr RS, Cadoux-Hudson TA, Adams CB. The value of accurate clinical assessment in the surgical management of the lumbar disc protrusion. *J Neurol Neurosurg Psychiatry,* 1988;51:169-173.

34. Van der Ploeg R, Oosterhuis H, Reuvekamp J. Measuring muscle strength. *J Neurol,* 1984;231:200-203.

35. O'Keeffe ST, et al. A comparison of two techniques for ankle jerk assessment in elderly subjects. *Lancet,* 1994;344:1619-1620.

36. Felsenthal G, Reischer MA. Asymmetric hamstring reflexes indicative of L5 radicular lesions. *Arch Phys Med Rehabil,* 1982;63:377-378.

37. Nemani VM, Kim HJ, Piyaskulkaew C, Nguyen JT, Riew KD. Correlation of cord signal change with physical examination findings in patients with cervical myelopathy. *Spine (Phila Pa 1976),* 2015;40:6-10.

38. Voerman G E, Gregorič M, Hermens HJ. Neurophysiological methods for the assessment of spasticity: the Hoffmann reflex, the tendon reflex, and the stretch reflex. *Disabil Rehabil,* 2005;27:33-68.

39. Lance J. The Babinski sign. J *Neurol Neurosurg Psychiatry,* 2002;73:360-362.

40. Shimizu T, Shimada H, Shirakura K. Scapulohumeral reflex (Shimizu). Its clinical significance and testing maneuver. *Spine (Phila Pa 1976),* 1993;18:2182-2190.

41. Truini A, et al. Mechanisms of pain in multiple sclerosis: a combined clinical and neurophysiological study. *Pain,* 2012;153:2048-2054.

42. Khare S, Seth D. Lhermitte's Sign: The Current Status. *Ann Indian Acad Neurol,* 2015;18:154-156.

43. Han AY, Mukdad L, Long JL, López IA. Anosmia in COVID-19: Mechanisms and Significance. *Chem Senses,* 2020;45:423-428.

44. Peters HB. Vision Screening with a Snellen Chart. *Optom Vis Sci,* 1961;38:487-505.

45. Yekta SS, Smeets R, Stein JM, Ellrich J. Assessment of Trigeminal Nerve Functions by Quantitative Sensory Testing in Patients and Healthy Volunteers. *J. Oral Maxillofac Surg,* 2010;68:2437-2451.

46. Renga V. Clinical Evaluation of Patients with Vestibular Dysfunction. *Neurology Research International,* 2019;2019:3931548.

47. Fukuda T. The Stepping Test: Two Phases of the Labyrinthine Reflex. *Acta Otolaryngol,* 1959;50:95-108.

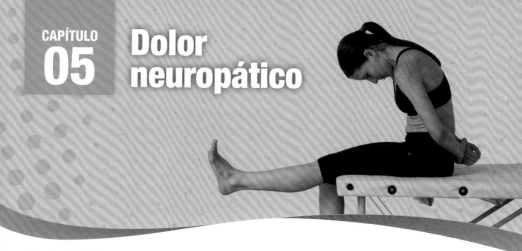

CAPÍTULO 05

Dolor neuropático

CONTENIDO

Introducción

Después de no pocas revisiones, la Asociación Internacional para el Estudio del Dolor define el dolor neuropático como el dolor originado como consecuencia directa de una lesión o enfermedad que afecta al sistema somatosensorial, en los niveles periférico y central[1-4]. El dolor neuropático se relaciona con niveles importantes de dolor, discapacidad, baja calidad de vida y escasa respuesta al tratamiento, por lo que es una situación clínica de orientación terapéutica compleja[5,6]. Afecta a millones de personas en todo el mundo, con una prevalencia en la población general europea estimada entre el 6,9 % y el 10 %[7]. A pesar de que en los últimos años se ha avanzado tanto en su diagnóstico como en su tratamiento analgésico, en menos del 50 % de los casos se consigue un alivio satisfactorio[8]. Su conocimiento y reconocimiento por parte del clínico resulta fundamental para el abordaje diagnóstico y terapéutico del paciente con dolor neuropático.

Definiciones relacionadas con el dolor neuropático

Dolor: según la Asociación Internacional para el Estudio del Dolor (International Association for the Study of Pain, IASP), el dolor se define como: «una experiencia sensorial y emocional desagradable asociada a daño tisular real o potencial, o descrita en términos de dicho daño»[9].

Dolor neuropático: según la IASP, es el dolor originado como consecuencia directa de una lesión o enfermedad que afecta al sistema somatosensorial, en el nivel ya sea periférico o central[1-4]. El dolor neuropático no se relaciona con la activación de nociceptores, sino que aparece como consecuencia directa de una alteración del propio sistema nervioso y su presencia carece de efecto protector o beneficioso alguno[3].

Dolor referido somático: es un dolor nociceptivo mal proyectado. Según la teoría de convergencia, su explicación es que el dolor referido es un error en la proyección cerebral del dolor nociceptivo[10]. Las vías nerviosas aferentes convergen en el sistema nervioso central (SNC) lo que permite, ante un estímulo nocivo intenso, la confusión en la interpretación cerebral del origen del estímulo y su consecuente proyección somática fallida.

Dolor irradiado: cuando la lesión del nervio periférico y sus raíces nerviosas es el origen del dolor en el miembro superior o inferior, se ha utilizado el término dolor irradiado para discernir respecto al mecanismo fisiopatológico del dolor referido. El dolor irradiado se transmite a lo largo de un nervio, extendiéndose a partir del sitio de origen[11].

Plausibilidad biológica del dolor neuropático

Mecanismos periféricos: dolor neuropático referido somático

Fenómenos compresivos e inflamatorios de tejidos circundantes y del tejido conectivo del propio nervio pueden desencadenar nocicepción y dolor referido.

Dentro del dolor neuropático, los neurólogos Asbury y Fields diferenciaron el dolor troncular del dolor disestésico[12]. El troncular corresponde al dolor nociceptivo, construido a partir de la información de nocividad proveniente de las coberturas conectivas del sistema nervioso. También se le puede denominar dolor neuropático nociceptivo somático.

Las fibras C amielínicas del *nervi nervorum*, con función mecanorreceptora y nociceptora, son las encargadas de prestar atención, captar y conducir estos estímulos nocivos procedentes del tejido conectivo que recubre y protege el material neuronal del nervio periférico[13]. Son, por tanto, responsables de esta forma de mecanosensibilidad neural que puede llegar a ser clínica sin necesidad de axonopatía. El carácter del dolor troncular es muy similar al relacionado con otras estructuras somáticas inervadas; es un síntoma que el paciente reconoce como familiar, con la salvedad de la proyección en el recorrido del nervio, y que, siguiendo un comportamiento mecánico, no siempre aminora con el reposo.

Más mecanismos nociceptivos pueden coexistir con el dolor troncular. Las diferentes estructuras adyacentes al sistema nervioso en ocasiones comparten mecanismos patológicos, como puede ocurrir cuando más de una estructura presenta fenómenos inflamatorios y, por tanto, potencial para generar estimulación nociceptiva. Un ejemplo frecuente de esta situación es la lumbociatalgia, o dolor del miembro inferior asociado a dolor lumbar, en la que concurren diferentes aferencias nociceptivas desde diversos tejidos, generalmente de difícil diferenciación. Por distintas causas neoplásicas, traumáticas, infecciosas, ginecológicas, etc.; músculos, articulaciones y otros tejidos pueden despertar alarmas[14], a la vez que lo hace el tejido conectivo del nervio ciático.

› Fenómenos inflamatorios en el nivel periférico

Pese a que clásicamente se ha considerado que la influencia de la discopatía sobre la radiculopatía se basa en fenómenos mecánicos compresivos, actualmente se aceptan los mecanismos inflamatorios (relacionados con mediadores químicos inflamatorios) como principales responsables de la clínica de la radiculopatía[15].

La rotura del anillo del disco y la posterior migración y dispersión del núcleo pulposo, acompañado de la acción de citocinas proinflamatorias, ejercen un efecto inflamatorio importante en los tejidos nerviosos circundantes, en concreto en las raíces nerviosas. La interleucina 6 (IL-6) destaca como la citocina responsable de los signos y síntomas radiculopáticos principalmente, entre estos, el dolor radicular[16]. El factor de necrosis tumoral α y el óxido nítrico (NO) también son sustancias químicas responsables de exacerbar el dolor neuropático[17]. Además, las citocinas disminuyen el umbral de estimulación e inducen la actividad ectópica de neuronas mecanosensitivas y nociceptivas[18,19].

Estudios recientes también han asociado al dolor neuropático una población de nuevos macrófagos residentes relacionados con neuronas sensoriales, que parecen desempeñar un papel esencial en procesos fisiológicos y fisiopatológicos como la infección, la autoinmunidad, la degeneración, la regeneración nerviosa, o ambas, y el dolor neuropático crónico. Después de diferentes tipos de lesión del nervio periférico, existe un aumento del número y de la activación de estos macrófagos en el nervio ciático y en los ganglios sensoriales[20].

Esta inflamación condiciona, además, un incremento en la densidad y la conductancia de los canales iónicos en raíces nerviosas y ganglio de la raíz dorsal, con su consiguiente efecto sobre la generación de descargas ectópicas (AIGS, *abnormal impulse generating sites* o zonas generadoras de impulsos anómalos). Estas zonas hiperexcitables en áreas concretas del nervio lesionado se relacionan con procesos de desmielinización segmentaria y condicionan un aumento de la mecanosensibilidad neural[21]; es, en este caso, una mecanosensibilidad neural que sí se relaciona con axonopatía, característica del dolor neuropático disestésico descrito por Asbury y Fields[12].

> ### Fenómenos mecánicos compresivos

En condiciones normales, se ha reconocido a la parestesia, más que al dolor, como la respuesta más frecuente a la compresión del nervio sano[22]. Sin embargo, en varias situaciones la compresión del nervio periférico y las raíces nerviosas puede participar en los mecanismos del dolor. Así ocurre cuando la compresión se asocia a procesos inflamatorios en situaciones de agresión aguda del tejido neural[23], y también cuando la compresión se mantiene en el tiempo, como ocurre en los pacientes con estenosis espinal[24,25]. El efecto de la sumación de estímulos mecánicos a lo largo del recorrido del nervio, como sucede cuando el nervio está dispuesto en una posición de gran tensión, puede hacer que genere dolor una compresión que, en otras condiciones mecánicamente más apacibles, sería irrelevante. De hecho, hoy en día se acepta que incluso la compresión suave del nervio es suficiente para inducir la inflamación intraneural que se asocia al dolor neuropático[26].

Además del efecto mecánico directo de deformación de las fibras nerviosas, la compresión puede tener efectos sobre la circulación del plasma intracelular de las neuronas y de los vasos intraneurales que le aportan sangre[27]. Estos efectos pueden determinar un proceso de isquemia, deteriorando las vainas de mielina y la permeabilidad sanguínea de las células nerviosas[28-30].

Mecanismos centrales

> ### Fenómenos en el nivel central

Dentro de los mecanismos responsables del procesamiento del dolor asociado a una mayor sensibilización central destacan:

- La sensibilización de las neuronas nociceptivas específicas en el asta dorsal (neuroinflamación), especialmente las neuronas de amplio rango dinámico (WDR, *wide dynamic range*)[31-33].
- Las modificaciones en las conexiones neuronales por renovación, cambios fenotípicos, e incluso, muerte de determinadas fibras nerviosas[34].
- La activación glial en la médula espinal[31,34,35].
- La activación glial en el tronco del encéfalo y el tálamo[36,37].

- Los cambios representativos en áreas cerebrales corticales y subcorticales[34].

Consideraciones diagnósticas

Las guías de práctica clínica sobre el dolor neuropático proponen un algoritmo de toma de decisiones que empieza con la evaluación y su diagnóstico[3,11]. Partiendo del posible dolor neuropático como hipótesis de trabajo, plantean si la distribución del dolor es posible desde el punto de vista neuroanatómico y si la historia sugiere una lesión o enfermedad relevante. Las pruebas de confirmación son, por un lado, la presencia de signos sensoriales negativos o positivos, y por otro, el resultado de una prueba diagnóstica (como una resonancia magnética o un electromiograma) que confirma una lesión o enfermedad que afecta al sistema nervioso. Con esta información, concluye la corroboración del dolor neuropático (definitivo, si cumple las dos pruebas de confirmación; probable, si solo cumple una de estas), o la no ratificación (si incumple las dos pruebas de confirmación; fig. 5-1).

También, se han recomendado *Douleur Neuropathique 4* (DN4), *ID Pain*, *Leeds Assessment of Neuropathic Symptoms and Signs* (LANSS), *Pain* DETECT y *Neuropathic Pain Questionnaire* como cuestionarios de detección del dolor neuropático. El DN4 y el *Neuropathic Pain Questionnaire* parecen ser los más adecuados para el uso clínico. No obstante, estos cuestionarios no pueden sustituir una evaluación clínica completa[38].

Desde el punto de vista más puramente clínico, la labor diagnóstica del dolor neuropático es compleja y requiere una atención meticulosa a la presentación de los signos y síntomas del paciente. Es muy frecuente la extraterritorialidad en la presentación del dolor neuropático, relacionado con sus mecanismos periféricos y centrales[39-41], e incluso es posible que los cambios motores relacionados

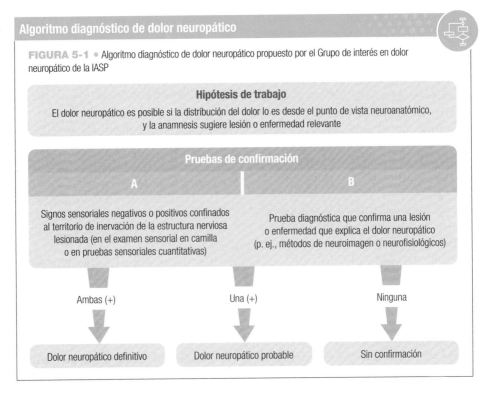

Algoritmo diagnóstico de dolor neuropático

FIGURA 5-1 • Algoritmo diagnóstico de dolor neuropático propuesto por el Grupo de interés en dolor neuropático de la IASP

Hipótesis de trabajo

El dolor neuropático es posible si la distribución del dolor lo es desde el punto de vista neuroanatómico, y la anamnesis sugiere lesión o enfermedad relevante

Pruebas de confirmación

A	B
Signos sensoriales negativos o positivos confinados al territorio de inervación de la estructura nerviosa lesionada (en el examen sensorial en camilla o en pruebas sensoriales cuantitativas)	Prueba diagnóstica que confirma una lesión o enfermedad que explica el dolor neuropático (p. ej., métodos de neuroimagen o neurofisiológicos)

Ambas (+)	Una (+)	Ninguna
Dolor neuropático definitivo	Dolor neuropático probable	Sin confirmación

se produzcan fuera de la distribución del nervio afectado[42]. Además, los pacientes con neuropatías por atrapamiento pueden presentar un déficit en el reconocimiento izquierda/derecha de la parte del cuerpo afectada[43].

De todo lo expuesto, subyacen dos ideas principales que hay que tener en cuenta para el diagnóstico del dolor neuropático. Por un lado, que el razonamiento clínico debe basarse más en el reconocimiento de los mecanismos que en la búsqueda de la fuente anatómica. Y, por otro, la dudosa utilidad de los mapas para determinar el origen del dolor neuropático. Si bien son más útiles para establecer topográficamente los signos neurológicos negativos (indicadores de una depresión en la actividad del nervio con déficit de conducción asociada, como una hipoestesia cutánea) y correlacionarlos con el nervio o raíz afectado, no sucede así con los signos neurológicos positivos (indicadores de una hiperexcitabilidad nerviosa, como el dolor neuropático).

Tratamiento del dolor neuropático

La concomitancia de mecanismos de dolor sugiere priorizar, en esta situación clínica, la dirección del tratamiento hacia los mecanismos más que hacia la fuente. Difícilmente se puede considerar con fiabilidad el dolor como indicativo certero de la naturaleza anatómica de este ni de la salud del tejido e, incluso, aún

TABLA 5-1 • Modalidades de tratamiento fisioterapéutico propuestas para el dolor neuropático

Modalidades de tratamiento
Movilización neurodinámica
Movilización articular
Asesoramiento ergonómico y postural
Ejercicio aeróbico
Educación en neurofisiología del dolor
Imaginería motora graduada (graded motor imagery)

menos cuando, sintiendo dolor en un área alejada de la supuesta fuente, el sistema nervioso demuestra su incompetencia a la hora de señalar el origen del problema.

Una vez expuestas todas estas consideraciones, en la Tabla 5-1 se presentan algunos resultados de estudios científicos relacionados con diferentes modalidades de tratamiento fisioterapéutico propuestas para el dolor neuropático, seguidos de algunas consideraciones relacionadas con el tratamiento quirúrgico y farmacológico.

Tratamiento fisioterapéutico

> Movilización neurodinámica

La movilización pasiva del sistema nervioso ha demostrado tener efectos sobre el dolor y el edema intraneural:

- Provoca hipoalgesia inmediata (aunque no mantenida) mediada por las fibras C[44].
- Es capaz de reducir la nocicepción al inducir una normalización de la respuesta de las células gliales satélite en los ganglios de las raíces dorsales y la respuesta de los astrocitos en la médula espinal[45].
- Modula la expresión de opioides endógenos en la sustancia gris periacueductal, mejora la movilidad y la fuerza muscular[46].
- Mejora más el dolor que el estiramiento estático al reducir el edema y las adherencias intraneurales[47].
- Induce la dispersión del líquido intraneural[48].
- Reduce el edema intraneural[49].

> Movilización articular

- Facilitación del sistema inhibidor del dolor descendente[50,51].
- En el nivel periférico, la movilización articular puede dispersar y, por tanto, diluir la concentración de los mediadores químicos responsables de las descargas ectópicas[52].
- La técnica de traslación cervical lateral (cervical lateral glide) es eficaz para

reducir el dolor y la mecanosensibilidad neural en pacientes con dolor radicular cervical[53] y epicondilalgia lateral[54].

› *Asesoramiento ergonómico y postural*

- El asesoramiento ergonómico y postural es útil en el tratamiento de pacientes con radiculopatía cervical y síndrome del túnel del carpo[34].
- El uso de collar y de fisioterapia muestran resultados prometedores a corto plazo en pacientes con radiculopatía cervical[55].
- El uso de una férula de inmovilización durante la noche puede ser suficiente para disminuir el dolor en pacientes con clínica de dolor solo nocturno asociado al síndrome del túnel del carpo[56].

› *Ejercicio*

- El ejercicio aeróbico en la piscina y la marcha/carrera en tapiz rodante disminuye la hiperproducción de citocinas proinflamatorias (factor de necrosis tumoral [TNF] e interleucina 1b [IL-1b][57]), y reduce la alodinia mecánica y fría, y la hiperalgesia térmica después de la constricción parcial experimental del nervio ciático[58,59]. Se requieren más estudios, pero el ejercicio progresivo puede llegar a ser una terapia segura y rentable en diversos estados de dolor neuropático[59,60].
- Programas específicos de ejercicio han demostrado ser valiosos en diferentes formas de dolor neuropático, como el dolor radicular cervical[61].
- Según los resultados de una reciente revisión[62], existe evidencia de que el entrenamiento con ejercicios reduce el peor dolor durante el último mes[63], el dolor durante las últimas 24 h[64], las puntuaciones de neuropatía o dolor[63,65-67], la presencia de dolor [68], el dolor musculoesquelético[69] y la interferencia del dolor[70]. Asimismo, el ejercicio ayuda a mejorar la calidad de vida en pacientes con dolor neuropático[71].

› *Educación en neurofisiología del dolor*

- La educación en neurofisiología del dolor mejora la cognición, el umbral del dolor, el catastrofismo, la hipervigilancia y las creencias erróneas sobre el dolor, lo que mejora el malestar, la actividad y el afrontamiento de los pacientes con dolor crónico[72-75].
- Se ha propuesto el tratamiento psicológico, en concreto, la terapia cognitivo-conductual como técnica de utilidad para pacientes con dolor neuropático[76-78].

› *Imaginería motora graduada (graded motor imagery)*

- La secuencia específica de entrenamiento de la discriminación izquierda/derecha, los ejercicios con representaciones motoras y la terapia mediante el uso de espejo[79-81] han demostrado ser eficaces para los pacientes con dolor de miembro fantasma y el síndrome de dolor regional complejo[82].

Tratamiento quirúrgico y farmacológico

Desde un enfoque de tratamiento quirúrgico se ha intentado solventar el dolor neuropático mediante la reparación de las lesiones traumáticas de los nervios periféricos. Pese a la diversidad de técnicas empleadas, actualmente la cirugía acepta su incapacidad para asegurar la recuperación sensoriomotora completa después de lesiones graves de los nervios periféricos[83].

La farmacología ha aportado la mayoría de las opciones terapéuticas del dolor neuropático, aunque con grandes salvedades. Mientras que el tratamiento farmacológico del dolor inflamatorio sí aporta beneficios notables, la mala respuesta de los pacientes con dolor neuropático a los fármacos opiáceos resulta un factor limitador importante[84].

El Grupo de interés en dolor neuropático (*Neuropathic Pain Special Interest Group*

– *NeuPSIG*) de la IASP[11] junto con el Grupo de Trabajo de la Federación Europea de Sociedades Neurológicas (European Federation of Neurological Societies-EFNS)[3], actualizó recientemente las guías de práctica clínica alrededor del dolor neuropático. Su propuesta de algoritmo de toma de decisiones comienza con la evaluación y el diagnóstico del dolor neuropático, a partir del cual se establece su causa y el tratamiento, así como la comorbilidad. El tratamiento se determina sobre la enfermedad o lesión causante mediante el uso de medicación de primera línea, valorando también las opciones terapéuticas no farmacológicas. La evolución clínica del paciente determinará las modificaciones en la medicación. El alivio importante o parcial del dolor puede requerir una revisión de la dosificación, mientras que un alivio insuficiente o nulo sugiere el cambio de la medicación de primera línea o, incluso, una medicación más potente.

Los medicamentos de primera línea utilizados pueden ser de aplicación local o sistémica. En el primer caso se encuentran los **parches de lidocaína**, que se aplican con fines analgésicos locales. Los parches de capsaicina en concentración alta (8 %) han demostrado proporcionar buenos resultados en pacientes con neuropatía postherpética[85]. La inyección intradérmica de **toxina botulínica** parece ser también beneficiosa[86,87].

Entre los fármacos de efecto sistémico se pueden citar, por un lado, los **antidepresivos**, tanto los tricíclicos (nortriptilina, desipramina y amitriptilina) como los inhibidores de la recaptación de serotonina y noradrenalina (duloxetina), y por otro lado, los **anticonvulsivantes** (gabapentina y pregabalina).

Cuando su acción es insuficiente, se pueden utilizar analgésicos opioides potentes (morfina, oxicodona, metadona, fentanilo) o débiles (tramadol) especialmente en casos de dolor neuropático agudo, relacionado con cáncer o si existen exacerbaciones periódicas de dolor intenso. En aquellos pacientes que muestran una respuesta escasa a los medicamentos de primera línea y a los analgésicos opioides, la guía de práctica clínica propone el uso del antidepresivo tricíclico bupropión, inhibidores selectivos de la recaptación de serotonina más potentes (citalopram y paroxetina) y anticonvulsivantes más potentes (carbamazepina, lamotrigina, oxcarbazepina, topiramato y ácido valproico).

Es interesante conocer el **mecanismo patobiológico** sobre el que se centra la acción de los fármacos dirigidos al tratamiento del dolor neuropático. Los antidepresivos tricíclicos, los medicamentos anticonvulsivantes (bloqueadores de los canales de sodio y calcio) y la lidocaína tópica centran la acción sobre el mecanismo de formación de nuevos canales y receptores, así como el de generación de impulsos ectópicos característicos de la sensibilización periférica y central del dolor neuropático. Los fármacos antidepresivos inhibidores de la recaptación de serotonina y noradrenalina, así como los medicamentos opioides, tienen su efecto sobre el mecanismo de reducción de la actividad de las vías descendentes endógenas inhibidoras del dolor[3,4,11,88,89].

APLICACIÓN FUNCIONAL

A continuación, se muestran expresiones habituales de pacientes sugestivas de dolor neuropático como principal mecanismo de dolor:

Siento dolor diferente a otros que he sufrido en otras ocasiones. No es un dolor como el de un golpe o una sobrecarga. Es más extraño, cambia mucho de forma, intensidad y localización. Y no siempre se relaciona con la misma actividad u hora del día. Es muy desesperante

El dolor es de tipo eléctrico, como si un cable que pasa por dentro del brazo diese descargas, como punzadas que viajan hasta la mano. A veces aparece cuando muevo el brazo, aunque a veces no, y en ocasiones después me deja el brazo entumecido

Cuando empieza a molestar, da igual la medicación que tome, nada me ayuda

La sensación es como si tuviese un perro mordiéndome en la nalga, un dolor profundo, desagradable. Cuando estoy sentado un rato, el mordisco va a más y necesito levantarme para que, poco a poco, disminuya

Pasada media hora después de acostarme para dormir, la mano está como acartonada, luego noto escozor y hormigueos y, por último, lo que siento ya es dolor, un dolor que empieza en los dedos y que llega hasta la muñeca. Me obliga a levantarme y pasear por la habitación sacudiendo la mano

Cuando siento más preocupación o nervios, el dolor aumenta. Se hace más intenso y extenso. En esos momentos, salir a pasear, o incluso correr un rato, es lo que más me ayuda

La molestia es parecida a la que tuve cuando sufrí una infección en una muela. Parece como si la ingle estuviera conectada a un amplificador y que de vez en cuando el volumen aumentara de repente. Cuando aparece, ni me atrevo a mover la cadera

REFERENCIAS BIBLIOGRÁFICAS

1. Oaklander A L, et al. Response to «A new definition of neuropathic pain». *Pain*, 2012;153:6.

2. Treede RD, et al. Neuropathic pain: redefinition and a grading system for clinical and research purposes. *Neurology*, 2008;70:1630-1635.

3. Haanpaa M, et al. NeuPSIG guidelines on neuropathic pain assessment. *Pain*, 2011;152:14-27. .

4. Jensen TS, et al. A new definition of neuropathic pain. *Pain*, 2011;152:2204-2205.

5. Smith BH, Torrance N, Bennett MI, Lee AJ. Health and quality of life associated with chronic pain of predominantly neuropathic origin in the community. *Clin J Pain*, 2007;23:143-149.

6. Dworkin RH, Jensen MP, Gammaitoni AR, Olaleye DO, Galer BS. Symptom profiles differ in patients with neuro-

pathic versus non-neuropathic pain. *J Pain*, 2007;8:118-126.

7. van Hecke O, Austin SK, Khan RA, Smith BH, Torrance N. Neuropathic pain in the general population: a systematic review of epidemiological studies. *Pain*, 2014;155:654-662.

8. Busquets Julià C, Faulí Prats A. Novedades en el tratamiento del dolor neuropático. *Semin Fund Esp Reumatol*, 2012;13:103-109.

9. Scholz J, et al. The IASP classification of chronic pain for ICD-11: chronic neuropathic pain. *Pain*, 2019;160:53-59.

10. Randy Jinkins J. The anatomic and physiologic basis of local, referred and radiating lumbosacral pain syndromes related to disease of the spine. *J Neuroradiol*, 2004;31:163-180.

11. Dworkin RH, et al. Recommendations for the pharma-

cological management of neuropathic pain: an overview and literature update. *Mayo Clin Proc*, 2010:85:3.

12. Asbury AK, Fields HL. Pain due to peripheral nerve damage: an hypothesis. *Neurology*, 1984;34:1587-1590.

13. Bove GM, Light AR. Unmyelinated nociceptors of rat paraspinal tissues. *J Neurophysiol*, 1995;73:1752-1762.

14. Ailianou A, et al. Review of the principal extra spinal pathologies causing sciatica and new MRI approaches. *Br J Radiol*, 2012;85:672-681.

15. Videman T, Nurminen M. The occurrence of anular tears and their relation to lifetime back pain history: a cadaveric study using barium sulfate discography. *Spine*, 2004;29:2668-2676.

16. Takada T, Nishida K, Doita M, Miyamoto H, Kurosaka M. Interleukin-6 production is upregulated by interaction between disc tissue and macrophages. *Spine*, 2004;29:92; discussion: 1093.

17. Olmarker K, Rydevik B. Selective inhibition of tumor necrosis factor-alpha prevents nucleus pulposus-induced thrombus formation, intraneural edema, and reduction of nerve conduction velocity: possible implications for future pharmacologic treatment strategies of sciatica. *Spine*, 2001;26:863-869.

18. Sorkin LS, Xiao WH, Wagner R, Myers RR. Tumour necrosis factor-alpha induces ectopic activity in nociceptive primary afferent fibres. *Neuroscience*, 1997;81:255-262.

19. Grossmann L, Gorodetskaya N, Baron R, Jänig W. Enhancement of ectopic discharge in regenerating A- and C-fibers by inflammatory mediators. *J Neurophysiol*, 2009;101:2762-2774.

20. Silva CEA, Guimarães RM, Cunha TM. Sensory neuron-associated macrophages as novel modulators of neuropathic pain. *Pain Rep*, 2021;6:e873.

21. Devor M. Sodium channels and mechanisms of neuropathic pain. *J Pain Off J Am Pain Soc*, 2006;7:S12.

22. Wiesel SW, Tsourmas N, Feffer HL, Citrin CM, Patronas N. A study of computer-assisted tomography. I. The incidence of positive CAT scans in an asymptomatic group of patients. *Spine (Phila Pa 1976)*, 1984;9:549-551.

23. Kobayashi S, et al. Effect of mechanical compression on the lumbar nerve root: localization and changes of intraradicular inflammatory cytokines, nitric oxide, and cyclooxygenase. *Spine*, 2005;30:1699-1705.

24. Joaquim AF, Sansur CA, Hamilton DK, Shaffrey CI. Degenerative lumbar stenosis: update. *Arq Neuropsiquiatr*, 2009;67:553-558.

25. Wang T, et al. Chronic Compression of the Dorsal Root Ganglion Enhances Mechanically Evoked Pain Behavior and the Activity of Cutaneous Nociceptors in Mice. *PLoS One*, 2015;10:e0137512.

26. Schmid AB, Coppieters MW, Ruitenberg MJ, McLachlan EM. Local and remote immune-mediated inflammation after mild peripheral nerve compression in rats. *J Neuropathol Exp Neurol*, 2013;72:662-680.

27. Rydevik BL, et al. Effects of acute, graded compression on spinal nerve root function and structure. An experimental study of the pig cauda equina. *Spine (Phila Pa 1976)*, 1991;16:487-493.

28. Igarashi T, Yabuki S, Kikuchi S, Myers RR. Effect of acute nerve root compression on endoneurial fluid pressure and blood flow in rat dorsal root ganglia. *J Orthop Res*, 2005;23:(2):420-424.

29. Topp KS, Boyd BS. Structure and biomechanics of peripheral nerves: nerve responses to physical stresses and implications for physical therapist practice. *Phys Ther*, 2006;86:92-109.

30. Topp KS, Boyd BS. Peripheral nerve: from the micros-

copic functional unit of the axon to the biomechanically loaded macroscopic structure. *J Hand Ther*, 2012;25:51.

31. Hu P, Bembrick AL, Keay KA, McLachlan E M. Immune cell involvement in dorsal root ganglia and spinal cord after chronic constriction or transection of the rat sciatic nerve. *Brain Behav Immun*, 2007;21:599-616.

32. Ma QP, Woolf CJ. Progressive tactile hypersensitivity: an inflammation-induced incremental increase in the excitability of the spinal cord. *Pain*, 1996;67:97-106.

33. Woolf CJ, Shortland P, Sivilotti LG. Sensitization of high mechanothreshold superficial dorsal horn and flexor motor neurones following chemosensitive primary afferent activation. *Pain*, 1994;58:141-155.

34. Schmid AB, Nee RJ, Coppieters MW. Reappraising entrapment neuropathies - Mechanisms, diagnosis and management. *Man Ther*, 2013;18(6):449-457.

35. Schäfers M, et al. Selective stimulation of either tumor necrosis factor receptor differentially induces pain behavior in vivo and ectopic activity in sensory neurons in vitro. *Neuroscience*, 2008;157:414-423.

36. Mor D, et al. Anatomically specific patterns of glial activation in the periaqueductal gray of the sub-population of rats showing pain and disability following chronic constriction injury of the sciatic nerve. *Neuroscience*, 2010;166:1167-1184.

37. LeBlanc BW, Zerah ML, Kadasi LM, Chai N, Saab CY. Minocycline injection in the ventral posterolateral thalamus reverses microglial reactivity and thermal hyperalgesia secondary to sciatic neuropathy. *Neurosci Lett*, 2011;498:138-142.

38. Mathieson S, Maher CG, Terwee CB, Folly de Campos T, Lin CWC. Neuropathic pain screening questionnaires have limited measurement properties. A systematic review. *J Clin Epidemiol*, 2015;68:957-966.

39. Nora DB, Becker J, Ehlers JA, Gomes I. Clinical features of 1039 patients with neurophysiological diagnosis of carpal tunnel syndrome. *Clin Neurol Neurosurg*, 2004;107:64-69.

40. Caliandro P, et al. Distribution of paresthesias in Carpal Tunnel Syndrome reflects the degree of nerve damage at wrist. *Clin Neurophysiol*, 2006;117:228-231.

41. Murphy DR, Hurwitz EL, Gerrard JK, Clary R. Pain patterns and descriptions in patients with radicular pain: does the pain necessarily follow a specific dermatome? *Chiropr Osteopat*, 2009;17:9.

42. Fernández de las Peñas C, Pérez de Heredia Torres M, Martínez-Piédrola R, Cleland JA. Bilateral deficits in fine motor control and pinch grip force in patients with unilateral carpal tunnel syndrome. *Exp Brain Res*, 2009;194:29-37.

43. Schmid AB, Coppieters MW. Left/right judgment of body parts is selectively impaired in patients with unilateral carpal tunnel syndrome. *Clin J Pain*, 2012;28:615-622.

44. Beneciuk JM, Bishop MD, George SZ. Effects of upper extremity neural mobilization on thermal pain sensitivity: a sham-controlled study in asymptomatic participants. *J Orthop Sports Phys Ther*, 2009;39:428-438.

45. Santos FM, et al. Neural mobilization reverses behavioral and cellular changes that characterize neuropathic pain in rats. *Mol Pain*, 2012;8:57.

46. Santos FM, et al. The neural mobilization technique modulates the expression of endogenous opioids in the periaqueductal gray and improves muscle strength and mobility in rats with neuropathic pain. *Behav Brain Funct*, 2014;10:19.

47. Bertolini GR, Silva TS, Trindade DL, Ciena AP, Carvalho AR. Neural mobilization and static stretching in an experimental sciatica model: an experimental study. *Braz J Phys Ther*, 2009;13:493-498.

48. Brown CL, et al. The effects of neurodynamic mobilization on fluid dispersion within the tibial nerve at the ankle: an unembalmed cadaveric study. *J Man Manip Ther*, 2011;19:26-34.

49. Schmid AB, Elliott JM, Strudwick MW, Little M, Coppieters MW. Effect of splinting and exercise on intraneural edema of the median nerve in carpal tunnel syndrome-an MRI study to reveal therapeutic mechanisms. *J Orthop Res*, 2012;30:1343-1350.

50. Vicenzino B, Paungmali A, Teys P. Mulligan's mobilization-with-movement, positional faults and pain relief: current concepts from a critical review of literature. *Man Ther*, 2007;12:98-108.

51. Bialosky JE, et al. A randomized sham-controlled trial of a neurodynamic technique in the treatment of carpal tunnel syndrome. *J Orthop Sports Phys Ther*, 2009;39:709-723.

52. Song XJ, Gan Q, Cao JL, Wang ZB, Rupert RL. Spinal manipulation reduces pain and hyperalgesia after lumbar intervertebral foramen inflammation in the rat. *J Manip Physiol Ther*, 2006;29:5-13.

53. Coppieters MW, Stappaerts KH, Wouters LL, Janssens K. The immediate effects of a cervical lateral glide treatment technique in patients with neurogenic cervicobrachial pain. *J Orthop Sports Phys Ther*, 2003;33:369-378.

54. Vicenzino B, Collins D, Wright A. The initial effects of a cervical spine manipulative physiotherapy treatment on the pain and dysfunction of lateral epicondylalgia. *Pain*, 1996;68:69-74.

55. Thoomes EJ, Scholten-Peeters W, Koes B, Falla D, Verhagen AP. The effectiveness of conservative treatment for patients with cervical radiculopathy: a systematic review. *Clin J Pain*, 2013;29:1073-1086.

56. Halac G, et al. Splinting is effective for night-only symptomatic carpal tunnel syndrome patients. *J Phys Ther Sci*, 2015;27:993-996.

57. Chen YW, Li YT, Chen YC, Li ZY, Hung CH. Exercise training attenuates neuropathic pain and cytokine expression after chronic constriction injury of rat sciatic nerve. *Anesth Analg*, 2012;114:1330-1337.

58. Kuphal KE, Fibuch EE, Taylor BK. Extended swimming exercise reduces inflammatory and peripheral neuropathic pain in rodents. *J Pain*, 2007;8:989-997.

59. Shen J, Fox LE, Cheng J. Swim therapy reduces mechanical allodynia and thermal hyperalgesia induced by chronic constriction nerve injury in rats. *Pain Med*, 2013;14:516-525.

60. Guo J, et al. Meta-Analysis of the Effect of Exercise on Neuropathic Pain Induced by Peripheral Nerve Injury in Rat Models. *Front Neurol*, 2019;10.

61. Cohen SP, Hooten WM. Advances in the diagnosis and management of neck pain. *BMJ*, 2017;358: j3221.

62. Leitzelar BN, Koltyn KF. Exercise and Neuropathic Pain: A General Overview of Preclinical and Clinical Research. *Sports Med Open*, 2021;7:21.

63. Kluding PM, et al. The effect of exercise on neuropathic symptoms, nerve function, and cutaneous innervation in people with diabetic peripheral neuropathy. *J Diabetes Complications*, 2012;26:424-429.

64. Maharaj SS, Yakasa AM. Does a Rehabilitation Program of Aerobic and Progressive Resisted Exercises Influence HIV-Induced Distal Neuropathic Pain? *Am J Phys Med Rehabil*, 2018;97:364-369.

65. Hamed NS, Abd-Ellatif NA. Effect of high intensity interval training on diabetic obese women with polyneuropathy: a randomized controlled clinical trial. *Phys Ther Rehabil*, 2014;1:4.

66. Wonders KY, et al. Ten weeks of home-based exercise attenuates symptoms of chemotherapy-induced peripheral neuropathy in breast cancer patients. *Health Psychol Res*, 2013;1.

67. Dhawan S, Andrews R, Kumar L, Wadhwa S, Shukla G. A Randomized Controlled Trial to Assess the Effectiveness of Muscle Strengthening and Balancing Exercises on Chemotherapy-Induced Peripheral Neuropathic Pain and Quality of Life Among Cancer Patients. *Cancer Nurs*, 2020;43:269-280.

68. Nadi M, Marandi SM, Esfarjani F, Saleki M, Mohammadi M. The comparison between effects of 12 weeks combined training and vitamin D supplement on improvement of sensory-motor neuropathy in type 2 diabetic women. *Adv Biomed Res*, 2017;6.

69. Cox ER, Gajanand T, Burton NW, Coombes JS, Coombes BK. Effect of different exercise training intensities on musculoskeletal and neuropathic pain in inactive individuals with type 2 diabetes–Preliminary randomised controlled trial. *Diabetes Res Clin Pract*, 2020;164:108168.

70. Yoo M, et al. Pilot study of exercise therapy on painful diabetic peripheral neuropathy. *Pain Med*, 2015;16:1482-1489.

71. Stubbs Jr EB, et al. Randomized controlled trial of physical exercise in diabetic veterans with length-dependent distal symmetric polyneuropathy. *Front Neurosci*, 2019;13:51.

72. Louw A, Diener I, Butler DS, Puentedura EJ. The effect of neuroscience education on pain, disability, anxiety, and stress in chronic musculoskeletal pain. *Arch Phys Med Rehabil*, 2011;92:2041-2056.

73. Moseley GL. A pain neuromatrix approach to patients with chronic pain. *Man Ther*, 2003;8:130-140.

74. Butler DS, Moseley GL. *Explain Pain*. Adelaida: Noigroup Publications; 2003.

75. López Cubas C. *Cuentos Analgésicos. Herramientas para una saludable percepción de dolor*. vol. 1. Córdova: Zérapi Fisioterapia Avanzada; 2011.

76. Bernetti A, et al. Neuropathic Pain and Rehabilitation: A Systematic Review of International Guidelines. *Diagnostics*, 2021;11:74.

77. Chetty S, et al. Clinical practice guidelines for management of neuropathic pain: expert panel recommendations for South Africa. *S Afr Med*, 2012;102:312-325.

78. Martínez V, Attal N, Bouhassira D, Lantéri-Minet M, Société Française d'étude et Traitement de la Douleur. Les douleurs neuropathiques chroniques: diagnostic, évaluation, traitement en médicine ambulatoire. Recommandation pour la pratique clinique de la Société Française d'étude et de Traitement de la Douleur. *Douleur Analgésie*, 2010;23:51-66.

79. Moseley GL. Graded motor imagery for pathologic pain: a randomized controlled trial. *Neurology*, 2006;67:2129-2134.

80. Moseley GL, Flor H. Targeting cortical representations in the treatment of chronic pain: a review. *Neurorehabil Neural Repair*, 2012;26:646-652.

81. Moseley GL. *The Graded Motor Imagery Handbook*. Adelaida: Noigroup Publications; 2012.

82. Bowering KJ, et al. The effects of graded motor imagery and its components on chronic pain: a systematic review and meta-analysis. *J Pain*, 2013;14:3-13.

83. Lundborg G. A 25-year perspective of peripheral nerve surgery: evolving neuroscientific concepts and clinical significance. *J Hand Surg*, 2000;25:391-414.

84. Kalso E, Edwards JE, Moore RA, McQuay HJ. Opioids in chronic non-cancer pain: systematic review of efficacy and safety. *Pain*, 2004;112:372-380.

85. Treede RD, et al. Mechanism- and experience-based strategies to optimize treatment response to the capsaicin 8%

cutaneous patch in patients with localized neuropathic pain. *Curr Med Res Opin,* 2013;29(5):527-538.

86. Ranoux D. Botulinum toxin and painful peripheral neuropathies: what should be expected? *Rev Neurol (Paris),* 2011;167:46-50.

87. Chen WT, et al. Onabotulinum toxin A improves tactile and mechanical pain perception in painful diabetic polyneuropathy. *Clin J Pain,* 2013;29:305-310.

88. Votrubec M, Thong I. Neuropathic pain - A management update. *Aust Fam Physician,* 2013;42:92-97.

89. Haanpaa ML, et al. Assessment of neuropathic pain in primary care. *Am J Med,* 2009;122:13.

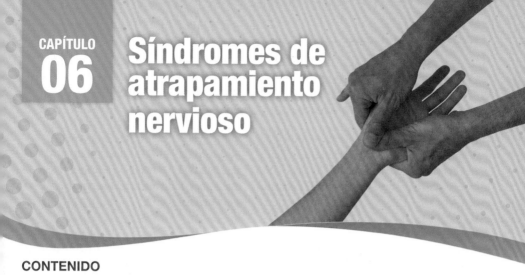

Síndromes de atrapamiento nervioso

CONTENIDO

Introducción

La anatomía, la ciencia y la experiencia clínica definen unas áreas de especial predilección por el atrapamiento de los diferentes troncos nerviosos. La taxonomía médica agrupa los signos y síntomas resultantes de esta afección como **síndromes de atrapamiento nervioso**, una causa de afecciones dolorosas que suele pasarse por alto[1].

El atrapamiento del nervio puede producirse alrededor de estructuras musculotendinosas, óseas y ligamentosas debido al posible aumento de la tensión y compresión del nervio periférico en esas localizaciones[2]. No obstante, y a pesar de la mayor incidencia de determinados síndromes concretos[3], la gran variabilidad anatómica del sistema nervioso y lo multifactorial del producto clínico obligan a utilizar estas etiquetas diagnósticas solo como referentes, pero nunca como sustitutos del análisis individualizado del caso de cada paciente. Es más, muchas neuropatías por atrapamiento se deben a irritación mecánica del nervio relacionada con tejidos ligamentosos o mioaponeuróticos descritos como variantes anatómicas, cuyo conocimiento profundo puede ser útil para el diagnóstico correcto de los síntomas del paciente[4].

Los síndromes de atrapamiento nervioso constituyen la situación clínica asociada a mecanosensibilidad neural susceptible de manejo fisioterapéutico más habitual. En este capítulo se expone la relación entre neurodinámica y síndromes de atrapamiento nervioso, así como los principales de entre estos últimos.

Diagnóstico, tratamiento e incidencia de los síndromes de atrapamiento nervioso

El atrapamiento nervioso puede ser difícil de diagnosticar porque la presentación clínica en el paciente es semejante a la de otras afecciones musculoesqueléticas y puede coexistir con ellas. Sin embargo, la descripción detallada de la localización de los síntomas y los hallazgos obtenidos en una exploración física completa pueden ayudar a determinar si se ha producido un atrapamiento y, si es así, dónde. El cuadro clínico de las neuropatías por atrapamiento es de inicio lento, de progresión gradual y persistente si no se trata. Los pacientes refieren dolor insidioso que afecta al sueño y modifica comportamientos motores en un intento de reducir la irritación del nervio. En ocasiones, al dolor le acompañan otros síntomas como parestesias. Otras formas de mononeuropatía (infección, isquemia aguda, infarto) debutan de forma aguda, principalmente con dolor agudo y comportamiento *on-off* de los síntomas, y suelen resolverse en unas 6 sem. Normalmente, solo requieren tratamiento paliativo de los síntomas.

La medicación tiene una eficacia limitada en el dolor neuropático y también en el relacionado con los síndromes de atrapamiento nervioso. Entre los antiepilépticos y antidepresivos, la duloxetina parece ser la opción más segura para el tratamiento del dolor neuropático periférico[5]. La evidencia sugiere que el uso indebido de gabapentinoides es una tendencia creciente que está causando un daño significativo al paciente[6]: el abuso de la pregabalina contrasta con su dudoso efecto analgésico[7,8]. Por otro lado, se está estudiando el efecto de los fármacos 4-aminopiridina (4-AP) y eritropoyetina (EPO) sobre la recuperación de la velocidad de conducción y la mielinización axónica[9]. Los bloqueos anestésicos[10] y las opciones quirúrgicas[11] están indicados en casos evolucionados que no responden a la terapia física. La descompresión quirúrgica del nervio periférico, pese a constituir un procedimiento habitual en cirugía ortopédica, debe limitarse a casos de evolución muy rápida, gravedad especial o predominancia de signos neurológicos negativos.

En la Tabla 6-1 se muestra la incidencia por cada 100 000 habitantes de los principales síndromes de atrapamiento nervioso, en hombres y en mujeres.

TABLA 6-1 • Incidencia de los principales síndromes de atrapamiento nervioso por cada 100 000 habitantes

Síndrome	Hombres	Mujeres
Síndrome del túnel del carpo	87,8	192,8
Metatarsalgia de Morton	50,2	87,5
Neuropatía ulnar	25,2	18,9
Meralgia parestésica	10,7	13,2
Neuropatía radial	2,97	1,42

De: Latinovic R, Gulliford MC, Hughes RA. Incidence of common compressive neuropathies in primary care. *J Neurol Neurosurg Psychiatry*, 2006;77(2):263-265.

Neurodinámica y síndromes de atrapamiento nervioso

El tratamiento físico (no farmacológico) de los síndromes de atrapamiento nervioso es una modalidad infrautilizada, y es una opción que brinda la mejor oportunidad de reversión de los síntomas en las primeras etapas del proceso y que debe adoptarse antes de emplear métodos más invasivos[12].

Desde un punto de vista clínico, reducir la mecanosensibilidad neural es una parte esencial del tratamiento de las neuropatías por atrapamiento. La identificación y la corrección de los componentes que incrementan esta mecanosensibilidad permiten optimizar el enfoque terapéutico. La modificación de la mecanosensibilidad neural mediante movimientos articulares sigue por lo general las bases de las pruebas neurodinámicas, de forma que los componentes que aumentan la tensión del sistema nervioso evocan o provocan un incremento de la mecanosensibilidad[13-15].

Las pruebas neurodinámicas no son diagnósticas para las neuropatías por atrapamiento, pero sí detectan una mecanosensibilidad neural elevada[16,17]. Cuando son negativas, no descartan la disfunción nerviosa.

Además, existen otras situaciones mecánicas adversas en el sistema nervioso que pueden evocar los síntomas de origen neural, y también otros mecanismos centrales que pueden modificar el procesamiento de la información para determinar la proyección de dolor[18-20].

Los efectos del tratamiento neurodinámico pueden extenderse mucho más allá de los mecanismos biomecánicos. El tratamiento del desencadenante periférico, como el área anatómica de atrapamiento nervioso, si es identificable y sensible al tratamiento, sigue siendo una parte integral de la gestión del problema del paciente, incluso cuando los mecanismos centrales están presentes[17].

Principales síndromes de atrapamiento nervioso

› Nervio accesorio espinal

Descripción anatómica

El nervio accesorio espinal es el XI par craneal (fig. 6-1). Emerge por el foramen yugular junto a los nervios glosofaríngeo y vago. Desciende, como una estructura filiforme delgada, debajo del vientre posterior del músculo digástrico y, desde ahí, posterior al músculo esternocleidooccipitomastoideo (ECOM). De forma oblicua inferoposterior, accede al trapecio superior, siguiendo un largo recorrido a lo largo del triángulo cervical posterior (región cervical lateral)[21]. Inerva los músculos ECOM y trapecio superior.

Lesión del nervio accesorio

La lesión del nervio accesorio se relaciona con:

- **Latigazo cervical** (*whiplash* o mecanismo de aceleración-deceleración brusca) con cuello en rotación.
- Síndrome de atrapamiento en **síndrome compartimental del trapecio**: se relacio-

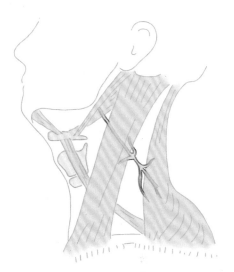

FIGURA 6-1 • Vista lateral del nervio accesorio espinal.

na con el mantenimiento prolongado de la depresión escapular que, además de la afectación del nervio espinal, puede provocar una afectación del plexo braquial. Las secuelas del latigazo cervical incorporan muchas veces esta afección. Aunque los síntomas crónicos del traumatismo por latigazo cervical se han relacionado habitualmente, en el nivel tisular, con la patología de articulaciones facetarias, ligamentos espinales y discos intervertebrales, al parecer el estado de la musculatura también desempeña su papel[22], siempre sin menoscabo de la gran relevancia de los mecanismos centrales en los síntomas después de un latigazo cervical[23].

- **Caídas y lesiones deportivas** en las que se provoca una lateroflexión brusca del cuello. Es frecuente en deportes de lucha y en actividades con riesgo de caída.
- **Yatrogenia por cirugía cervical**[24], e incluso posterior a cirugía de ganglios cervicales en biopsias simples[25].

Síntomas de afectación del nervio accesorio

Los síntomas que presenta el paciente con afectación del nervio accesorio espinal son:

- **Dolor** cervical, suboccipital, de cabeza y de hombro.
- **Debilidad de los músculos ECOM y trapecio**, que se manifiesta con falta de fuerza para la elevación del hombro y la rotación cervical, y la adopción de una postura de hombro homolateral caído. Los pacientes presentan incapacidad importante para mantener los brazos elevados durante mucho tiempo.
- **Espasmo de los músculos ECOM y trapecio** contralaterales, en ocasiones más doloroso que en el lado homolateral a la lesión. Puede llegar a provocar una postura asimétrica, incluso tortícolis.
- **Escápula alada lateral**, especialmente evidente en rotación externa resistida de hombros, con brazos a los lados del cuerpo y codos flexionados 90°.
- **Alteración de la sensibilidad** en el ángulo de la mandíbula, oreja, hombro y pecho (atribuida a la lesión simultánea del nervio auricular mayor).
- **Sensibilidad a la palpación** de la porción horizontal del trapecio superior y a la palpación de la proyección del nervio, y, en especial del proceso estiloideo, cuya palpación puede generar parestesias.

› *Nervio torácico largo*

Descripción anatómica

El nervio torácico largo (fig. 6-2A) está formado por fascículos nerviosos a partir de los ramos anteriores de las raíces C5, C6 y C7. La participación de C5 y C6 pasa a través del escaleno medio, mientras que la de C7 lo hace por delante del vientre muscular. Discurre, en un recorrido de alrededor de 27 cm, por debajo de la clavícula hacia la axila, y de ahí desciende verticalmente entre el músculo pectoral y la escápula hasta la 4ª y 5ª costillas, desde donde sigue descendiendo de forma subcutánea. Inerva el músculo serrato anterior, emitiendo fibras hacia las distintas digitaciones.

Lesión del nervio torácico largo

La etiología principal de la lesión del nervio torácico largo es traumática, por tracción o compresión. La tracción brusca del brazo,

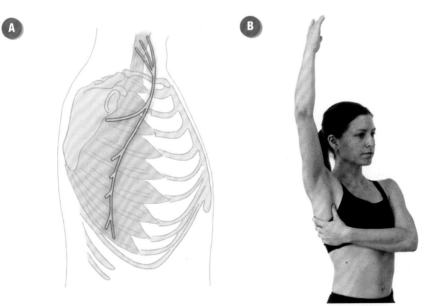

FIGURA 6-2 • **A)** Vista lateral del nervio torácico largo. **B)** Presentación en un paciente del área habitual de proyección de síntomas en una lesión del nervio torácico largo.

sobre todo si es inesperada, puede lesionar el nervio de forma aguda. Es un mecanismo habitual en deportes de lanzamiento o de raqueta[26]. En caso de compresión directa o atrapamiento, las zonas de especial interés son:

* Músculos escalenos.
* Clavícula, 1ª y 2ª costillas, y músculo subclavio.
* Segunda costilla, proceso coracoides y músculo pectoral menor.
* Ángulo inferior de la escápula.

En ocasiones, determinados patrones de ramificación nerviosa del plexo braquial, en particular, variantes perforantes frente a no perforantes en relación con los músculos escalenos, pueden predisponer al nervio torácico largo a sufrir atrapamiento. Las personas con esta disposición anatómica pueden sufrir una mayor incidencia del síndrome de desfiladero escapulotorácico y del atrapamiento del nervio torácico largo[27].

SÍNTOMAS DE AFECTACIÓN DEL NERVIO TORÁCICO LARGO

Los patrones de dolor (fig. 6-2B) de la lesión del nervio torácico largo son:

* Dolor profundo posterior en el hombro, irradiado al cuello y escápula.
* Dolor en el ángulo inferior de la escápula, irradiado al pecho.

Los pacientes presentan una disfunción en la elevación del brazo y muestran escápula alada, cuya presentación en reposo es de posición elevada y medial de la escápula. En elevación o empuje a la pared, el alado de la escápula es más evidente, con separación del borde medial[28]. El paciente también puede presentar sensibilidad a la palpación axilar y lateral del tórax (línea medioaxilar) en el recorrido del nervio.

> Nervio axilar

DESCRIPCIÓN ANATÓMICA

El nervio circunflejo o axilar (fig. 6-3) está formado a partir de las raíces C5 a C6 desde el

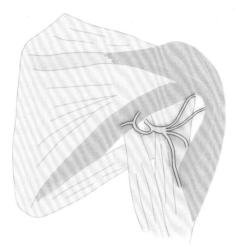

FIGURA 6-3 • Espacios topográficos anatómicos posteriores del hombro, donde destaca la emergencia del nervio axilar por el espacio cuadrilátero.

cordón posterior del plexo braquial. Desciende por debajo del proceso coracoides, por delante del músculo subescapular y, a la altura del rodete (*labrum*), surge posterior por el espacio cuadrilátero, limitado por los músculos redondos menor y mayor, el músculo tríceps y el húmero. El nervio se divide en un ramo anterior, que inerva el músculo deltoides, y un ramo posterior, que inerva los músculos redondo menor y deltoides, y recoge la sensibilidad mediante el nervio cutáneo braquial superior lateral.

LESIÓN DEL NERVIO AXILAR

La lesión del nervio axilar puede deberse a traumatismos. Es frecuente el antecedente de luxación glenohumeral (incidencia de lesión del nervio axilar en el 45 % de las luxaciones anteriores) o de fractura proximal de húmero. La tracción con el brazo en elevación es también un mecanismo causal frecuente[29], como sucede al frenar el gesto de descolgarse de una barra al hacer dominadas de forma agresiva.

Puede producirse la compresión directa y el atrapamiento del nervio entre los músculos del espacio cuadrilátero: redondo mayor, redondo menor y tríceps braquial[30].

Síntomas de afectación del nervio axilar

Los pacientes refieren fatiga durante actividades con los brazos elevados y dolor posterolateral de hombro. Pueden presentar debilidad en abducción y rotación externa glenohumeral. El signo del retraso de la extensión deltoidea (*deltoid extension lag sign*) se ha desarrollado para el diagnóstico de la lesión del nervio axilar. El fisioterapeuta eleva el brazo a una posición de extensión casi completa, y pide al paciente que intente mantener de forma activa esta posición. Si el deltoides está débil, el brazo caerá[31].

En la exploración física, los pacientes pueden referir mecanosensibilidad neural importante. Este hallazgo es valorable por palpación del espacio cuadrilátero y la puesta en tensión mediante la prueba neurodinámica del nervio axilar, o ambas, a partir de los componentes de inclinación cervical contralateral, depresión escapular, rotación interna glenohumeral y abducción de hombro[32].

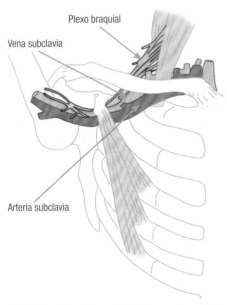

Plexo braquial

Vena subclavia

Arteria subclavia

FIGURA 6-4 • Vista anterior de los espacios anatómicos que constituyen el desfiladero escapulotorácico (espacio interesacalénico, costoclavicular y retropectoral), con el plexo braquial y los vasos subclavios a su paso.

› Síndromes del desfiladero escapulotorácico

Descripción anatómica

El plexo braquial se forma a partir de los ramos anteriores de C5 a T1, que discurren entre los músculos escalenos anterior y medio. Sobre la clavícula, convergen en los troncos superior, medio e inferior. Por detrás de la clavícula, se distribuye en tres divisiones anteriores (que desarrollan funciones primordialmente flexoras en el miembro superior) y tres posteriores (que cubren funciones extensoras contrapuestas). Por detrás del músculo pectoral menor, en la axila, las divisiones convergen en los cordones lateral, medial y posterior.

Las tres localizaciones de compresión preferente de las diferentes generaciones de estructuras nerviosas que forman el plexo braquial son el triángulo interescalénico, el espacio costoclavicular y el pectoral menor (tabla 6-2).

Desfiladero interescalénico (FIG. 6-4)

El plexo braquial y los elementos vasculares vecinos (arteria y vena subclavias) pueden sufrir afectación compresiva en el espacio triangular formado por los músculos escalenos anterior y medio.

El lado anterior del triángulo lo conforma el escaleno anterior, mientras que el escaleno medio forma el lado posterior del triángulo, con la 1ª costilla, donde además se insertan los dos músculos, como límite inferior[33]. Cuando existe una costilla cervical, el síndrome se asocia de forma más importante a una afectación arterial[34].

Desfiladero costoclavicular

El espacio costoclavicular es el más propenso a la compresión[35]. Es un espacio que está conformado entre el margen inferior de la clavícula, la cara superior de la 1ª costilla, el músculo subclavio como límite anterior, el músculo escaleno como margen posterior y el ligamento costoclavicular en el nivel medial. El estrechamiento de este espacio subclavio se relaciona con trombosis venosa

TABLA 6-2 • Presentación clínica de los diferentes mecanismos en los síndromes del desfiladero escapulotorácico

Clínica arterial del síndrome del desfiladero escapulotorácico

- Claudicación vascular intermitente cuando el paciente levanta el brazo por encima de 90°
- Dedos adormecidos, sensación de frío en los dedos
- Dolores isquémicos del miembro superior
- Trastornos vasomotores tipo síndrome de Raynaud, hipersudoración de las manos
- Soplo arterial en la auscultación, ecografía Doppler positiva
- Desaparición del pulso radial en determinadas posiciones (pruebas de Adson, Eden y Wright)

Clínica venolinfática del síndrome del desfiladero escapulotorácico

- Sensación de pesadez en el brazo después de esfuerzos o hiperabducción del hombro
- Edema de la mano y el antebrazo
- Cianosis de los dedos
- Dilatación venosa superficial

Clínica neurológica del síndrome del desfiladero escapulotorácico

- Dolor en el territorio C8-T1
- Parestesias del borde ulnar de la mano y de los últimos dedos
- Disminución de la fuerza de los músculos hipotenares

profunda primaria de la extremidad superior[36]. Cuando es denso especialmente, el ligamento costoclavicular puede comprimir de manera directa la vena subclavia[37].

Cuando no existen variaciones anatómicas, la medición del espacio costoclavicular mediante pruebas de imagen es compleja[38], lo que hace del diagnóstico una entidad eminentemente clínica. La hipertrofia o el espasmo del músculo subclavio pueden estrechar el espacio costoclavicular, aunque esta reducción de espacio se relaciona en general con el mantenimiento prolongado de la depresión escapular, como ocurre en ancianos, personas con una forma física deficiente y hábito asténico, y en casos de hipertrofia mamaria[39].

DESFILADERO DEL PECTORAL MENOR

También conocido como túnel coracopectoral o retropectoral, el desfiladero del pectoral menor afecta al plexo braquial, en actividades en hiperabducción principalmente. El cuadro clínico consiste en dolor o sensibilidad en la pared anterior del tórax y axila, junto con hallazgos físicos de sensibilidad en el tendón del pectoral menor. A esto se suman síntomas neurógenos como dolor en las extremidades, debilidad y parestesias[40].

La compresión del paquete vasculonervioso en los desfiladeros torácicos puede causar afectación de naturaleza arterial, venosa y nerviosa, o todas. La presentación clínica será diferente según el nivel de afectación y el tejido principal sujeto a la compresión. La clínica predominante es neurogénica en el 95 % de los pacientes, venolinfática en el 5 % al 15 % y arterial en el 2 % al 5 % de los pacientes[41,42].

PRESENTACIÓN CLÍNICA Y PRUEBAS DE EVALUACIÓN

A pesar del hallazgo habitual de dolor en el cuello y la extremidad superior, hay una serie de patrones de presentación que pueden cambiar dentro y entre las variantes de síndrome de desfiladero escapulotorácico neurogénico, venoso y arterial. Además, existe un gran número de diagnósticos diferenciales, desde neuropatías compresivas periféricas hasta patologías intrínsecas del hombro y en la columna cervical. La investigación diagnóstica requiere un buen examen subjetivo y una exploración física, con el uso inteligente de los diferentes tipos de pruebas[43].

- **Inspección**: el paciente suele mostrar una actitud postural con la cabeza en protracción. La postura de la cabeza hacia delante es un problema frecuente que hace que los pacientes sean más propensos a sufrir atrapamientos nerviosos periféricos[44].

- **Pruebas clínicas de provocación**: existen varias pruebas clínicas clásicas que valoran la reducción del pulso radial al adoptar determinadas posturas, y que están destinadas a valorar principalmente la afectación vascular; son las pruebas de Adson, Wright y Roos, entre otras, cuya descripción se muestra en la Tabla 6-3, Principales pruebas clínicas de provocación del síndrome del desfiladero escapulotorácico. No obstante, la afectación neurogénica en los síndromes del desfiladero escapulotorácico también puede aclararse con las pruebas atendiendo a la reproducción de los síntomas del paciente. Si bien el uso de estas maniobras de provocación para diagnosticar este síndrome da lugar a un gran número de falsos positivos, los estudios indican que el uso en conjunto de estas pruebas puede aumentar la especificidad. Las pruebas de provocación tuvieron valores medios de sensibilidad y especificidad del 72 % y el 53 %, respectivamente, con mejores valores para la prueba de Adson (valor predictivo positivo 85 %), la de hiperabducción (valor predictivo positivo 92 %) y la de Wright. El uso de varias pruebas en combinación mejoró la especificidad[45]. La combinación de la prueba de Adson y Roos aumenta la especificidad un 82 % cuando ambas son positivas[42].

- **Pruebas neurodinámicas**: las pruebas especialmente indicadas en la valoración de la mecanosensibilidad neural en caso de afectación en los síndromes del desfiladero escapulotorácico son las pruebas neurodinámicas del miembro superior con un componente destacado de abducción glenohumeral: ULNT1 (*upper limb neurodynamic test 1*), con predilección por el plexo braquial y el nervio mediano, y ULNT3 (*upper limb neurodynamic test 3*), con predilección por el plexo braquial y el nervio ulnar.

- **Palpación**: mecanosensibilidad y aparición de espasmo al palpar los músculos escalenos y pectoral menor.

- **Pruebas musculares**: pérdida de fuerza en los músculos flexores y extensores de los dedos, que afecta a la función prensil.

› Síndrome del túnel del carpo

El **síndrome del túnel del carpo (STC)** es el síndrome de compresión nerviosa más frecuente del miembro superior. Descrito por **Paget** en 1854, afecta entre el 3 % y el 6 % de la población, y es más común en las mujeres, en una proporción de 3:1[46,47] (fig. 6-5).

DESCRIPCIÓN ANATÓMICA

El **nervio mediano** se forma a partir de las raíces C5 a T1. Desciende por el brazo acompañando a la arteria braquial, sin emitir ra-

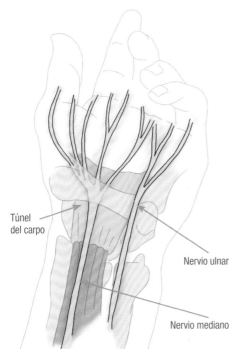

Túnel del carpo

Nervio ulnar

Nervio mediano

FIGURA 6-5 • Vista anterior del carpo (muñeca), con el nervio mediano a su paso por el túnel del carpo y el nervio ulnar por el canal de Guyon.

TABLA 6-3 • Principales pruebas clínicas de provocación del síndrome del desfiladero escapulotorácico

Prueba	Descripción
Adson	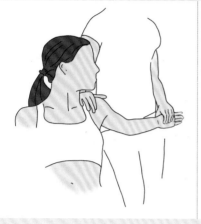 1. Localizar el pulso radial del lado afectado 2. Rotación cervical homolateral y ligera extensión 3. Extensión horizontal, rotación externa y ligera abducción (30°) del hombro. 4. Pedir al paciente que realice una inspiración profunda **Es positiva si existe disminución o ausencia del pulso radial ipsolateral**
Wright	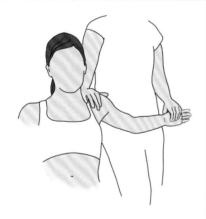 1. Localizar el pulso radial del lado afectado 2. Abducción y extensión horizontal del hombro, para añadir tensión a la cápsula anterior 3. Pedir al paciente que realice una inspiración profunda o rotación cervical **Es positiva si se detecta reducción del pulso radial o reproducción de los síntomas**
Roos	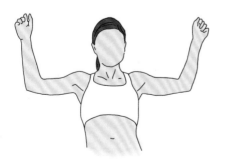 1. Retracción y depresión de las escápulas, abducción a 90° y rotación externa de los hombros y flexión de los codos a 90° 2. Pedir al paciente que abra y cierre las manos durante 3 min **Es positiva si se produce entumecimiento u hormigueo, debilidad, sensación de fatiga, dolor isquémico, reducción de la velocidad o la coordinación de los movimientos con las manos**

mos. Entra en el antebrazo entre las cabezas del músculo pronador redondo, al que inerva, y se divide en el nervio interóseo anterior, un nervio mixto que no inerva la piel, pero sí la sensibilidad del túnel del carpo y el nervio cutáneo palmar.

El **túnel del carpo** está delimitado por el arco carpiano (cóncavo en el lado palmar, forma la base y los lados del túnel) y el retináculo flexor, un tejido conectivo grueso que forma el techo. El contenido del túnel es un conjunto de nueve tendones (cuatro del músculo flexor común superficial de los dedos de la mano, cuatro del músculo flexor común profundo de los dedos de la mano y el tendón del músculo flexor largo del pulgar) y el nervio mediano.

ETIOLOGÍA

La etiología del STC es por lo general idiopática. No obstante, es más frecuente en determinadas situaciones:

- **Embarazo**: la retención de líquidos provoca aumento del volumen tenosinovial (como sucede en el hipotiroidismo) y, con eso, la compresión del nervio mediano en el túnel del carpo. Se presenta en el 12 % de los embarazos y, de forma más frecuente, entre las semanas 28 y 32 de la gestación. Hasta en el 36 % de las pacientes, los síntomas pueden persistir después del embarazo, y casi un tercio de ellas llegan a precisar descompresión quirúrgica. Si el STC aparece en el primer trimestre del embarazo, puede causar daño neural irreversible, por lo que se requiere una evaluación temprana y, si fracasa el tratamiento conservador, puede que sea necesaria la cirugía durante la gestación[48].
- **Traumatismos**: al igual que en la fractura de Colles, la luxación de huesos del carpo, y en cualquier otra agresión a la muñeca (carpo) y mano que genere un hematoma importante.
- **Síndrome metabólico y obesidad**: las personas con un índice de masa corporal

superior a 29 tienen un riesgo 2,5 veces mayor de sufrir STC que aquellas con un índice de 20. El STC parece ser más grave en pacientes con síndrome metabólico que en personas con obesidad. La obesidad central es uno de los factores de riesgo más conocidos de STC, pero los componentes del síndrome metabólico pueden tener un efecto mayor en su gravedad[49].

- **Enfermedades autoinmunitarias o reumáticas**, como artritis reumatoide, hiper e hipotiroidismo y síndrome de Raynaud, que provocan inflamación de la membrana sinovial del canal de carpo o alteraciones microvasculares. El STC es la afección de atrapamiento nervioso que se asocia con más frecuencia a artritis reumatoide[50].
- **Insuficiencia renal crónica**, con la consiguiente hemodiálisis a largo plazo por alteración del equilibrio hídrico[51].
- **Tumores**: un quiste ganglionar (los tumores más habituales de la muñeca) o un lipoma pueden aumentar la presión dentro del túnel del carpo[52,53].

Además de la mecánica compresiva, la evidencia sugiere que existen diferentes mecanismos centrales responsables del dolor en el STC: el 45 % de estos pacientes tiene también síntomas proximales[54,55], existe elevación bilateral y generalizada del umbral de vibración en pacientes con STC[56], y en estudios de resonancia magnética funcional se ha detectado un remapeo cortical en la corteza somatosensorial primaria y otras áreas cerebrales en pacientes con STC[57].

DIAGNÓSTICO

El diagnóstico del STC se basa en diferentes criterios de carácter clínico, en pruebas electrodiagnósticas y de imagen, como la ecografía. A partir del examen subjetivo, destacan los siguientes hallazgos clínicos:

- **Inicio insidioso de los síntomas**: aunque existen casos por traumatismo de STC, el inicio habitual es con una intensidad sintomática leve que empeora de manera gradual a lo largo del tiempo.

- **Debilidad específica de la musculatura oponente del pulgar**: en casos más avanzados, los pacientes pueden desarrollar debilidad importante del pulgar con atrofia del músculo oponente.

- **Dolor intermitente en la muñeca (carpo) y entumecimiento, o ambos,** en las puntas de los dedos pulgar, índice y medio, y radial del dedo anular (es decir, la distribución sensorial del nervio mediano en la mano), o en cualquier parte de la mano. El entumecimiento suele empeorar a primera hora de la mañana, pero puede causar un despertar nocturno. Los pacientes suelen sacudir la mano y la muñeca afectados para tratar de aliviar las molestias.

PRUEBAS DE EVALUACIÓN

Existen múltiples pruebas de provocación para el diagnóstico de STC, maniobras que difieren en cuanto a sensibilidad y especificidad. A medida que una maniobra de exploración se vuelve más provocativa, reproduciendo con más intensidad los síntomas de parestesia o dolor, la prueba se vuelve más sensible, pero menos específica[58]. Entre estas pruebas de provocación, las más utilizadas en el diagnóstico del STC son las que se enumeran a continuación (tabla 6-4).

TABLA 6-4 • Principales pruebas clínicas de provocación del síndrome del túnel del carpo	
Prueba	**Descripción**
Prueba de Phalen	
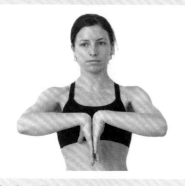	• Es una prueba activa en la que el paciente mantiene los dorsos de las manos juntos para mantener las muñecas en flexión de 90° durante 1 min • Su fiabilidad diagnóstica para el STC es moderada[59]
Prueba de Phaleen inversa	
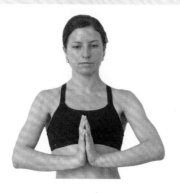	• El paciente mantiene las palmas de las manos juntas para mantener las muñecas en extensión de 90° durante 1 min • Es una prueba más sensible que la de Phalen[60]

Prueba	Descripción

Prueba de Tinel

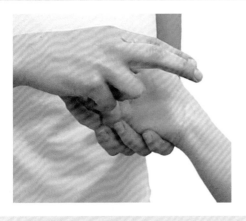

- Se realiza percutiendo sobre la proyección del nervio mediano en el túnel del carpo con la muñeca en extensión, provocando con ello un aumento súbito de presión en el túnel

- Su fiabilidad diagnóstica es comparable a la de la prueba de Phalen[61]

Prueba de Durkan o de compresión del carpo

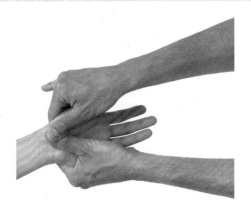

- Se basa en la aplicación de presión directa en el retináculo con los pulgares, manteniéndola durante 30 s

- Es una prueba con mayor sensibilidad y especificidad que las pruebas anteriores (87 % y 90 %, respectivamente)[62]

Prueba de colapso al rascado (*scratch collapse test*)

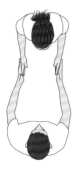 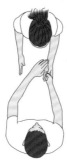 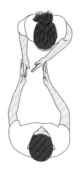

- Para realizar esta prueba, con el paciente sentado y flexión de codos de 90°, el fisioterapeuta aplica resistencia a la rotación externa bilateral de hombros. A continuación, rasca ligeramente el área cutánea con sospecha de compresión nerviosa (en este caso, el túnel del carpo) y comprueba de nuevo la resistencia a la rotación externa. La prueba se considera positiva si colapsa el lado sintomático valorado respecto al contralateral (el paciente pierde fuerza de forma momentánea).

- Es la prueba con mayor valor predictivo negativo del STC (73 %)[63,64]

La valoración de la mecanosensibilidad neural en pacientes con STC puede realizarse a partir de las pruebas neurodinámicas y la palpación. Las pruebas que evalúan mejor la mecanosensibilidad del nervio mediano son ULNT1, con la abducción glenohumeral por encima de los 90° como componente principal, y ULNT2a (*upper limb neurodynamic test 2a*), en la que la depresión escapular condiciona el mayor aumento de tensión en el sistema nervioso[65-68]. La sensibilización de estas pruebas mediante extensión-abducción activa de los dedos o hiperextensión pasiva del índice concreta más la solicitación mecánica en el túnel del carpo[32]. En cuanto a la palpación, el espacio propicio para valorar la respuesta del nervio mediano al aumento de la compresión es la proyección palmar del túnel del carpo, en el espacio entre la proyección del hueso pisiforme, el gancho del ganchoso y el tubérculo del escafoides y trapecio[69].

> Síndromes de compresión proximal del nervio mediano

Con este término se engloban todas las presentaciones clínicas posibles relacionadas con la compresión del nervio mediano por encima de la muñeca. Las principales estructuras anatómicas que pueden afectar mecánicamente al nervio mediano alrededor del codo y el antebrazo son el ligamento de Struthers, la aponeurosis bicipital (*lacertus fibrosus*), el músculo pronador redondo y el flexor superficial de los dedos (fig. 6-6).

Síndrome del pronador redondo

El nervio mediano queda comprimido entre las cabezas del músculo pronador redondo (fig. 6-6). La clínica es distal (rara vez proximal). De hecho, es similar al STC, con la diferencia de que no responde a tratamientos dirigidos a este (férula de muñeca, cirugía, bloqueos, etc.). El entumecimiento de la mano es molesto, en particular, en actividades con mantenimiento de la pronación (teclado, ratón, conducir, tocar el piano)[70,71].

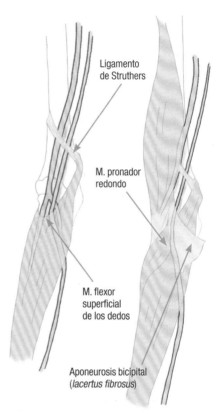

Ligamento de Struthers

M. pronador redondo

M. flexor superficial de los dedos

Aponeurosis bicipital (*lacertus fibrosus*)

FIGURA 6-6 ● Principales estructuras anatómicas que pueden afectar mecánicamente el nervio mediano alrededor del codo y el antebrazo.

Síndrome del ligamento de Struthers

El ligamento de Struthers (fig. 6-6) es una banda fibrosa que se origina en el proceso humeral supracondíleo y se inserta en el epicóndilo humeral medial, y puede comprimir el nervio mediano y la arteria braquial. La clínica consiguiente es similar a la del síndrome del pronador redondo más la afectación motora del músculo pronador redondo precisamente. Es especialmente molesta con la extensión completa del codo[72-74].

Síndrome de la aponeurosis bicipital (*lacertus fibrosus*)

La aponeurosis bicipital (fig. 6-6) puede irritar el nervio mediano en diferentes combinaciones de movimientos de flexoextensión de codo y pronación-supinación del antebrazo.

Se relaciona con dolor y fatiga en el antebrazo y la mano[75,76].

SÍNDROME DEL NERVIO INTERÓSEO ANTERIOR

Dentro de los síndromes de atrapamiento del nervio mediano en el antebrazo proximal se incluye el síndrome del nervio interóseo anterior (o síndrome de Kiloh-Nevin)[77,78]. El nervio interóseo anterior (fig. 6-7) es un ramo del nervio mediano que se origina de 4 a 6 cm por debajo del codo. Surge de su cara posterior para descender entre las dos cabezas del músculo pronador redondo y atravesar el arco fibroso formado por el músculo flexor común superficial de los dedos (fig. 6-7), que inerva en este recorrido a los músculos flexor largo del pulgar y flexor profundo de los dedos segundo y tercero. El fascículo de Gantzer, al que se ha atribuido participación en el síndrome del nervio interóseo anterior[79], se origina

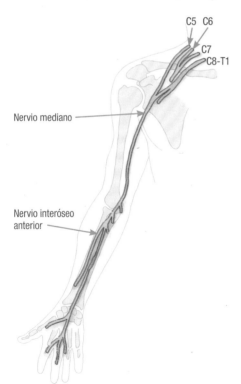

en el flexor superficial de los dedos, el proceso coronoides y el epicóndilo medial, se inserta en el borde medial del flexor largo del pulgar y es un fascículo accesorio de este último. Finalmente, el nervio interóseo anterior se hace posterior al pronador cuadrado, al que inerva, así como a las articulaciones radioulnar distal, radiocarpiana y carpiana.

El cuadro clínico se caracteriza por dolor en el antebrazo proximal que dura varias horas, debilidad o parálisis del flexor largo del pulgar, el flexor común profundo del dedo índice y, en ocasiones, de los dedos largos restantes y del pronador cuadrado. Cuando el paciente intenta realizar la pinza, la flexión activa de la falange distal del dedo índice es imposible. En lesiones más evolucionadas, puede observarse atrofia de la musculatura flexora del antebrazo y de la eminencia tenar.

Otros hallazgos sugestivos de este síndrome son la hipersensibilidad y el aparente aumento de tamaño y de la firmeza del músculo pronador redondo, el signo de Tinel positivo al percutir la masa muscular proximal y debilidad variable de los músculos inervados por el nervio mediano.

En la Tabla 6-5, Principales pruebas para el diagnóstico y la localización del síndrome del nervio interóseo anterior, se muestran las pruebas clínicas que pueden ayudar al diagnóstico y a la localización de un síndrome del nervio interóseo anterior.

> Síndrome del túnel ulnar (cubital)

DESCRIPCIÓN ANATÓMICA

Después de descender por la cara medial del brazo, el nervio ulnar o cubital (fig. 6-8) supera el codo por el surco retrocondíleo, por debajo de la arcada humeroulnar (ligamento arcuato o de Osborne), y se introduce en el antebrazo por el túnel ulnar. El techo del túnel ulnar está formado por el arco aponeurótico y las fibras musculares del músculo flexor ulnar del carpo (FUC), y los ligamentos mediales del codo y otras fibras musculares del FUC forman el suelo. En su descenso por el

FIGURA 6-7 • Vista frontal o anterior del origen y trayecto de los nervios mediano e interóseo anterior.

Nervio mediano

Nervio interóseo anterior

C5 C6

C7

C8-T1

TABLA 6-5 • Principales pruebas para el diagnóstico y la localización del síndrome del nervio interóseo anterior	
• Pronación del antebrazo contra resistencia, con el codo flexionado y luego extendido gradualmente; la aparición de síntomas sugiere que la compresión está localizada en el pronador redondo	• La flexión independiente del flexor superficial del dedo índice con reproducción de parestesia o entumecimiento en los tres dedos y medio más radiales localiza el nivel de atrapamiento en el arco fibroso del flexor superficial
• La flexión-supinación del codo contra resistencia demuestra la presencia o ausencia de atrapamiento del nervio en el nivel de la aponeurosis bicipital	• Compresión con el pulgar en un punto inmediato proximal y lateral al borde proximal del músculo pronador redondo. Se considera un resultado positivo la aparición de dolor y parestesia a los 30 s en el territorio del nervio mediano

antebrazo, el nervio ulnar inerva y atraviesa los vientres musculares del FUC y el flexor profundo de los dedos (FPD) hasta los dedos cuarto y quinto.

El síndrome del túnel ulnar es el segundo síndrome neurogénico más frecuente después del STC. Las relaciones anatómicas únicas del nervio ulnar en el codo lo ponen en situación de riesgo de sufrir lesión. Normalmente, con la amplitud de movimiento del codo, el nervio ulnar está sujeto a fuerzas de compresión, tracción y fricción. A medida que se flexiona el codo, el ligamento de Osborne se alarga y produce una disminución del volumen del canal del 55 %. Las presiones intraneurales y extraneurales aumentan, y se ha demostrado que superan 200 mm Hg con la flexión del codo y la contracción del FUC. Debido a que el nervio ulnar tiene una trayectoria detrás del eje de rotación del codo, la flexión produce una excursión del nervio proximal y distal al epicóndilo medial. El nervio ulnar también se alarga de 4,7 mm a 8 mm con la flexión del codo[80].

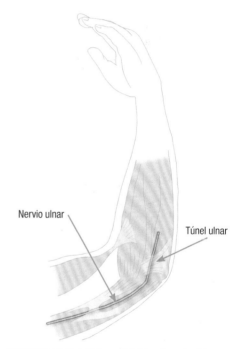

Nervio ulnar

Túnel ulnar

FIGURA 6-8 • Vista medial del codo y el antebrazo, con el nervio ulnar a su paso por el túnel ulnar.

Causas y presentación clínica

El síndrome del túnel ulnar puede desarrollarse debido a varios factores, entre el movimiento repetitivo del codo, la flexión prolongada o su compresión directa (apoyo repetitivo o prolongado). Como factores que lo favorecen:

- **Valgo excesivo del codo**
- **Subluxación del nervio ulnar** durante la flexoextensión; puede ser o no positivo (inestabilidad del nervio ulnar).
- **Irregularidades en el canal epitrocleoolecraniano** (osteofitos).
- **Contracción habitual del FUC** con la muñeca en flexión y desviación ulnar.

Desde el punto de vista sensitivo, el síndrome del túnel ulnar cursa con alteraciones sensoriales cutáneas en el territorio ulnar, signo de Tinel positivo, prueba de flexión de codo y flexión de codo con compresión positiva, y prueba neurodinámica del ulnar (ULNT3) positiva.

Desde el punto de vista motor, en fases más tardías (las manifestaciones sensitivas aparecen antes que las motoras) el paciente puede mostrar déficit de fuerza que se manifiesta con prensión y pinza lateral, y de tres puntos débil, signo de Froment positivo (al retener un papel entre los dedos primero y segundo, en lugar de hacerlo aproximando el pulgar al índice aduciéndolo simplemente, compensa la paresia del aductor del pulgar colocando el primer dedo en flexión usando el flexor largo del pulgar), mano en garra, signo de Wartenberg positivo (abducción del quinto dedo), e incluso, atrofia de los músculos interóseos y de la eminencia hipotenar[81].

> Síndrome del canal de Guyon

Descripción anatómica

El síndrome del canal de Guyon es una neuropatía ulnar periférica relativamente inusual que implica una lesión en la porción distal del nervio ulnar en su paso por un corredor anatómico estrecho en la muñeca[82]. El nervio ulnar se origina en C8 a T1 (con algunas contribuciones menores de C7), como ramo terminal directo del cordón medial del plexo braquial. En la axila, el nervio discurre junto a la arteria y la vena axilares. En la parte superior del brazo, tiene una trayectoria posterior y medial a la arteria braquial, y se dirige a la cara posterior del codo, medial al tríceps, perforando el tabique intermuscular medial en la arcada de Struthers (un tejido en general delgado, pero potencialmente grueso, adherido al tabique), aproximadamente 8 cm proximal al epicóndilo medial.

El nervio ulnar entra en el túnel ulnar posterior al epicóndilo medial y en el antebrazo perforando entre las dos cabezas del músculo flexor ulnar del carpo (FUC). El nervio ulnar entra en la muñeca por el canal de Guyon. Este espacio se describe como el formado por el gancho del ganchoso, lateralmente, y el pisiforme, medialmente; el suelo del túnel está formado por el ligamento transverso del carpo y el techo, por la unión del ligamento palmar del carpo (incluido el músculo palmar corto) con el retináculo flexor y la inserción de los músculos tenares[1,83].

En el canal, el nervio ulnar se divide en un ramo superficial principalmente sensorial y un ramo motor profundo. El ramo motor inerva los músculos hipotenares, el tercero y el cuarto lumbricales, el primer interóseo dorsal, la cabeza profunda del flexor corto del pulgar y el aductor del pulgar.

Causas, presentación clínica y pruebas de evaluación

Las causas más frecuentes de neuropatía en el canal de Guyon son ganglios, hematomas o quistes, así como compresión por los músculos que conforman parte del canal. La presentación clínica habitual es entumecimiento o dolor ulnar de la mano, así como debilidad del abductor del dedo pequeño (meñique). El dolor por atrapamiento en el canal de Guyon tiende a empeorar por la noche y con los movimientos extremos de la muñeca.

La mecanosensibilidad neural del nervio ulnar puede estar alterada y puede valorarse mediante compresión local manual, y la prueba neurodinámica ULNT3. La fuerza de los músculos FUC y FPD está conservada.

> Síndrome del túnel radial

Descripción anatómica

El nervio radial está formado por las raíces C5 a T1, como continuación directa del cordón posterior del plexo braquial. Desciende bordeando el húmero hacia la articulación radiohumeral. Se divide en el nervio radial superficial y el nervio interóseo posterior, que pasa bajo la arcada de Fröshe, formada por el músculo supinador corto, como entrada al túnel radial. El nervio interóseo posterior proporciona inervación motora al compartimento extensor dorsal del antebrazo y fibras sensoriales a la cápsula dorsal de la muñeca.

El síndrome del túnel radial es la neuropatía compresiva del nervio interóseo posterior en el borde superficial del supinador corto o en su paso a través del túnel radial[84,85]. Se relaciona con variaciones anatómicas que condicionan un túnel radial fibroso o con el uso excesivo, en especial cuando el antebrazo está pronado, con contracción intensa o repetitiva del músculo supinador, en lanzamientos, etcétera.

PRESENTACIÓN CLÍNICA

La presentación clínica habitual del síndrome del túnel radial es epicondilalgia lateral. De hecho, se suele etiquetar como «codo de tenista que no responde al tratamiento». No se asocia a debilidad muscular[86]. Como prueba de provocación, la «prueba del tercer dedo» es positiva cuando reproduce dolor mediante la extensión contra resistencia del tercer dedo desde la posición de hombro en 90° de flexión, con codo extendido, muñeca neutra y dedos extendidos. Existe también sensibilidad con la palpación de la arcada de Fröshe y en respuesta a la tensión neural, que puede evaluarse con la prueba neurodinámica del nervio radial (ULNT2b)[13,87].

> Nervios clúneos

DESCRIPCIÓN ANATÓMICA

Los nervios clúneos (fig. 6-9) inervan la piel de las nalgas. Son nervios cutáneos formados a partir de los ramos dorsales T12 a L3 (clúneos superiores), de S1 a S3 (clúneos medios) y ramos del nervio cutáneo femoral posterior (clúneos inferiores).

LESIÓN DE LOS NERVIOS CLÚNEOS

El mecanismo por el que se lesionan los nervios clúneos es tracción, fricción y compresión repetitiva[1], o las tres. Puede causar dolor en las nalgas o referido a áreas cercanas, como la zona lumbar, la zona pélvica o incluso las extremidades inferiores. Con frecuencia, las clunealgias y los síndromes de dolor asociados pueden ser difíciles de diagnosticar y diferenciar[88].

Los nervios clúneos superiores pueden irritarse en movimientos deportivos con mucha flexión de la cadera. Las zonas de mayor exposición son la cresta ilíaca (7 cm lateral a la línea media) y el área comprendida entre la fascia toracolumbar, el cuadrado lumbar y el glúteo mayor. El síntoma más habitual es el dolor lumbar y glúteo, en especial, en la zona de la cresta ilíaca, que suele agravarse con la extensión lumbar[89].

Los nervios clúneos inferiores pueden sufrir compresión mantenida en asientos duros, como ocurre en ciclistas, o después de lesión de los músculos isquiotibiales. Presentan sensibilidad especial alrededor de la tuberosidad isquiática y la musculatura pelvitrocantérea. La clínica relacionada es dolor lumbar y pélvico, parecido al de la neuralgia del pudendo, pero limitado a la zona lateral del ano y el escroto o el labio mayor, nunca en el ano, el labio menor o la vagina.

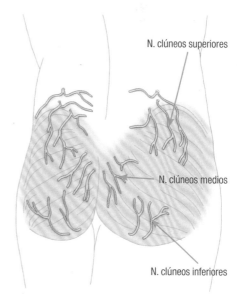

N. clúneos superiores

N. clúneos medios

N. clúneos inferiores

FIGURA 6-9 • Inervación superficial de la región posterior de la pelvis.

> Nervios iliohipogástrico e ilioinguinal

DESCRIPCIÓN ANATÓMICA

Los nervios iliohipogástrico e ilioinguinal se forman a partir de ramos de las raíces de T12 a L2. Son nervios que bordean lateralmente el psoas y pasan bajo el peritoneo a lo largo de la pared abdominal entre los músculos transverso y oblicuo interno. Unos 2 cm a 3 cm medial a la espina ilíaca anterosuperior (EIAS), emergen entre los músculos oblicuo interno y externo, un área de mayor exposición entre conexiones mioaponeuróticas. El nervio ilioinguinal se introduce en este nivel en el conducto inguinal, saliendo medial por el anillo inguinal superficial. Entre esos dos nervios cubren las funciones de inervación cutánea abdominal baja, superior a la ingle, e inervación motora de las porciones bajas de los músculos transverso y oblicuo interno (fig. 6-10).

LESIÓN DE LOS NERVIOS ILIOHIPOGÁSTRICO E ILIOINGUINAL: PRUEBAS DE EVALUACIÓN

Los nervios iliohipogástrico e ilioinguinal pueden lesionarse durante una cirugía abdominal (laparoscopia, reparación de hernia inguinal) y también sufrir compromiso isquémico por retención de fluido perimenstrual. La compresión directa, y el consiguiente atrapamiento, puede producirse en el nivel del recto abdominal (participando en el síndrome de atrapamiento de los nervios cutáneos abdominales) o en la continuación de la cresta ilíaca hacia la ingle, en relación con los músculos oblicuos. El 81 % de los pacientes con dolor persistente abdominoinguinal presentan afectación del nervio ilioinguinal[90].

Desde el punto de vista diagnóstico, la evaluación mediante palpación puede desvelar la existencia de hipersensibilidad en el borde del recto abdominal, por debajo del ombligo, en la cresta ilíaca/oblicuo externo, y dolor paravertebral en el nivel de L1.

La **prueba de Carnett** es útil cuando, en el contexto de dolor abdominal, se sospecha atrapamiento de nervios cutáneos abdominales y se plantea como una maniobra para diferenciar patología visceral. Una vez localizada la zona abdominal que es sensible a la palpación, se pide al paciente que realice una contracción abdominal. Si el dolor abdominal

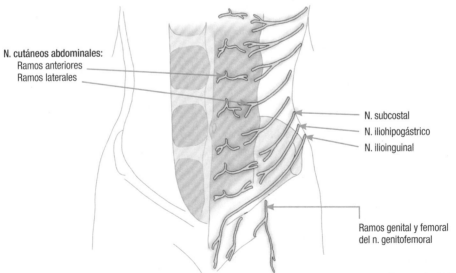

N. cutáneos abdominales:
    Ramos anteriores
    Ramos laterales

N. subcostal
N. iliohipogástrico
N. ilioinguinal

Ramos genital y femoral
del n. genitofemoral

FIGURA 6-10 ● Vista anterior de la inervación superficial del abdomen; se observan los nervios cutáneos abdominales con sus ramos anteriores y laterales, el nervio subcostal, el nervio iliohipogástrico, el nervio ilioinguinal, y los ramos genital y femoral del nervio genitofemoral.

se relaciona con patología visceral, el dolor disminuirá; si la patología es abdominal parietal, incluyendo el componente neural, se producirá un aumento del dolor local[91,92].

Otra prueba que puede ser útil en el diagnóstico del atrapamiento del nervio ilioinguinal es la prueba de extensión y giros (*Arc & Twist Maneuver*). En bipedestación, el paciente hiperextiende la columna y realiza rotaciones alternando un lado y otro. La prueba es positiva si reproduce dolor al alejarse del lado sintomático y el dolor disminuye cuando la rotación es homolateral[93].

> Nervio genitofemoral

DESCRIPCIÓN ANATÓMICA

El nervio genitofemoral está constituido por ramos de L1 a L2. Al formarse, perfora el músculo psoas, desciende por su borde medial y se divide en dos ramos en el nivel del ligamento inguinal. En los hombres, el ramo genital acompaña al nervio ilioinguinal por el conducto inguinal hacia el escroto e inerva el músculo cremáster, mientras que en la mujer acompaña al ligamento redondo hasta el monte del pubis y el labio mayor. El ramo femoral se sitúa lateral y caudal al ramo genital, pasa junto a la arteria ilíaca externa por la vaina femoral, por debajo del ligamento inguinal y a través de la fascia lata hacia el triángulo de Scarpa (fig. 6-11)

LESIÓN DEL NERVIO GENITOFEMORAL

La neuralgia genitofemoral es un síndrome que se caracteriza por dolor crónico y parestesia en la región de distribución de este nervio. Se ha descrito atrapamiento de este nervio después de realizar herniorrafia inguinal, apendicectomía, vasectomía y cesárea. La irritación del nervio genitofemoral se relaciona también con embarazo, así como con espasmo, hematoma o absceso del músculo psoas. Desde el punto de vista diagnóstico, añade información el aumento del dolor al toser (maniobra de Valsalva); también, la reproducción de los síntomas durante la inclina-

PRECAUCIÓN

Con frecuencia, el **dolor crónico de la pared abdominal** se diagnostica erróneamente como resultado de una fuente visceral, lo que a menudo conduce a la realización de pruebas de diagnóstico inadecuadas, a un tratamiento insatisfactorio y a costes considerables. Se desconoce su prevalencia en la práctica médica general, si bien puede representar del 10 % al 50 % de los pacientes con dolor abdominal idiopático crónico que se atienden en las consultas de gastroenterología. La causa más habitual parece ser el atrapamiento de un ramo cutáneo anterior de uno o más nervios intercostales torácicos (nervios cutáneos abdominales, nervio subcostal, nervio iliohipogástrico o nervio ilioinguinal); el dolor miofascial y la radiculopatía son menos frecuentes. El dolor muy localizado y la sensibilidad superficial sugieren un origen en la pared abdominal. La prueba de Carnett (hipersensibilidad localizada acentuada con la tensión de la pared abdominal) es un signo diagnóstico útil, especialmente cuando se incorpora a otros hallazgos. La exclusión temprana de una fuente parietal debiera aumentar la precisión diagnóstica al evaluar a los pacientes con dolor abdominal crónico.

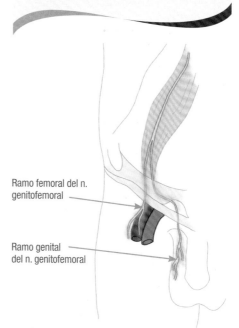

Ramo femoral del n. genitofemoral

Ramo genital del n. genitofemoral

FIGURA 6-11 • Vista anterior de los ramos genital y femoral que componen al nervio genitofemoral. El ramo femoral se sitúa lateral y caudal al ramo genital.

ción contralateral, la abducción de la cadera homolateral y, en general, con los gestos que aumentan la tensión del músculo psoas. En ocasiones, el dolor puede relacionarse con movimientos peristálticos, menstruación o relaciones sexuales. El nervio genitofemoral puede presentar sensibilidad con la palpación a la altura del tubérculo púbico[94].

> Nervio cutáneo femoral lateral

DESCRIPCIÓN ANATÓMICA

El nervio cutáneo femoral lateral (fig. 6-12) se forma a partir de las raíces L2 a L3. Desciende entre los músculos psoas e ilíaco y llega al muslo por un túnel aponeurótico entre el tracto iliopúbico (un engrosamiento de la fascia transversal, paralelo y profundo al ligamento inguinal) y el ligamento inguinal, en un punto variable, desde 6 cm medial a la EIAS a 2 cm lateral. Desciende por el muslo superficial al músculo sartorio, emitiendo antes un ramo hacia la zona del trocánter.

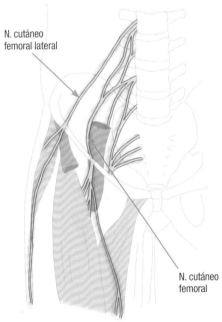

N. cutáneo femoral lateral

N. cutáneo femoral

FIGURA 6-12 • Vista anterior del nervio cutáneo femoral lateral, el cual se forma a partir de las raíces L2-L3, y del nervio femoral, que procede de L2-L4 (plexo lumbar).

LESIÓN DEL NERVIO CUTÁNEO FEMORAL LATERAL: PRESENTACIÓN CLÍNICA Y PRUEBAS

La **meralgia parestésica**, expresión clínica habitual de la lesión del nervio cutáneo femoral lateral, se relaciona con cirugía abdominal (laparoscopia, reparación de hernia inguinal), obesidad, embarazo, diabetes mellitus, alcoholismo y retención de fluido perimenstrual. La meralgia parestésica ha demostrado tener una relación estadística significativa con STC, embarazo, sobrepeso y diabetes mellitus: es siete veces más frecuente en los pacientes diabéticos y aquellos con meralgia parestésica presentan el doble de probabilidad de desarrollar diabetes[95,96].

La compresión directa o el atrapamiento del nervio cutáneo femoral lateral puede producirse en el nivel retroperitoneal, en el tracto iliopúbico debajo del ligamento inguinal (ciclismo, marcha nórdica) o en el tejido subcutáneo del muslo (ropa ajustada, cinturones).

Los síntomas de dolor y disestesias derivados de la afección del nervio cutáneo femoral lateral aparecen en la parte anterolateral del muslo, el territorio cutáneo inervado. Los síntomas empeoran en bipedestación o andando y pueden mejorar con el paciente sentado (aunque muchos refieren empeoramiento en sedestación). Puede aparecer alteración de la marcha: no por una mala inervación motora (ya que este nervio no tiene componente motor), sino con un objetivo antiálgico.

La **prueba de compresión pélvica** es una maniobra diagnóstica en la que el paciente se tumba sobre el lado no afectado y el examinador aplica presión hacia abajo sobre la pelvis del paciente durante aproximadamente 45 s. La prueba es positiva si los síntomas disminuyen, y tiene una sensibilidad y una especificidad del 95 % y el 93 %, respectivamente[97,98]. La valoración de la mecanosensibilidad neural puede realizarse mediante palpación en el recorrido del nervio, obsérvandose hipersensibilidad en la EIAS e incluso un signo de Tinel positivo debajo del ligamento inguinal[99]. El nervio también puede mostrar mecanosensibilidad en respuesta a la tensión durante la prueba neurodinámica en aducción y extensión de la cadera[32,99,100].

› *Nervio femoral*

DESCRIPCIÓN ANATÓMICA

El nervio femoral (fig. 6-12) es un nervio mixto que procede de L2 a L4 (plexo lumbar). Atraviesa el músculo psoas y desciende entre los músculos psoas e ilíaco, a los que inerva. Desciende luego por debajo del ligamento inguinal inervando el músculo pectíneo. Aporta inervación motora a toda la parte anterior del muslo excepto al tensor de la fascia lata (TFL) y emite un ramo, el nervio safeno, que proporciona inervación sensitiva a la piel de la cara anteromedial de la rodilla, la parte medial de la pierna, el arco del pie y el dedo gordo del pie.

LESIÓN DEL NERVIO FEMORAL: ETIOLOGÍA, PRESENTACIÓN CLÍNICA Y PRUEBAS

La etiología de la lesión del nervio femoral es diversa, destacando las lesiones yatrógenas después de una artroplastia de cadera (presión de los retractores, hematoma ilíaco, tejido cicatricial y lesión térmica por cemento) u otras cirugías de las vísceras pélvicas o el área inguinal (reparación de hernias, histerectomía, cateterismo). El nervio femoral también puede dañarse por partos prolongados y por estiramiento excesivo en bailarinas. La compresión directa y el atrapamiento pueden producirse por compresión muscular en el compartimento iliopsoas[101,102], y por debajo del ligamento inguinal, en la laguna muscular.

En cuanto al nervio safeno, las áreas que pueden sufrir estrés mecánico en compresión o tracción son el ligamento inguinal, el canal aductor (tanto la entrada como la salida, por debajo del sartorio), el área infrapatelar y diferentes puntos quirúrgicos (cirugía de venas safenas, artroscopias de rodilla). El nervio puede sufrir tracción desde el tobillo, sobre todo en gestos de eversión forzada[103].

La clínica relacionada con el nervio femoral es entumecimiento y parestesia en fosa

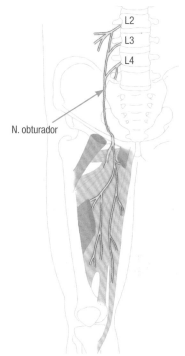

N. obturador

FIGURA 6-13 • Vista anterior del origen y trayectoria del nervio obturador.

ilíaca, ingle, parte anterior del muslo, parte medial de la pierna y el pie, y dedo gordo del pie. En casos más evolucionados, el paciente puede presentar debilidad en el control y la estabilidad de la rodilla, con caídas frecuentes. La progresión desfavorable conduce a atrofia del cuádriceps, alteración de la marcha e incapacidad para subir y bajar escaleras.

La mecanosensibilidad neural puede valorarse mediante la palpación del recorrido del nervio, en especial en la ingle, y añadiendo tensión con la prueba neurodinámica con extensión de cadera y flexión de la rodilla[104-107].

› *Nervio obturador*

DESCRIPCIÓN ANATÓMICA

El nervio obturador (fig. 6-13) se forma a partir de ramos de L2 a L4. En la pelvis, desciende siguiendo un trayecto vertical cerca de la articulación sacroilíaca, sin inervar nada en esta zona. Sale por el canal obturador que está formado por el foramen obturador de la pelvis y, seguidamente, por los músculos obturador interno y obturador externo. Se divide en un ramo anterior y uno posterior. El ramo anterior se sitúa por delante del músculo obturador externo y por detrás del pectíneo, e inerva la porción anteromedial de la cápsula de la cadera, los músculos pectíneo, aductores y grácil, y la piel de los dos tercios inferiores de la parte medial del muslo. El ramo posterior atraviesa e inerva los músculos obturador externo y aductor largo, desciende por el canal aductor, inervando los músculos aductores mayor y corto, y proporciona inervación sensitiva a la parte medial de la cápsula de la rodilla.

LESIÓN DEL NERVIO OBTURADOR: ETIOLOGÍA, PRESENTACIÓN CLÍNICA Y PRUEBAS

El nervio obturador puede dañarse durante cirugías que requieren posición de litotomía[108] (parto, uroginecología), abducción e hiperflexión mantenida de cadera, o ambas (artroplastia de cadera, reparación de hernia inguinal). En ocasiones, puede lesionarse en deportes que incluyen patadas o torsiones de tronco, o ambas cosas. La compresión directa y el atrapamiento pueden producirse en el canal obturador, así como entre los músculos obturador externo, pectíneo y aductores.

La clínica del atrapamiento del nervio obturador consiste en dolor medial en el muslo relacionado con actividades deportivas, así como dolor inguinal y pélvico durante el apoyo unipodal y la aducción de la cadera[109]. En lesiones de gran extensión puede provocar debilidad de los aductores y marcha con pierna en abducción y en péndulo. Si existe compresión del nervio por hernia obturatriz (frecuente en ancianas delgadas multíparas), el **signo de Howship-Romberg** (dolor en rotación interna, abducción y extensión de cadera) es positivo[110].

Durante la exploración física, el paciente presenta dolor al estirar el músculo pectíneo, en rotación externa y abducción activa de cadera, así como en aducción resistida. El signo del obturador (dolor hipogástrico en flexión y rotación interna activa de la cadera, en decúbito supino) puede ser positivo, pero si se asocia a febrícula y vómitos, y es en el lado derecho, requiere un diagnóstico diferencial con la apendicitis[111]. La mecanosensibilidad neural está aumentada con la palpación del canal obturador y con la tensión del nervio mediante abducción y extensión de la cadera[112].

› Nervio pudendo

DESCRIPCIÓN ANATÓMICA

El nervio pudendo (fig. 6-14) queda constituido por ramos de S1 a S4. Su curso es anterior al músculo piramidal, emite un ramo rectal y desciende hacia el canal de Alcock (formado por la fascia del músculo obturador interno), como nervio perineo y dorsal del pene o clítoris.

LESIÓN DEL NERVIO PUDENDO: PRESENTACIÓN CLÍNICA

El nervio pudendo puede sufrir compresión directa o atrapamiento alrededor de la musculatura pelvitrocantérea, como el músculo piramidal y diferentes zonas osteofibrosas de especial fijación o angulación del nervio, alrededor del canal de Alcock. Otra zona de posible compresión es debajo del ramo púbico.

La neuralgia del pudendo, o síndrome de Alcock, cursa con dolor pélvico crónico y, debido a su mayor frecuencia en mujeres

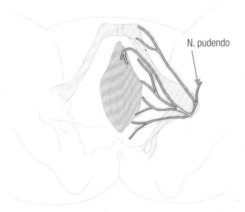

N. pudendo

FIGURA 6-14 • Vista inferior de la pelvis femenina con el nervio pudendo.

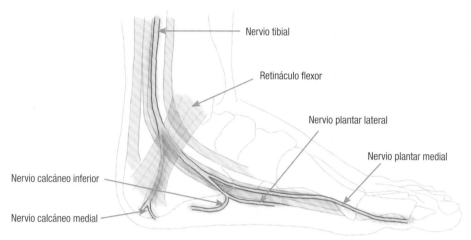

Nervio tibial

Retináculo flexor

Nervio plantar lateral

Nervio plantar medial

Nervio calcáneo inferior

Nervio calcáneo medial

FIGURA 6-15 • Vista general inferolateral del pie derecho. El nervio tibial alcanza el pie como nervio tibial posterior. Allí, cerca del túnel del tarso, se divide en nervios plantar lateral, nervio plantar medial y nervio calcáneo medial.

(7:1), vulvodinia. El dolor se localiza en labios, pene y escroto, periné y región anorrectal o ambos. La hiperestesia puede obligar al paciente a evitar el uso de ropa ajustada. El dolor es quemante, cortante, eléctrico, con sensación de ocupación vaginal y rectal, o los dos; y se agrava al sentarse, se alivia en bipedestación y desaparece en decúbito o sentado en el inodoro[113]. Suele relacionarse con disfunción sexual: dolor durante el orgasmo, hiposensibilidad e impotencia[114]. En ocasiones, la neuralgia del pudendo se asocia a atrapamientos de otros nervios abdominopélvicos.

Durante la exploración física puede haber dolor a la palpación en la tuberosidad isquiática, el ramo púbico, la musculatura del suelo pélvico y el canal de Alcock (vía vaginal, rectal, o ambos, signo de Tinel en espina isquiática). La pinza rodada en la piel del periné es especialmente dolorosa[115].

› Síndrome del túnel del tarso posterior

DESCRIPCIÓN ANATÓMICA

Los ramos ventrales de L4 a S4 forman el nervio ciático, que se divide en el muslo en el nervio tibial (fig. 6-15) y el nervio fibular (peroneo) común. El nervio tibial continúa hacia abajo a través del compartimiento

posterior profundo de la pierna, cambiando su nombre a nervio tibial posterior. El nervio tibial se divide dentro o cerca del túnel tarsiano en nervio plantar lateral, nervio plantar medial (fig. 6-15) y nervio calcáneo medial (fig. 6-15). Los nervios plantar medial y lateral se relacionan anatómicamente con el músculo abductor del dedo gordo, descendiendo en dirección a los dedos dentro de la capa media de los tejidos blandos de la planta del pie. Un tabique fibroso entre el calcáneo y la fascia profunda del abductor del dedo gordo separa el nervio plantar medial del nervio plantar lateral.

El nervio plantar medial pasa profundo con respecto a los músculos abductor del dedo gordo y flexor largo del dedo gordo, proporciona sensibilidad a la mitad medial del pie y a los tres primeros dedos, y función motora a los lumbricales, el abductor del dedo gordo, el flexor corto de los dedos y el flexor corto del dedo gordo. El nervio plantar lateral (fig. 6-15) pasa directamente a través del vientre del músculo abductor del dedo gordo y proporciona la inervación sensorial de la parte medial del calcáneo y la lateral del talón, y la función motora del flexor corto de los dedos, el cuadrado plantar y el abductor del quinto dedo del pie. El nervio calcáneo medial normalmente se ramifica desde el nervio tibial posterior proximal al túnel del tarso y proporciona inervación sensorial a la parte posteromedial del talón[116].

El retináculo flexor (fig. 6-15) es un área especializada de la fascia profunda de la pierna que se extiende entre el maléolo medial anteromedial y la tuberosidad medial del calcáneo, forma un túnel y continúa distal como la fascia que rodea al músculo abductor del dedo gordo.

LESIÓN DEL NERVIO TIBIAL:
PRESENTACIÓN CLÍNICA, SÍNDROMES
Y PRUEBAS DE EVALUACIÓN

El nervio tibial puede sufrir afectación por compresión en varios espacios anatómicos, entre los que destacan el arco del sóleo[117], el túnel del tarso posterior[118] y el túnel plantar medial[119], con los consiguientes síndromes, según la ubicación de la afectación.

El primero de estos síndromes es el **síndrome del arco del sóleo** (fig. 6-16), que es el atrapamiento del nervio tibial en el arco tendinoso entre las dos cabezas del músculo sóleo. Sus características clínicas son:

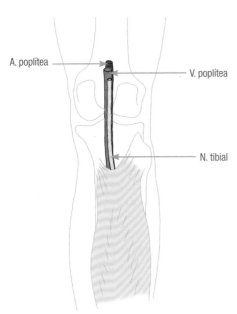

FIGURA 6-16 • Vista posterior de la rodilla, con el nervio tibial en su paso por el arco del sóleo.

- Dolor en la fosa poplítea y la parte proximal de la pantorrilla (agravada por dorsiflexión activa y pasiva del pie).
- Incapacidad para soportar peso.
- Debilidad en la flexión de los dedos y déficits sensoriales en la planta del pie que se agravan al andar.

El **síndrome del túnel plantar medial** es el segundo de los síndromes que afectan al nervio tibial. El túnel plantar medial es el espacio formado por los músculos abductor del dedo gordo y cuadrado plantar. Es la continuación del «techo» del túnel del tarso. Su hipertrofia puede contribuir al atrapamiento del nervio tibial posterior y, más en concreto, del nervio plantar lateral. El síndrome del túnel plantar medial es, por tanto, un síndrome compartimental del compartimento flexor profundo, y en el aspecto clínico cursa con dolor plantar y talalgia.

El último síndrome es el **síndrome del túnel del tarso** (fig. 6-17). El contenido del túnel del tarso posterior consta del nervio tibial, la arteria y las venas tibiales posteriores (superficiales a los nervios), y tres tendones en sus vainas sinoviales (tibial posterior, flexor largo de los dedos y flexor largo del dedo gordo). El síndrome del túnel del tarso posterior suele tener como antecedente traumatismos o microtraumatismos de repetición en relación con el uso excesivo, en particular en deportistas y personas que trabajan de pie durante tiempo prolongado. A menudo se encuentran formas agudas de este síndrome después de las carreras de maratón, como un efecto agudo de estrés mecánico inusual. También es frecuente en pacientes con diabetes, hipotiroidismo, gota o en tratamiento con quimioterapia[120].

El síntoma principal es el dolor quemante y las parestesias en la parte medial del tobillo, que pueden extenderse al talón o a la planta del pie, e incluso proximalmente a lo largo de la parte medial de la pantorrilla. Aunque normalmente los síntomas se agravan con la actividad y se alivian con el reposo, el dolor

Las etiquetas de la figura son: A. poplítea, V. poplítea, N. tibial.

del síndrome del túnel del tarso suele empeorar durante la noche, y llega a despertar al paciente. El dolor nocturno puede deberse a la estasis venosa cuando el paciente está inactivo, y se obtiene alivio al levantarse o colgando la pierna a un lado de la cama.

Los síntomas del paciente pueden evolucionar a una paresia de la musculatura intrínseca del pie. Durante la inspección, es importante atender a la posición del tobillo y el pie en carga. La pronación del pie aumenta la presión en el túnel del tarso y disminuye su volumen, lo que comprime el nervio de forma crónica. Los pacientes con un aumento de pronación del pie pueden tener disfunciones musculoesqueléticas proximales adicionales, como síndrome de estrés tibial medial, síndrome femoropatelar o dolor de cadera peritrocantéreo, cuando el problema originario común es esa susceptibilidad biomecánica[121].

La valoración de la mecanosensibilidad del paciente se realiza mediante palpación, y es interesante la exploración de varios puntos, dirigida a diferentes estructuras:

- **Nervio tibial**: sobre el retináculo flexor, entre el maléolo medial y la tuberosidad medial del calcáneo.
- **Nervio plantar lateral**: entre la tuberosidad medial del calcáneo y la proyección del abductor del dedo gordo.
- **Nervio calcáneo medial**: sensibilidad en la zona medial de la grasa del talón, a irradiación distal, y sin sensibilidad a la palpación de la inserción proximal de la fascia plantar.
- **Nervio plantar medial**: en el arco plantar interno, en el nivel del escafoides.

Si está presente, el signo de Tinel en el túnel del tarso cuenta con un valor predictivo positivo del 88 % de lograr una respuesta buena a excelente a la cirugía. Su ausencia puede indicar un grado mayor de lesión. En cuanto a la valoración neurodinámica, las pruebas que permiten la adición progresiva de tensión al nervio tibial son la elevación de la pierna rec-

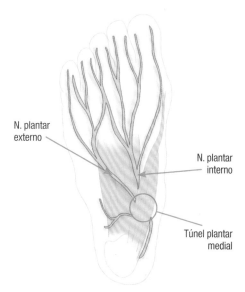

N. plantar externo

N. plantar interno

Túnel plantar medial

FIGURA 6-17 • Vista inferior del pie con los nervios plantares a su paso por el túnel plantar medial, entre los músculos abductor del dedo gordo y cuadrado plantar.

ta y las pruebas de *slump*. El componente de sensibilización de eversión del tobillo suma más tensión y estrés mecánico en el túnel del tarso posterior.

La prueba de triple compresión o de dorsiflexión/eversión es una prueba de provocación del síndrome del túnel del tarso. Se realiza con el tobillo del paciente en dorsiflexión completa, llevando el pie a eversión y aplicando presión digital sobre el túnel para replicar las parestesias y el dolor o ambos. Tiene una sensibilidad del 85,9 % y una especificidad del 100 % en el diagnóstico del síndrome del túnel del tarso[122].

> Síndrome de atrapamiento del nervio interdigital del pie o neuroma de Morton

DESCRIPCIÓN ANATÓMICA

Los nervios interdigitales (fig. 6-18) son ramos de los nervios plantares que se dividen en cuatro nervios digitales plantares comunes. El nervio plantar medial aporta los nervios interdigitales primero y segundo, mientras que el cuarto proviene del nervio plantar lateral. El tercer nervio digital común se forma por la concurrencia de ramos del plantar lateral y el plantar medial en el nivel plantar, entre el tercer y el cuarto metatarsianos.

ETIOLOGÍA, PRESENTACIÓN CLÍNICA Y PRUEBAS DE EVALUACIÓN

Es la segunda neuropatía periférica más frecuente, después del STC, con una incidencia de 50,2 hombres/87,5 mujeres por cada 100 000 habitantes en Europa[3].

La etiología de la **metatarsalgia de Morton** reside en el estrés mecánico de repetición asociado a fenómenos de fibrosis perineural y edema neural, degeneración axónica y proliferación vascular local. La isquemia por compresión del nervio entre las cabezas de los metatarsianos es también un factor influyente, así como la presencia de bursitis intermetatarsiana[123] o submetatarsiana, en especial en pacientes con artritis reumatoide[124]. En personas con pies cavos, el uso de tacones altos o el baile sobre las puntas (*relevé*) puede condicionar una compresión del nervio en el borde distal del ligamento metatarsiano transverso profundo[125].

Es importante destacar que el hallazgo del neuroma de Morton en las pruebas de imagen no implica que exista sintomatología: su prevalencia en pacientes asintomáticos es del

33 %[126]. Los síntomas clínicos compatibles con el neuroma de Morton son dolor o parestesias en la región intermetatarsiana, que empeoran con la carga de peso o el uso de zapatos de tacón alto y que a menudo se alivian al quitarse los zapatos y masajear suavemente el antepié.

En la exploración física es relevante la reproducción de síntomas mediante diferentes pruebas:

- Palpación/compresión vertical del espacio intermetatarsiano.
- Extensión pasiva de los dedos o prueba de estiramiento del nervio digital.
- Compresión horizontal del espacio intermetatarsiano, con signo de Mulder («clic» audible y palpable [y ecovisible], por subluxación plantar del neuroma)[127].

> Nervio de Baxter

DESCRIPCIÓN ANATÓMICA

El nervio de Baxter (fig. 6-19), primer ramo del nervio plantar lateral, desciende a lo largo del ligamento plantar largo, entre el músculo abductor del dedo gordo, el cuadrado plantar, el flexor corto de los dedos y la tuberosidad medial del calcáneo, y se inserta en la cara proximal del músculo abductor del quinto dedo. El nervio de Baxter, o nervio calcáneo inferior (fig. 6-14), es mixto y origina nervios motores para el abductor del quinto dedo y, en ocasiones, del cuadrado plantar y el flexor corto de los dedos, así como ramos sensoriales del periostio del calcáneo, el ligamento plantar largo y la piel adyacente[128].

LESIÓN DEL NERVIO DE BAXTER: PRESENTACIÓN CLÍNICA Y PRUEBAS DE EVALUACIÓN

Cualquier situación que determine un aumento de volumen en la región del nervio puede causar un efecto de compresión focal con la consiguiente neuropatía. La **neuropatía de Baxter** representa del 15 % al 20 % de las talalgias y está considerada como la principal causa de dolor crónico en el talón, muchas

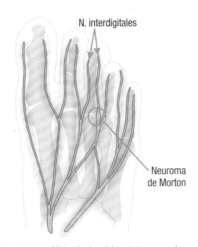

N. interdigitales

Neuroma de Morton

FIGURA 6-18 • Vista plantar del metatarso con los nervios interdigitales y el neuroma de Morton.

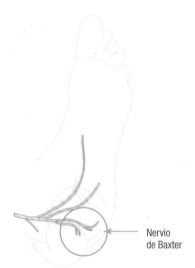

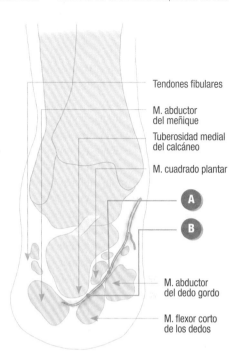

Tendones fibulares

M. abductor
del meñique

Tuberosidad medial
del calcáneo

M. cuadrado plantar

A

B

M. abductor
del dedo gordo

M. flexor corto
de los dedos

Nervio
de Baxter

FIGURA 6-19 • Vista inferomedial del pie, con el nervio de Baxter representado en un variante bifurcada en dos ramos a partir del nervio plantar lateral.

FIGURA 6-20 • Localizaciones susceptibles de estrés mecánico de repetición del nervio de Baxter. **(A)** Entre los músculos abductor del dedo gordo y cuadrado plantar. El nervio pasa de vertical a horizontal, y queda expuesto, en especial, en los corredores con hipertrofia del músculo abductor del dedo gordo, lo que se suma a la pronación que expone el nervio al borde medial del músculo cuadrado plantar (fascia densa y afilada). **(B)** Paso del nervio por delante de la tuberosidad medial del calcáneo. El nervio queda especialmente expuesto en caso de espolón calcáneo, en un tracto con el músculo cuadrado plantar como techo y el flexor corto de los dedos como suelo.

veces acompañando a la fasciopatía plantar, un proceso degenerativo relacionado con microtraumatismos repetidos, y fenómenos inflamatorios agudos y crónicos[129-131].

La afectación del nervio de Baxter cursa con dolor en el talón, a veces irradiado al arco interno del pie (fig. 6-20). Aparece con frecuencia en personas mayores con sobrepeso que trabajan todo el día de pie o caminando; la diabetes y las cirugías previas del pie son un factor predisponente. No obstante, la forma más habitual de síndrome de atrapamiento del nervio calcáneo inferior se produce en corredores, con dolor quemante en el talón que obliga a detener la carrera. Existen varios factores predisponentes que ensombrecen el pronóstico del problema, como las grandes cargas de entrenamiento, corredores sobrepronadores, hipertrofia del abductor del dedo gordo, carrera con contacto inicial con el talón (*heel-strikers*) y atrofia grasa del talón.

En el diagnóstico de la neuropatía de Baxter son de especial ayuda la inspección y la palpación. La observación del apoyo del paciente muestra una posición de pie en supinación en carga, en un intento de evitar

la compresión. En cuanto a la palpación, el área inframaleolar medial del tobillo es especialmente sensible. Un signo clínico que se considera patognomónico del atrapamiento del nervio de Baxter es un mayor dolor al comprimir sobre la cara medial proximal del talón, en comparación con la cara plantar[132]. Puede haber un signo de Tinel positivo y gran sensibilidad en dos posibles puntos de atrapamiento del nervio: distal, debido a planos fasciales tensos entre el músculo abductor del dedo gordo y el cuadrado plantar, o en la cara anterior de la tuberosidad del calcáneo medial (a medida que pasa lateral), entre el flexor corto de los dedos y el cuadrado plantar.

› *Nervio sural*

Descripción anatómica

Después de descender por la fosa poplítea, el nervio ciático se divide en nervio tibial, que desciende hasta pasar por debajo de los gemelos, y en tronco fibular común, que incurva su trayecto hacia la cara lateral de la pierna bordeando la fíbula (peroné). Antes de profundizar en los gemelos, el nervio tibial proporciona un ramo cutáneo conocido como nervio sural (fig. 6-21A). El nervio sural desciende verticalmente entre los músculos gemelos y rompe la fascia en el nivel de la transición miotendinosa al tendón calcáneo (de Aquiles), en una arcada fibrosa que puede condicionar atrapamientos: la aponeurosis superficial sural. En este nivel, el nervio sural se suma a los ramos procedentes de la porción fibular, a través del nervio comunicante fibular; es lo que se denomina complejo del nervio sural[135].

Antes de su paso retromaleolar externo (1-1,5 cm por detrás del maléolo, y por delante de la vena safena menor), el nervio sural proporciona un ramo, el nervio calcáneo lateral. El trayecto del nervio sural se extiende hasta inervar la parte lateral del dorso del pie y alrededor del quinto metatarsiano.

Lesión del nervio sural: factores, síntomas y pruebas de evaluación

Los factores que pueden lesionar el nervio sural son la irritación mecánica en la aponeurosis sural superficial (traumatismo de repetición, permanecer con las piernas cruzadas con apoyo en este nivel) y causas yatrógenas (vendajes, biopsia[133], cirugía de venas safenas varicosas). La lesión del nervio sural puede deberse a esguinces de tobillo de repetición, fracturas del quinto metatarsiano, tendinopatía o rotura del tendón calcáneo y tromboflebitis[134,135], o ambos. Como factores predisponentes, destacan el uso de calzado muy apretado (botas de seguridad, de combate deportivo) y la diabetes[136].

Los síntomas de la neuropatía del nervio sural son dolor quemante y parestesias en la cara posterolateral de la pierna, el tobillo y el pie hasta el quinto dedo. Este dolor se suele agravar al permanecer de pie y al hacer ejercicio (corredores de larga distancia). Los gestos

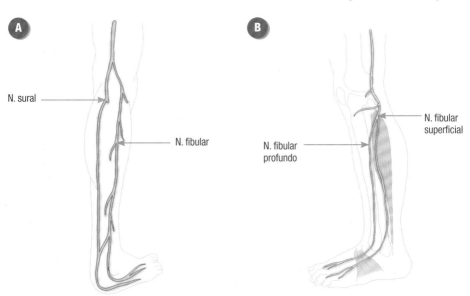

FIGURA 6-21 ● **A)** Vista posterior de la pierna con los nervios sural y fibular. **B)** Vista lateral de la pierna con los nervios fibulares profundo y superficial.

que lo reproducen son eversión activa e inversión pasiva. Es frecuente el dolor nocturno.

Durante la exploración física puede observarse edematización de la pantorrilla y por detrás del maléolo externo. Existe sensibilidad a la palpación en el trayecto del nervio, en específico entre las cabezas de los gemelos, en la unión miotendinosa con el tendón calcáneo, en la cara lateral del pie. Las pruebas neurodinámicas que valoran la mecanosensibilidad a la adición de tensión son la elevación de la pierna recta y la prueba de *slump*, sensibilizados con la flexión dorsal y el varo de tobillo.

> ## Nervios fibulares (peroneos)

DESCRIPCIÓN ANATÓMICA

El nervio fibular (fig. 6-21A) común es el ramo terminal más pequeño del nervio ciático. Se forma a partir de L4, L5, S1 y S2, y surge del ángulo superior de la fosa poplítea y se extiende hasta su ángulo lateral, a lo largo del borde medial del bíceps femoral. El nervio fibular común emite varios ramos: el nervio fibular superficial, el nervio fibular profundo (fig. 6-21B) y otros ramos menores, como el nervio fibular recurrente anterior, y los ramos articulares o nervios geniculares.

El nervio fibular superficial desciende entre los músculos fibulares (a los que inerva) y la fíbula (peroné), hasta romper la fascia profunda para hacerse superficial en el nivel del túnel fibular, unos 12 cm por encima del tobillo. Inerva la piel del dorso del pie con interconexiones con el nervio sural.

El nervio fibular profundo desciende en profundidad junto con los vasos tibiales anteriores por la membrana interósea. Pasa bajo los retináculos extensores del tobillo, en el pie emite ramos motores y, después de pasar bajo el túnel tarsiano anterior (retináculo extensor inferior), inerva la piel del primer espacio interóseo[137].

LESIÓN DE LOS NERVIOS FIBULARES: FACTORES, SÍNTOMAS Y PRUEBAS DE EVALUACIÓN

Las lesiones del nervio fibular superficial se relacionan con el uso excesivo de la musculatura lateral de la pierna, con compresión en el túnel fibular. También puede lesionarse por esguinces del ligamento lateral externo del tobillo o al mantener de forma prolongada el tobillo en reposo en plantiflexión[138].

El nervio fibular profundo puede sufrir compresión en el dorso del pie (calzado apretado, contusión [chut en el fútbol], inflamación), en el túnel anterior del tarso (retináculo extensor inferior, sobre la articulación del astrágalo con el escafoides) o en la fascia que emite el extensor corto del dedo gordo al periostio del primer metatarsiano. Las posiciones de mantenimiento de plantiflexión con extensión de los dedos (tacones altos) y el *pointe* en ballet también son lesivos potencialmente. La compresión del nervio fibular profundo se conoce, por lo común, como síndrome del túnel del tarso anterior[139].

El paciente puede referir dolor, parestesia, hipoestesia o mala discriminación de dos puntos en el territorio inervado, así como dolor en las áreas de atrapamiento. En ocasiones, aparece dolor al contraer los músculos fibulares en eversión, con su estiramiento en inversión o marcha con pie caído en plantiflexión.

Existen diferentes pruebas para valorar la mecanosensibilidad de los nervios fibulares. En general, existe una sensibilidad elevada a la palpación/percusión en el recorrido del nervio. El fibular superficial es especialmente sensible a la palpación al realizar una flexión del cuarto dedo en inversión, al aumentar la tensión del nervio[140]. El fibular profundo se sensibiliza con la plantiflexión pasiva del tobillo y la flexión dorsal pasiva de los dedos, así como al realizar una compresión craneocaudal del primer espacio intermetatarsiano. La adición de estos componentes, así como la tracción de la piel del dorso del pie en dirección craneocaudal[32], a la prueba neurodinámica de elevación de la pierna recta, o el la prueba de *slump*, aumenta aún más la tensión sobre los nervios fibulares.

APLICACIÓN FUNCIONAL

A continuación, se ofrecen algunos ejemplos de diagnóstico diferencial entre cuadros musculoesqueléticos comunes y síndromes de atrapamiento locales.

Epicondilalgia lateral

- *Neuropatía por atrapamiento del nervio radial profundo*
  - Sensibilidad 3 a 6 cm distal a la cabeza radial
  - Dolor durante la flexión del carpo y los dedos con el codo extendido, hombro en rotación medial y depresión escapular, que se reduce al elevar la escápula
  - Dolor con la supinación resistida desde la posición de extensión del codo y el brazo en pronación
  - Dolor con la extensión resistida del dedo medio

- *Tendinopatía*
  - Dolor lateral en el codo acompañado de sensibilidad

en el epicóndilo lateral en la inserción del músculo extensor radial corto del carpo
  - Disminución de la fuerza de agarre con el codo extendido
  - Dolor notable con extensión isométrica del carpo contra resistencia

- *Artropatía*
  - Dolor y crepitación sobre la articulación del codo en movimientos tanto activos como pasivos

Dolor lateral muñeca y mano

- *Neuropatía por atrapamiento del nervio radial superficial*
  - Sensibilidad a la palpación sobre el nervio radial superficial en estiloides radial y tabaquera anatómica, o ambos
  - Signo de Tinel positivo sobre el nervio radial superficial
  - Parestesias en cara lateral del carpo, mano y dorso del pulgar
  - Dolor durante la flexión del pulgar y el carpo con el codo extendido, hombro en rotación medial y depresión escapular, que se reduce al elevar la escápula
  - La pronación forzada del antebrazo mantenida alrededor de 1 min reproduce los síntomas

- *Tenosinovitis de Quervain*
  - Signo de Tinel negativo sobre el nervio radial superficial
  - Dolor con el movimiento resistido del pulgar
  - Dolor y sensibilidad sobre la estiloides radial
  - Ausencia de parestesias o de aumento del dolor con hiperpronación

- *Artropatía*
  - Cambios radiográficos de la articulación metacarpofalángica, crepitación y dolor a la palpación sobre las articulaciones metacarpofalángica/ interfalángica del pulgar

Dolor plantar del talón y parestesias

- *Neuropatía por atrapamiento del nervio tibial*

  En arco del sóleo:
  - Dolor y entumecimiento del pie y el talón, más dolor en la pantorrilla
  - Sensibilidad y signo de Tinel positivo del nervio tibial debajo del arco del sóleo (5 cm distal a la fosa poplítea)
  - Aumento del dolor en la pantorrilla con flexión plantar activa

  En síndrome del túnel del tarso:
  - Dolor que empeora por la noche
  - Dolor en el talón y toda la superficie plantar, aunque el talón puede salvarse si el nervio calcáneo medial diverge proximal al retináculo flexor
  - La dorsiflexión y la eversión pasivas causan dolor
  - Prueba de triple compresión (o de dorsiflexión/eversión) positiva
  - Dolor durante la dorsiflexión del tobillo con rodilla extendida y cadera en flexión (elevación de la pierna recta), que se reduce al retirar la flexión de cadera

- *Fascitis plantar*
  - Inicio insidioso
  - Dolor del «primer paso»

  - Sensibilidad en la inserción del retináculo flexor en el calcáneo y desde el tubérculo anterior del calcáneo hasta las articulaciones metatarsofalángicas
  - Disminución del rango de movimiento de extensión del dedo gordo del pie

- *Tendinopatía calcánea (de Aquiles)*
  - Sensibilidad a la palpación en área posterior de la inserción del tendón calcáneo (de Aquiles)

- *Bursitis retrocalcánea*
  - Sensibilidad a la palpación en área medial y lateral, o ambos, del tendón calcáneo
  - Sensibilidad a lo largo de la vaina del tendón (tenosinovitis)

- *Osteomielitis (infección)*
  - Fiebre, aumento de leucocitos, aumento de la velocidad de sedimentación globular (VSG)
  - Gammagrafía ósea o resonancia magnética que muestra aumento de la captación y edema

- *Quiste ganglionar*
  - Resonancia magnética o ecografía que muestra la estructura quística

REFERENCIAS BIBLIOGRÁFICAS

1. Trescot AM, Abipp F. *Peripheral nerve entrapments: clinical diagnosis and management.* Springer, 2016.

2. Martin R, Martin HD, Kivlan BR. Nerve entrapment in the hip region: current concepts review. *Int J Sports Phys Ther*, 2017;12:1163-1173.

3. Latinovic R, Gulliford MC, Hughes RAC. Incidence of common compressive neuropathies in primary care. *J Neurol Neurosurg Psychiatry*, 2006;77: 263-265.

4. Orellana-Donoso M, et al. Neural entrapments associated with musculoskeletal anatomical variations of the upper limb: Literature review. *Transl Res Anat*, 2021;22:100094.

5. Selvy M, et al. The safety of medications used to treat peripheral neuropathic pain, part 1 (antidepressants and antiepileptics): review of double-blind, placebo-controlled, randomized clinical trials. *Expert Opin Drug Saf*, 2020;19:707-733.

6. Evoy KE, et al. Abuse and Misuse of Pregabalin and Gabapentin: A Systematic Review Update. *Drugs*, 2020. doi:10.1007/s40265-020-01432-7.

7. Moisset X, Pereira B, Bouhassira D, Attal N. Pregabalin: a better neuropathic pain treatment in rodents than in humans. *Pain*, 2020;161: 2425-2427.

8. Federico CA, Mogil JS, Ramsay T, Fergusson DA, Kimmelman J. A systematic review and meta-analysis of pregabalin preclinical studies. *Pain*, 2020;161:684-693.

9. Modrak M, Sundem L, Gupta R, Zuscik MJ, Elfar J. Pharmacological Attenuation of Electrical Effects in a Model of Compression Neuropathy. *JBJS*, 2019;101;523-530.

10. Baranowski AP. Nerve Blocks in Palliative Care. *Br J Cancer*, 2006;94:178.

11. Sessions J, Nickerson DS. Biologic Basis of Nerve Decompression Surgery for Focal Entrapments in Diabetic Peripheral Neuropathy. *J Diabetes Sci Technol*, 2014;8:412-418.

12. Karl HW, Tick H, Sasaki KA. Non-pharmacologic Treatment of Peripheral Nerve Entrapment. En: Trescot AM, ed. Peripheral Nerve Entrapments: Clinical Diagnosis and Management. Springer International Publishing, 2016: p. 27-34. doi:10.1007/978-3-319-27482-9_5.

13. Nee RJ, Jull GA, Vicenzino B, Coppieters MW. The validity of upper-limb neurodynamic tests for detecting peripheral neuropathic pain. *J Orthop Sports Phys Ther*, 2012;42:413-424.

14. Urban LM, MacNeil BJ. Diagnostic Accuracy of the Slump Test for Identifying Neuropathic Pain in the Lower Limb. *J Orthop Sports Phys Ther*, 2015;45;596-603.

15. Coppieters MW, Stappaerts KH, Everaert DG, Staes FF. Addition of test componentsduring neurodynamic testing: effect on range of motion and sensory responses. *J Orthop Sports Phys Ther*, 2001:31:7.

16. Baselgia LT, Bennett DL, Silbiger RM, Schmid AB. Negative Neurodynamic Tests DoNot Exclude Neural Dysfunction in Patients With Entrapment Neuropathies. *Arch Phys Med Rehabil*, 2017;98:480-486.

17. Schmid AB, Nee RJ, Coppieters MW. Reappraising entrapment neuropathies -Mechanisms, diagnosis and management. *Man Ther*, 2013;18:6:449-57. doi:10.1016/j.math.2013.07.006.

18. Baron R. Neuropathic pain: a clinical perspective. *Handb Exp Pharmacol*, 2009;194:3-30.

19. Baron R, Forster M, Binder A. Subgrouping of patients with neuropathic pain accordingto pain-related sensory abnormalities: a first step to a stratified treatment approach. *Lancet Neurol*, 2012;11:999-1005.

20. Baumgartner U, Magerl W, Klein T, Hopf H C, Treede RD. Neurogenic hyperalgesiaversus painful hypoalgesia: two distinct mechanisms of neuropathic pain. *Pain*, 2002;96:141-151.

21. Dailiana ZH, Mehdian H, Gilbert A. Surgical Anatomy of Spinal Accessory Nerve: Is Trapezius Functional Deficit Inevitable after Division of the Nerve? *J Hand Surg*, 2001;26:137-141.

22. Nystrom NA, Champagne LP, Freeman M, Blix E. Surgical fasciectomy of the trapezius muscle combined with neurolysis of the Spinal accessory nerve; results and long-term follow-up in 30 consecutive cases of refractory chronic whiplash syndrome. *J Brachial Plex Peripher Nerve Inj*. 2010;5:7.

23. Oosterwijck JV, Nijs J, Meeus M, Paul L. Evidence for central sensitization in chronic whiplash: A systematic literature review. *Eur J Pain*, 2013;17:299-312.

24. Popovski V, et al. Spinal accessory nerve preservation in modified neck dissections: surgical and functional outcomes. *Acta Otorhinolaryngol Ital*, 2017;37:368-374.

25. Chandawarkar RY, Cervino AL, Pennington GA. Management of iatrogenic injury to the spinal accessory nerve. *Plast Reconstr Surg*, 2003;111:611-617; discussion 618-619.

26. ÜstünÖzek S. Isolated long thoracic nerve injury case presentation: a sports injury. *Acta Neurol Belg*, 2020; 120:199-200.

27. Williams AA, Smith HF. Anatomical entrapment of the dorsal scapular and long thoracic nerves, secondary to brachial plexus piercing variation. *Anat Sci Int*, 2020;95:67-75.

28. Srikumaran U, et al. Scapular Winging: A Great Masquerader of Shoulder Disorders: AAOS Exhibit Selection. *J. Bone Joint Surg. Am.*2014;96:e122.

29. Safran MR. Nerve injury about the shoulder in athletes, part 1: suprascapular nerve and axillary nerve. *Am J Sports Med*, 2004;32:803-819.

30. Neal S, Fields KB. Peripheral nerve entrapment and injury in the upper extremity. *Am Fam Physician* 2010;81:147-155.

31. Hertel R, Lambert SM, Ballmer FT. The deltoid extension lag sign for diagnosis and grading of axillary nerve palsy. *J Shoulder Elbow Surg*, 1998;7:97-99.

32. López-Cubas C. *Neurodinámica en la Práctica Clínica.* Zérapi. 2016.

33. Georgakopoulos B, Lasrado S. Anatomy, Head and Neck, Inter-scalene Triangle. En: *StatPearls*. StatPearls Publishing, 2020.

34. Demondion X, et al. Thoracic Outlet. *Am J Roentgenol*, 2000;175:417-422.

35. Dahlstrom KA, Olinger AB. Descriptive Anatomy of the Interscalene Triangle and the Costoclavicular Space and Their Relationship to Thoracic Outlet Syndrome: A Study of 60 Cadavers. *J Manipulative Physiol Ther*, 2012;35:396-401.

36. Arnhjort T, et al. The importance of the costoclavicular space in upper limb primary deep vein thrombosis, a study with magnetic resonance imaging (MRI) technique enhanced by a blood pool agent. *Eur J Intern Med*, 2014;25:545-549.

37. Gu G, et al. Costoclavicular ligament as a novel cause of venous thoracic outlet syndrome: from anatomic study to clinical application. *Surg Radiol Anat*, 2020;42:865-870.

38. Duarte FH, Zerati AE, Gornati VC, Nomura C, Puech-Leão P. Normal Costoclavicular Distance as a Standard in the Radiological Evaluation of Thoracic Outlet Syndrome in the Costoclavicular Space. *Ann Vasc Surg*, 2020. doi:10.1016/j.avsg.2020.09.060.

39. Hassan AU, et al. Thoracic outlet syndrome, anatomical and surgical perspective. *JK Sci*, 2011;13:57.

40. Sanders RJ, Rao NM. The forgotten pectoralis minor syndrome: 100 operations for pectoralis minor syndrome alone or accompanied by neurogenic thoracic outlet syndrome. *Ann Vasc Surg*, 2010;24:701-708.

41. Freischlag J, Orion K. Understanding Thoracic Outlet Syndrome. *Scientifica* vol. 2014 e248163 https://www.hindawi.com/journals/scientifica/2014/248163/ (2014).

42. Jones MR, et al. Thoracic Outlet Syndrome: A Comprehensive Review of Pathophysiology, Diagnosis, and Treatment. *Pain Ther*, 2019;8:5-18.

43. Povlsen S, Povlsen B. Diagnosing Thoracic Outlet Syndrome: Current Approaches and Future Directions. *Diagnostics*, 2018;8:21.

44. OzudogruCelik T, et al. Neurodynamic evaluation and nerve conduction studies in patients with forward head posture. *Acta Neurol Belg*, 2020;20:621-628.

45. Gillard J, et al. Diagnosing thoracic outlet syndrome: contribution of provocative tests, ultrasonography, electrophysiology, and helical computed tomography in 48 patients. *Joint Bone Spine*, 2001;68:416-424.

46. Genova A, Dix O, Saefan A, Thakur M, Hassan A. Carpal tunnel syndrome: a review of literature. *Cureus*, 2020;12.

47. Golovchinsky V. Peripheral Entrapment Syndromes. En: Double-Crush Syndrome. Springer, 2000; p. 1-88.

48. de Oliveira GAD, Bernardes JM, de Souza Santos E, Dias A. Carpal tunnel syndrome during the third trimester of pregnancy: prevalence and risk factors. *Arch Gynecol Obstet*, 2019;300:623-631.

49. Vasiliadis A, Charitoudis G, Kantas T, Giovanidis G, Biniaris G. On the Severity of Carpal Tunnel Syndrome: Metabolic Syndrome or Obesity. *Open Access Maced J Med Sci*, 2020;8:606-610.

50. Kandaswamy RS. A case of carpal tunnel syndrome in patient with rheumatoid arthritis. En: *MedEspera: the 8th Internat. Medical Congress for Students and Young Doctors:* abstract book. Chişinău: S. n. 2020.

51. Miller MD, Thompson SR. *Miller's Review of Orthopaedics E-Book.* Elsevier Health Sciences, 2019.

52. Gallas A, et al. Carpal Tunnel Syndrome Caused by a Ganglion Cyst of the Wrist: Report of a Case and Review of Literature. *Asian J Res Surg*, 2019;1-5.

53. Halverson J, Pierre-Jerome C, Kettner N. Carpal Tunnel Syndrome Secondary to Ganglion Cyst, with Denervation of Abductor Pollicis Brevis. *SN Compr Clin Med*, 2020;1-4.

54. Zanette G, Cacciatori C, Tamburin S. Central sensitization in carpal tunnel syndrome with extraterritorial spread of sensory symptoms. *Pain*, 2010;148:227-236.

55. Nora DB, Becker J, Ehlers JA, Gomes I. Clinical features of 1039 patients with neurophysiological diagnosis of carpal tunnel syndrome. *Clin Neurol Neurosurg*, 2004;107:64-69.

56. Tucker AT, et al. Comparison of vibration perception thresholds in individuals with diffuse upper limb pain and carpal tunnel syndrome. *Pain*, 2007;127:263-269.

57. Ma H, et al. A longitudinal fMRI research on neural plasticity and sensory outcome of carpal tunnel syndrome. *Neural Plast*, 2017;2017:5101925.

58. Zhang D, Chruscielski CM, Blazar P, Earp BE. Accuracy of Provocative Tests for Carpal Tunnel Syndrome. *J Hand Surg Glob Online*, 2020;2:121-125.

59. Phalen GS. The carpal-tunnel syndrome. Clinical evaluation of 598 hands. *Clin Orthop*, 1972;3:29-40.

60. Werner RA, Bir C, Armstrong TJ. Reverse Phalen's maneuver as an aid in diagnosing carpal tunnel syndrome. *Arch Phys Med Rehabil*, 1994;75:783-786.

61. Cunha TAL, Oliveira Filho OMD, Ribeiro MB. Phalen test positivation time and its correlation with electroneuromyography. *Acta Ortopédica Bras*, 2020;28:114-116.

62. Durkan JA. A new diagnostic test for carpal tunnel syndrome. *J Bone Jt Surg Am*, 1991;73:535-8.

63. Čebron U, Curtin CM. The scratch collapse test: A systematic review. *J Plast Reconstr Aesthet Surg*, 2018; 71:1693-1703.

64. Cheng CJ, Mackinnon-Patterson B, Beck JL, Mackinnon SE. Scratch collapse test for evaluation of carpal and ulnar tunnel syndrome. *J Hand Surg*, 2008;33:1518-1524.

65. Bueno-Gracia E, et al. Validity of the Upper Limb Neurodynamic Test 1 for the diagnosis of Carpal Tunnel Syndrome. The role of structural differentiation. *Man Ther*, 2016;22:190-195.

66. Vanti C, et al. The Upper Limb Neurodynamic Test 1: intra- and intertester reliability and the effect of several repetitions on pain and resistance. *J Manipulative Physiol Ther*, 2010;33:292-299.

67. Vanti C, et al. Upper Limb Neurodynamic Test 1 and symptoms reproduction in carpal tunnel syndrome. A validity study. *Man Ther*, 2011;16:258-263.

68. Vanti C, et al. Relationship between interpretation and accuracy of the upper limb neurodynamic test 1 in carpal tunnel syndrome. *J Manip. Physiol Ther* 2012;35:54-63.

69. Jepsen JR, Laursen LH, Hagert CG, Kreiner S, Larsen AI. Diagnostic accuracy of the neurological upper limb examination II: relation to symptoms of patterns of findings. *BMC Neurol*, 2006;6:10.

70. Hartz CR, Linscheid RL, Gramse RR, Daube JR. The pronator teres syndrome: compressive neuropathy of the median nerve. *J Bone Joint Surg Am*, 1981;63:885-90.

71. Fuss FK, Wurzl GH. Median nerve entrapment. Pronator teres syndrome. *Surg Radiol Anat*, 1990;12:267-271.

72. Suranyi L. Median nerve compression by Struthers ligament. *J Neurol Neurosurg Psychiatry*, 1983;46:1047-1049.

73. Mizia E, et al. An anatomical investigation of rare upper limb neuropathies due to the Struthers' ligament or arcade: A meta-analysis. *Folia Morphol*, 2020.

74. Caetano EB, et al. Struthers'ligament and supracondylar humeral process: an anatomical study and clinical implications. *Acta Ortop Bras*, 2017;25:137-142.

75. Swiggett R, Ruby LK. Median nerve compression neuropathy by the lacertus fibrosus: report of three cases. *J Hand Surg*, 1986;11:700-703.

76. Snoeck O, et al. The lacertus fibrosus of the biceps brachii muscle: an anatomical study. *Surg Radiol Anat*, 2014;36:713-719.

77. Nigst H, Dick W. Syndromes of compression of the median nerve in the proximal forearm (pronator teres syndrome; anterior interosseous nerve syndrome). *Arch Orthop Trauma Surg*, 1979;93:307-312.

78. Cabrera Viltres N, et al. Síndrome de atrapamiento del nervio interóseo anterior. *Rev Cuba Ortop Traumatol*, 2011;25:117-127.

79. Mont-Marin GD, Laulan J, Nen DL, Bacle G. Topographic anatomy of structures liable to compress the median nerve at the elbow and proximal forearm. *Orthop Traumatol Surg Res*, 2021. doi:10.1016/j.otsr.2021.102813.

80. Bozentka DJ. Cubital tunnel syndrome pathophysiology. *Clin Orthop*, 1998:90-94.

81. Staples JR, Calfee R. Cubital tunnel syndrome: current concepts. *JAAOS-J. Am Acad Orthop Surg,* 2017;25:e215-e224.

82. Helfenstein M. Jr. Uncommon compressive neuropathies of upper limbs. Best Pract. *Res Clin Rheumatol,* 2020;34:101516.

83. Aleksenko D, Varacallo M. *Guyon Canal Syndrome.* Treasure Island, StatPearls Publishing (FL): 2021

84. Bo Tang J. Radial tunnel syndrome: definition, distinction and treatments. *J Hand Surg Eur.* 2020;45:882-889.

85. Shamrock AG. *Radial Tunnel Syndrome.* Treasure Island (FL), StatPearls Publishing: 2020.

86. Moradi A, Ebrahimzadeh MH, Jupiter JB. Radial Tunnel Syndrome, Diagnostic and Treatment Dilemma. *Arch Bone Jt Surg,* 2015;3:156-162.

87. Petersen CM, et al. Upper limb neurodynamic test of the radial nerve: a study of responses in symptomatic and asymptomatic subjects. *J Hand Ther Off J Am Soc Hand Ther,* 2009;22:53; quiz 354.

88. Karri J, Singh M, Orhurhu V, Joshi M, Abd-Elsayed A. Pain Syndromes Secondary to Cluneal Nerve Entrapment. *Curr Pain Headache Rep,* 2020;24:61.

89. Chiba Y, et al. Association between intermittent low-back pain and superior clúneo nerve entrapment neuropathy. *J Neurosurg Spine,* 2016;24:263-267.

90. Hahn L. Clinical findings and results of operative treatment in ilioinguinal nerve entrapment syndrome. *Br J Obstet Gynaecol,* 1989;96:1080-1083.

91. Regino WO, Rodríguez EBM, Mindiola AJL. El costo de ignorar el signo de Carnett. Reporte de caso y revisión de la literatura. *Rev Colomb Gastroenterol,* 2017;32:75-81.

92. Srinivasan R, Greenbaum DS. Chronic abdominal wall pain: a frequently overlooked problem: Practical approach to diagnosis and management. *Am J Gastroenterol,* 2002;7:824-830.

93. Ferzli GS, Edwards ED, Khoury GE. Chronic pain after inguinal herniorrhaphy. *J Am Coll Surg,* 2007;205:333-341.

94. Harms BA, DeHaas DR, Starling JR. Diagnosis and management of genitofemoral neuralgia. *Arch Surg,* 1984;119:339-341.

95. Parisi TJ, Mandrekar J, Dyck PJB, Klein CJ. Meralgia paresthetica: relation to obesity, advanced age, and diabetes mellitus. *Neurology,* 2011;77:1538-1542.

96. Van Slobbe AM, Bohnen AM, Bernsen RMD, Koes BW, Bierma-Zeinstra SMA. Incidence rates and determinants in meralgia paresthetica in general practice. *J Neurol,* 2004;251:294-297.

97. Nouraei SR, Anand B, Spink G, O'Neill KS. A novel approach to the diagnosis and management of meralgia paresthetica. *Neurosurgery,* 2007;60:696-700.

98. Coffey R, Gupta V. Meralgia Paresthetica. En *StatPearls* Treasure Island (FL): StatPearls Publishing, 2020.

99. Cheatham SW, Kolber MJ, Salamh PA. Meralgia paresthetica: a review of the literature. *Int J Sports Phys Ther,* 2013;8:883-893.

100. Butler DS. *The neurodynamic techniques: a definitive guide from the Noigroup team.* Noigroup publications, 2005.

101. Vázquez MT, Murillo J, Maranillo E, Parkin IG, Sanudo J. Femoral nerve entrapment: a new insight. *Clin Anat Off J Am Assoc Clin Anat Br Assoc Clin Anat* 2007;20:175-179.

102. Park JA, Lee SH, Koh KS, Song WC. Femoral nerve split with variant iliacus muscle: a potential source of femoral nerve entrapment. *Surg Radiol Anat,* 2020;42:1255-1257.

103. House JH, Ahmed K. Entrapment neuropathy of the infrapatellar branch of the saphenous nerve: A new peripheral nerve entrapment syndrome? *Am J Sports Med,* 1977;5:217-224.

104. Trainor K, Pinnington MA. Reliability and diagnostic validity of the slump knee bend neurodynamic test for upper/mid lumbar nerve root compression: a pilot study. *Physiotherapy,* 2011;97:59-64.

105. Lai WH, Shih YF, Lin PL, Chen WY, Ma HL. Specificity of the femoral slump test for the assessment of experimentally induced anterior knee pain. *Arch Phys Med Rehabil,* 2012;93:2347-2351.

106. Lai WH, Shih YF, Lin PL, Chen WY, Ma HL. Normal neurodynamic responses of the femoral slump test. *Man Ther,* 2012;17:126-132.

107. Lin PL, Shih YF, Chen WY, Ma HL. Neurodynamic responses to the femoral slump test in patients with anterior knee pain syndrome. *J Orthop Sports Phys Ther,* 2014;44:350-357.

108. Litwiller JP, Wells RE, Halliwill JR, Carmichael SW, Warner MA. Effect of lithotomy positions on strain of the obturator and lateral femoral cutaneous nerves. *Clin Anat. NYN,* 2004;17:45-49.

109. Bradshaw C, McCrory P, Bell S, Brukner P. Obturator nerve entrapment: a cause of groin pain in athletes. *Am J Sports Med,* 1997;25:402-408.

110. Karasaki T, Nakagawa T, Tanaka N. Obturator hernia: the relationship between anatomical classification and the Howship-Romberg sign. *Hernia,* 2014;18:413-416.

111. Handayani S, Hasibuan NA, Ramadhani P. The Application of The Nearest Neighbor Algorithm in Detecting Appendicitis Disease. *IJICS Int J Inform Comput Sci* 2018;2.

112. Quaghebeur J, Wyndaele JJ, De Wachter S. Pain areas and mechanosensitivity in patients with chronic pelvic pain syndrome: a controlled clinical investigation. *Scand J Urol,* 2017;51:414-419.

113. Nickel JC, Berger R, Pontari M. Changing Paradigms for Chronic Pelvic Pain. *Rev Urol,* 2006;8:28-35.

114. Andersen KV, Bovim G. Impotence and nerve entrapment in long distance amateur cyclists. *Acta Neurol Scand,* 1997;95:233-240.

115. Rana Al-Jumah M, Shah KB. Pudendal Neuralgia. *Interv Manag Chronic Visc Pain Syndr,* 2020,E-Book 53.

116. Kiel J, Kaiser K. *Tarsal Tunnel Syndrome StatPearls.* Treasure Island (FL) StatPearls Publishing: 2018.

117. Williams EH, Rosson GD, Hagan RR, Hashemi SS, Dellon AL. Soleal sling syndrome (proximal tibial nerve compression): results of surgical decompression. *Plast Reconstr Surg,* 2012;129:454-462.

118. Ahmad M, Tsang K, Mackenney PJ, Adedapo AO. Tarsal tunnel syndrome: a literature review. *Foot Ankle Surg,* 2012;18:149-152.

119. Edwards WG, Lincoln CR, Bassett FH, Goldner JL. The tarsal tunnel syndrome: diagnosis and treatment. *JAMA,* 1969;207:716-720.

120. Antoniadis G, Scheglmann K. Posterior Tarsal Tunnel Syndrome. *Dtsch Ärztebl Int,* 2008;105:776-781.

121. Trepman E, Kadel NJ, Chisholm K, Razzano L. Effect of foot and ankle position on tarsal tunnel compartment pressure. *Foot Ankle Int,* 1999;20:721-726.

122. Abouelela AAKH, Zohiery AK. The triple compression stress test for diagnosis of tarsal tunnel syndrome. *Foot Edinb Scotl,* 2012;22:146-149.

123. Weishaupt D, Zanetti M. MR imaging of the forefoot: Morton neuroma and differential diagnoses. En: *Semin Musculoskelet Radiol,* 2005;9(3):175-186

124. Dakkak YJ, Niemantsverdriet E, van der Helm-van AH, Reijnierse M. Increased frequency of intermetatarsal

and submetatarsal bursitis in early rheumatoid arthritis: a large case-controlled MRI study. *Arthritis Res Ther,* 2020;22:1-10.

125. Schon LC, Baxter DE. Neuropathies of the foot and ankle in athletes. *Clin Sports Med,* 1990;9:489-509.

126. Bencardino J, Rosenberg ZS, Beltran J, Liu X, Marty-Delfaut E. Morton's neuroma: is it always symptomatic? *Am J Roentgenol,* 2000;175:649-653.

127. Padua L, Coraci D, Gatto DM, Glorioso D, Lodispoto F. Relationship Between Sensory Symptoms, Mulder's Sign, and Dynamic Ultrasonographic Findings in Morton's Neuroma. *Foot Ankle Int,* 2020;41:1474-1479.

128. Rodrigues RN, Lopes AA, Torres JM, Mundim MF, Silva LLG. Compressive neuropathy of the first branch of the lateral plantar nerve: a study by magnetic resonance imaging. *Radiol Bras,* 2015;48:368-372.

129. Baxter DE, Pfeffer GB, Thigpen M. Chronic heel pain. Treatment rationale. *Orthop Clin North Am,* 1989; 20: 563-569.

130. Baxter DE, Pfeffer GB. Treatment of chronic heel pain by surgical release of the first branch of the lateral plantar nerve. *Clin Orthop,* 1992;279:229-236.

131. Dirim B, Resnick D, Ozenler NK. Bilateral Baxter's neuropathy secondary to plantar fasciitis. Med Sci Monit Int *Med J Exp Clin Res,* 2010;16:53.

132. Albrektsson B, Rydholm A, Rydholm U. The tarsal tunnel syndrome in children. *J Bone Joint Surg Br,* 1982;64:215-217.

133. Rappaport WD, et al. Clinical utilization and complications of sural nerve biopsy. *Am J Surg,* 1993;166:252-256.

134. Birbilis TH, Ludwig HC, Markakis E. Neuropathy of the sural nerve caused by external pressure. *Acta Neurochir (Wien),* 2000;142:951-952.

135. George BM, Nayak S. Sural nerve entrapment in gastrocnemius muscle - A case report. *Neuroanatomy,* 2007; 6:41-42.

136. Malik RA, et al. Sural nerve pathology in diabetic patients with minimal but progressive neuropathy. *Diabetologia,* 2005;48:578-585.

137. Lezak B, Massel DH, Varacallo M. Peroneal Nerve Injury. En: *StatPearls.* Treasure Island (FL): 2020.

138. O'Neill PJ, Parks BG, Walsh R, Simmons LM, Miller SD. Excursion and strain of the superficial peroneal nerve during inversion ankle sprain. *J Bone Joint Surg Am,* 2007;89:979-986.

139. DiDomenico LA, Masternick EB. Anterior tarsal tunnel syndrome. *Clin Podiatr Med Surg,* 2006;23:611-620.

140. de Leeuw PAJ, Golanó P, Blankevoort L, Sierevelt IN, van Dijk CN. Identification of the superficial peroneal nerve. *Knee Surg Sports Traumatol Arthrosc,* 2016;24:1381-385.

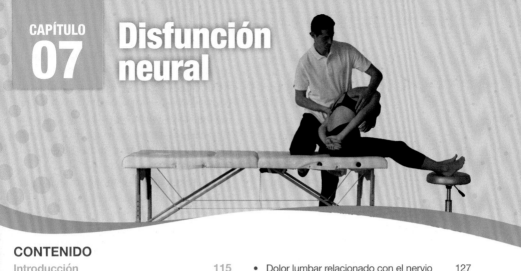

CAPÍTULO
07

Disfunción neural

CONTENIDO

Introducción   115

El sistema nervioso: anatomía
y biomecánica   115
• Consideraciones anatómicas   116
• Consideraciones mecánicas   117

Mecanosensibilidad y disfunción
neural   119

Evidencia científica e interpretación
de las pruebas neurodinámicas   120
• Reproducción de los síntomas   122
• Diferenciación estructural   122
• Asimetría   123
• Diferencias respecto a la norma   124
• Espasmo muscular   124
• Examen físico   125
• Evidencia externa   125

Evidencia científica de la movilización
neural como técnica de tratamiento   126

• Dolor lumbar relacionado con el nervio   127
• Dolor de cuello y brazo relacionado
   con los nervios   128
• Síndrome del túnel del carpo   128
• Epicondilalgia lateral   128
• Otras condiciones clínicas   128
• Otros resultados terapéuticos
   de la neurodinámica   128
   › Ganancia de fuerza
   › Reducción de la espasticidad
   › Ganancia de flexibilidad muscular
   › Regeneración nerviosa
   › Mejora de la conducción nerviosa
   › Modulación del dolor en pacientes con artrosis
   › Modulación del dolor en pacientes con
     fibromialgia
   › Mejora de la fonación

Aplicación funcional   130
Referencias bibliográficas   131

Introducción

El objetivo de la neurodinámica es reducir la mecanosensibilidad neural clínica, la cual es una causa frecuente de síntomas en los pacientes y la principal característica de la disfunción neural. A lo largo de este capítulo, se revisan varias consideraciones anatómicas y mecánicas relevantes del sistema nervioso, así como la evidencia científica una que fundamenta la movilización del sistema nervioso como herramienta diagnóstica y terapéutica dirigida al manejo adecuado de la mecanosensibilidad neural.

El sistema nervioso: anatomía y biomecánica

El sistema nervioso periférico del cuerpo humano se compone de cientos de miles de células nerviosas (neuronas y células gliales) que están rodeadas por capas de tejido conectivo. Los diferentes troncos nerviosos periféricos conectan el encéfalo y la médula espinal con todos los músculos, glándulas, vasos sanguíneos y otras estructuras del organismo por medio de neuronas motoras, o motoneuronas (somáticas o autonómicas), y neuronas sensitivas (fig. 7-1).

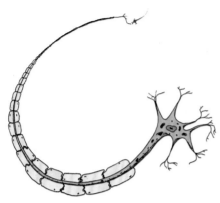

FIGURA 7-1 • Representación artística de una neurona.

Los nervios periféricos presentan diferencias estructurales notables con el sistema nervioso central. Los axones están envueltos, organizados y protegidos en su trayecto a lo largo del cuerpo por varias capas de tejido conectivo. Las fibras nerviosas se reúnen formando haces o fascículos diferenciados por el endoneuro. Los fascículos se agrupan y quedan envueltos por el perineuro, una capa más elástica. El epineuro es la membrana externa que recubre todos los fascículos del nervio. Por su superficie discurren los vasos longitudinales propios del nervio, que llegan dentro de una doble hoja llamada mesoneuro[1].

Entre otras funciones, estas capas proporcionan las propiedades mecánicas del nervio periférico y justifican la condición de continuidad del sistema nervioso, que constituye una de las bases de la neurodinámica. Esta continuidad se produce en los niveles anatómico, mecánico, químico y eléctrico. La disposición del tejido conectivo proporciona la continuidad anatómica y mecánica. La continuidad electroquímica responde a las capacidades de conducción eléctrica axónica y al uso compartido de neurotransmisores en las sinapsis o relaciones interneuronales.

Consideraciones anatómicas

Los axones de los nervios periféricos están constituidos por el axolema, la membrana que envuelve el axón y el axoplasma, en el que se encuentran y se distribuyen diferentes proteínas. El citoesqueleto del axón, a modo de refuerzo del axolema, lo constituyen los microfilamentos, mientras que los orgánulos celulares y otras proteínas, como los neurofilamentos y microtúbulos, se distribuyen a lo largo del axón[2,3].

Las **células de Schwann** son células gliales estrechamente asociadas a los axones, a los que circundan en íntima proximidad, recubriéndolos con su citoplasma. Estas células desempeñan diferentes funciones en el sistema nervioso periférico, entre las que destacan:

- Median químicamente, a través de la expresión de citocinas como el factor de necrosis tumoral α (TNF-α) para permitir a los axones el aumento de la distancia internodal[4] y, así, la adaptación a la elongación axónica con relación al crecimiento normal de los miembros durante el desarrollo, pero también cuando se somete el nervio a estiramiento[5,6].

- Sintetizan la vaina de mielina, una membrana lipídica y proteica que funciona a modo de aislante eléctrico de parte de los axones del sistema nervioso periférico. Según sea el diámetro del axón, las células de Schwann desarrollan una función diferente. En los axones de pequeño diámetro, las células de Schwann son amielínicas y proporcionan un soporte físico a las fibras y las aíslan eléctricamente. Los axones de mayor diámetro están envueltos por células de Schwann mielínicas y disponen de bandas circulares amielínicas, denominadas **nodos de Ranvier**, para una conducción eléctrica más veloz, la cual se denomina conducción saltatoria[2].

- En las terminaciones axónicas y en los botones sinápticos de las uniones neuromusculares aportan un soporte fisiológico para el mantenimiento de la homeostasis iónica de la sinapsis[2].

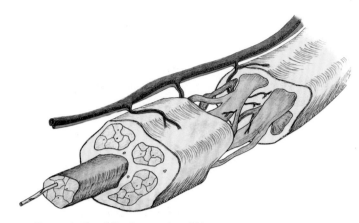

FIGURA 7-2 • Representación artística de un nervio periférico.

Otro aspecto a destacar, desde el punto de vista anatómico y fisiológico y estrechamente relacionado con la función neuronal, es la síntesis de proteínas y su transporte axónico[3,7]. Un transporte deficiente de proteínas a lo largo del axón puede dar lugar a un ciclo de degeneración y muerte celular[8,9]. Asimismo, se ha demostrado que, después de una lesión en los nervios periféricos, la señalización a través del transporte axónico retrógrado es responsable de iniciar la cascada de acciones químicas que desencadenan los procesos de degeneración y regeneración del nervio, cuando esto es posible[10-12]. De esta manera, el transporte axónico es un objetivo importante cuando se pretende estimular la regeneración del nervio periférico[13] (fig. 7-2).

Consideraciones mecánicas

Las diferentes funciones del sistema nervioso se ven comprometidas si la mecánica del sistema nervioso (su capacidad de asumir la tensión, la compresión, la torsión, etc.) no es correcta, como cuando está sometido a un exceso de tensión mantenida o cuando los tejidos circundantes constriñen en exceso el paso de los nervios a su través. La relación entre patomecánica y fisiopatología también ocurre a la inversa, de forma que, si se afecta la fisiología del sistema nervioso, sus propiedades mecánicas también se ven afectadas[14].

Las principales propiedades biomecánicas de los nervios periféricos se relacionan con la presencia de tejido colágeno y líquidos. Debido a la diversidad de tipos de colágeno de sus capas de tejido conectivo, los nervios periféricos tienen una capacidad viscoelástica que les permite resistir las cargas mecánicas como los cambios en la longitud, la compresión y la tracción.

La **resistencia a la tracción** es más característica de las capas perineurales y endoneurales, mientras que el epineuro, la capa más superficial, es más resistente a las fuerzas de compresión[15,16] (fig. 7-3). La respuesta a la tracción mecánica se produce, por tanto, desde el interior hacia las capas más externas, mientras que en la compresión sucede lo contrario. Esto significa que las cargas mecánicas de tracción afectarán principalmente a las estructuras más profundas en los nervios periféricos[17]. Estudios en los que se somete a tensión el nervio ciático de ratas muestran cómo la estructura nerviosa empieza a fallar en el perineuro, seguido de los axones y el endoneuro y, finalmente, la vaina epineural[18,19].

La interacción con los tejidos adyacentes también permite a los nervios periféricos adaptarse a las fuerzas impuestas de cizallamiento, compresión, estiramiento y las combinaciones de estos diferentes tipos de cargas mecánicas[20].

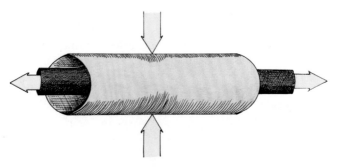

FIGURA 7-3 • Resistencia de las diferentes capas conectivas del nervio a las fuerzas mecánicas de tensión y compresión.

El movimiento articular condiciona una modificación en los tejidos adyacentes, entre los cuales se encuentra el propio nervio. Ante la flexión de dos palancas óseas, el nervio situado en la convexidad del complejo articular en movimiento reacciona al estrés mecánico impuesto, principalmente el longitudinal, cambiando su disposición respecto al resto de tejidos y cuando esta capacidad adaptativa mediada por deslizamientos longitudinales y transversales del nervio se agota, el nervio reacciona deformándose en forma de alargamiento[17,21] (fig. 7-4). La tracción puede provocar, además del desplazamiento del nervio, cambios en la presión dentro del mismo. El incremento de la presión será mayor cuanto mayor sea la proximidad de la articulación en movimiento. La respuesta del tejido neural depende de la magnitud y la duración de la carga mecánica. Alargamientos del 6-8 % durante un período corto provocan cambios fisiológicos transitorios que parecen estar dentro de la tolerancia del tejido normal, mientras que alargamientos del 11 % o más se consideran estados de tensión extrema, y llegan a ocasionar daños a largo plazo[22].

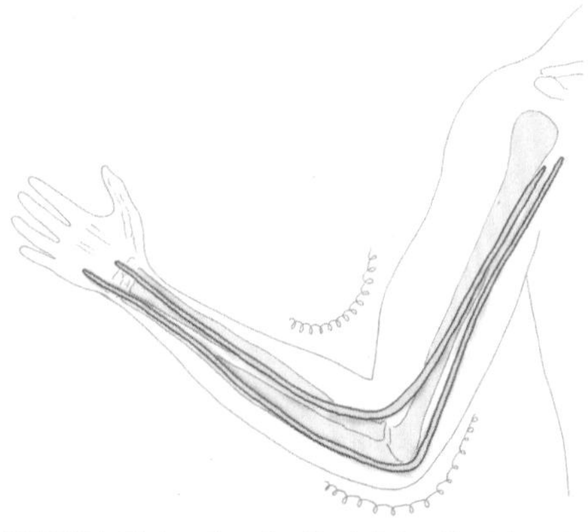

La **compresión del nervio** es otra forma de influir en la fisiología de este a través de cargas mecánicas. Puede ser el resultado de fuerzas extraneurales, como el aplastamiento, o puede ocurrir como consecuencia del aumento de la tensión longitudinal[23]. Las cargas de compresión de escasa magnitud y corta duración pueden dar lugar a cambios estructurales y fisiológicos reversibles. Sin embargo, las magnitudes de compresión altas pueden provocar cambios estructurales en las vainas de mielina y los axones e, incluso, la rotura del nervio[20]. Esto también puede ocurrir con cargas de magnitud escasa cuando se mantiene su aplicación durante un largo período de tiempo[24]. En este caso, los cambios estructurales y funcionales en el nervio se deberán a procesos inflamatorios intraneurales, insuficiencia de riego sanguíneo y a las consecuencias de la isquemia[25,26].

Entre las funciones mermadas por una patomecánica deficiente del sistema nervioso destaca la **vascularización del tejido neural** por medio de los vasos neurales (*vasa ner-*

FIGURA 7-4 • Organización de la tensión del nervio acorde a su disposición en la concavidad o la convexidad del complejo articular.

vorum). Diferentes estudios han demostrado el efecto sobre la circulación sanguínea intraneural del estiramiento del nervio periférico: un estiramiento de un 8 % durante 30 min produce un descenso del 50 % en la circulación sanguínea intraneural; si el estiramiento es del 8,8 % durante 1 h, el descenso es del 70 %, y si el estiramiento es del 15 % durante 30 min, se produce un bloqueo del 80-100 % en la circulación sanguínea[27,28].

No obstante, hay que señalar que, en la práctica, el estiramiento del nervio no se produce con relación directa al estiramiento muscular en las técnicas habituales de estiramiento. El desplazamiento de los nervios ocurre en gran proporción, y la respuesta habitual de los nervios periféricos al estiramiento muscular incluye una disminución de la rigidez del nervio y un aumento de los umbrales de presión del dolor[29].

La **conducción nerviosa** también puede verse afectada por los excesos de carga mecánica. Los axones y las células de Schwann tienen una relación íntima con el endoneuro y también pueden afectarse por las cargas mecánicas. Los cambios en la vaina de mielina, la modificación de la estructura del nodo de Ranvier y la reducción de la densidad de los canales de sodio son algunas de las reacciones de estas estructuras a las cargas mecánicas excesivas. Los nervios sometidos a un 8 % de tensión presentan bloqueos de conducción reversibles que si la tensión se eleva al 16 %, llegan a ser irreversibles en la mitad de los casos[30-32]. Si se suma el efecto del mantenimiento del estímulo mecánico, se ha demostrado que un estiramiento/tensión del 6 % de un nervio periférico mantenido durante 1 h provoca un descenso del 70 % en los potenciales de acción, mientras que un estiramiento/tensión del 12 % durante 1 h produce un bloqueo completo de la conducción[33].

Las cargas mecánicas también pueden influir en la fisiología del nervio y la respuesta a la lesión por otros modos, como las células progenitoras, la migración neuronal, la elon-gación axónica, la sinaptogénesis y el desarrollo de las redes neuronales, factores que son, todos, fundamentales en la regeneración de los nervios periféricos[1,34,35].

Otra función cardinal comprometida por una capacidad mecánica deficiente del sistema nervioso, que justifica la principal orientación terapéutica de la neurodinámica, objeto de esta obra, es la **mecanosensibilidad neural**[36-40]. Un nervio con una capacidad mermada de movimiento respecto a sus tejidos circundantes, con relación a unas condiciones mecánicas adversas, presentará una predisposición a responder a los estímulos mecánicos de forma generalmente exagerada. Condicionará, de este modo, una situación clínica que se caracteriza por un dolor neuropático caracterizado por la mecanosensibilidad neural.

Gracias a los avances tecnológicos en métodos de imagen, que permiten medir con mayor precisión la capacidad de deslizamiento de los nervios, la medición de esta disfunción mecánica del tejido neural demuestra la correlación clínica de este hallazgo. A modo de ejemplo, el desplazamiento longitudinal del nervio mediano difiere significativamente entre pacientes con radiculopatía cervical y voluntarios asintomáticos, diferencia que desaparece después de 3 meses de tratamiento conservador con fisioterapia. La mejora del desplazamiento nervioso se correlaciona con la mejora de los signos y síntomas clínicos[41].

Mecanosensibilidad y disfunción neural

Entre los principales mecanismos periféricos por los que un nervio periférico puede ser fuente de dolor, destacan los procesos que se hayan detrás del dolor neuropático somático y el axonopático. El primero de estos, denominado **dolor troncular** o **dolor somático neuropático**, conlleva una mecanosensibilidad neural sin axonopatía relacionada con un proceso de inflamación y nocicepción, mientras que el otro mecanismo, reconocido como **do-**

lor disestésico, sí tiene relación con cambios patológicos en las neuronas contenidas en el nervio periférico, y conlleva una desorganización somatosensorial compleja[42].

El dolor somático neuropático se produce por un aumento de la actividad de los nociceptores responsables de la inervación de las cubiertas conectivas del nervio, tras su sensibilización mecánica o química. Después de una lesión traumática, como una compresión enérgica, se desencadena una reacción inflamatoria asociada a edema, lo que aumenta la tensión mecánica impuesta al nervio periférico[14,43-45]. Como consecuencia de esta situación química y mecánica desfavorable, el tronco nervioso se comporta como un nociceptor sensibilizado, generando descargas en respuesta a estímulos mecánicos de baja intensidad. La mecanosensibilidad del nervio periférico sin axonopatía (sin que la afectación del nervio llegue a ser daño axónico), característica del dolor somático neuropático, puede deberse a este proceso de inflamación neurógena mediado por los *nervi nervorum*.

Aunque, y manteniendo la referencia a su inicio o procedencia anatómica, el dolor troncular siga recibiendo la denominación de neuropático (el nervio como estructura incluye, además de células nerviosas, el conjunto de tejido conectivo que las envuelve), hay que insistir en que, dadas las diferencias notables fisiopatológicas con el dolor neuropático axonopático, es necesario diferenciar estos procesos.

El **dolor disestésico** aparece como consecuencia del desarrollo de zonas hiperexcitables en el axón o en el ganglio de la raíz dorsal. Estas zonas, relacionadas con axonopatía y desmielinización segmentaria, se conocen como «zonas generadoras de impulsos anómalos» o AIGS (*abnormal impulse generating sites*) y aparecen en respuesta a una lesión directa o por una situación inflamatoria propia del nervio o por difusión de agentes inflamatorios procedentes de los tejidos blandos cercanos lesionados. Debido al desarrollo de estas AIGS, el nervio muestra una mayor sensibilización a diferentes tipos de estímulos que pueden ser mecánicos, como la compresión o el estiramiento, o químicos por exposición a tóxicos, como consecuencia de la isquemia por la presencia de mediadores de la inflamación o neurotransmisores como la noradrenalina.

En cualquier caso, el aumento de la mecanosensibilidad neural, característico del comportamiento disfuncional del tejido nervioso, es un hallazgo clínicamente relevante en la evaluación del dolor propiamente relacionado con el sistema nervioso.

El reconocimiento de los signos físicos relacionados con la mecanosensibilidad neural propuestos por Hall y Elvey[36] (fig. 7-5) se plantea como objetivo de la exploración del paciente con dolor potencialmente relacionado con el sistema nervioso como origen.

Evidencia científica e interpretación de las pruebas neurodinámicas

La combinación de movimientos durante una prueba neurodinámica pretende valorar las capacidades mecánicas y la fisiología de una parte del sistema nervioso[46], atendiendo especialmente a la mecanosensibilidad del tejido neural[39,40,47-50]. Para esto, persigue la reproducción de los síntomas neurogénicos en una determinada área corporal. Una vez reproducidos, mantiene esa área corporal inmóvil y valora los cambios provocados por el movimiento de una articulación involucrada en la prueba, pero situada a distancia del área sintomática.

Esta maniobra de diferenciación tisular neural, habitualmente denominada **diferenciación estructural**, señala al tejido neural como origen de los síntomas. Su justificación se basa en la continuidad anatómica y mecánica del sistema nervioso, al tratarse de un componente preferiblemente sin relación estructural o mecánica directa con el área sintomática, excepto por medio del sistema nervioso[39]. Este

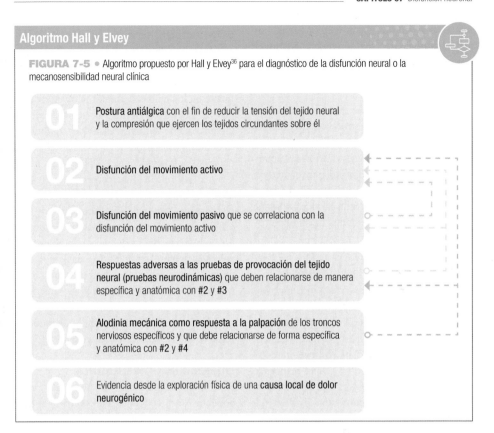

Algoritmo Hall y Elvey

FIGURA 7-5 • Algoritmo propuesto por Hall y Elvey[36] para el diagnóstico de la disfunción neural o la mecanosensibilidad neural clínica

01 **Postura antiálgica** con el fin de reducir la tensión del tejido neural y la compresión que ejercen los tejidos circundantes sobre él

02 Disfunción del movimiento activo

03 **Disfunción del movimiento pasivo** que se correlaciona con la disfunción del movimiento activo

04 **Respuestas adversas a las pruebas de provocación del tejido neural (pruebas neurodinámicas)** que deben relacionarse de manera específica y anatómica con #2 y #3

05 **Alodinia mecánica como respuesta a la palpación** de los troncos nerviosos específicos y que debe relacionarse de forma específica y anatómica con #2 y #4

06 Evidencia desde la exploración física de una **causa local de dolor neurogénico**

componente diferenciador produce cambios a distancia que afectan mecánicamente al tejido neural y, en menor medida, al resto de estructuras musculoesqueléticas.

Sin embargo, la diferenciación estructural es insuficiente para asegurar la relación entre los resultados de la prueba neurodinámica y el sistema nervioso como origen de los síntomas. De hecho, la necesaria implicación de las diferentes estructuras musculoesqueléticas durante los movimientos de una prueba neurodinámica hace que no sea prudente afirmar que esta prueba refleja directamente la función mecánica del sistema nervioso[46].

La prueba neurodinámica, además, no tiene un carácter patognomónico[51], ya que la información obtenida no apunta hacia un síndrome o enfermedad concretos[52]. Son múltiples los estudios en esta dirección que han intentado medir la capacidad diagnóstica de estas pruebas, algunos de estos con relación al síndrome del túnel del carpo[53-55], la radiculopatía cervical[56] o el dolor neuropático en los miembros superiores[57] e inferiores[58]. La prueba neurodinámica evalúa clínicamente la mecanosensibilidad del tejido neural y es hacia la valoración de esta mecanosensibilidad hacia donde resulta óptimo dirigir la atención durante la exploración[37-40].

Sin aunar los resultados con la información extraída del examen subjetivo y el físico, la prueba neurodinámica solo aporta información sobre la sensibilidad relacionada con un determinado movimiento[52]. Los resultados obtenidos con esta deben interpretarse siempre en el contexto de los mecanismos del dolor, ya que, en función del estado de sensibilidad del sistema nervioso central, su significado y su relevancia diferirán considerablemente[59]. Al añadir a esto la provocación frecuente de síntomas neurogénicos en personas asintomáticas[60-65], se entiende la dificultad que existe para definir qué es una prueba neurodinámica positiva y para su interpretación en el contexto clínico[66].

Así pues, es asumible que la información obtenida al realizar una prueba neurodinámica puede señalar el aumento de la sensibilidad de una parte del sistema nervioso a la solicitación mecánica o un compromiso mecánico de esta. A continuación, se revisan las diversas hipótesis que la bibliografía ha descrito para atribuir valor a los resultados de la exploración neurodinámica[66].

Reproducción de los síntomas

Para que la respuesta provocada mediante los movimientos que constituyen la prueba neurodinámica pueda considerarse clínicamente relevante, debe emular, al menos parcialmente, los síntomas referidos por el paciente como parte de su problema[52,67]. Una respuesta con diferencias cualitativas considerables con la clínica del paciente, como una distribución topográfica distinta de los síntomas, no es necesariamente indicativa de anomalía.

No obstante, no existe acuerdo en cuanto a la interpretación de las respuestas a las pruebas neurodinámicas cuando estas no concuerdan con los síntomas presentados por el paciente. Shacklock[46] defiende que esta situación, a la que denomina **respuesta anómala asintomática**, puede ser relevante en tres circunstancias:

- En pacientes con una pérdida de sensibilidad
- Al sugerir la necesidad de una exploración neurodinámica más precisa y específica, o
- Al presentar una situación de transición entre los estados de normalidad y alteración

En cualquier caso, una reproducción de síntomas que concuerde con la presentada por el paciente no es un medidor fiable de su relevancia, sobre todo si se atiende a la presentación frecuente de respuestas neurogénicas normales en personas asintomáticas[60-65].

La semejanza en la distribución topográfica de los síntomas con las descritas clásicamente en los mapas dermatómicos y de campos de inervación de los nervios periféricos tampoco debe animar a establecer prematuramente una relación de causalidad con una neuropatía. La evidencia actual muestra razones para asumir la alta frecuencia de presentación extraterritorial del dolor neuropático: dos terceras partes de los pacientes con síndrome del túnel del carpo experimentan dolor fuera del territorio del nervio mediano[68,69], solo una tercera parte de los pacientes con radiculopatía cervical o lumbar tiene síntomas en un patrón dermatómico[70], y los déficits motores (frecuentemente asociados a los síndromes neuropáticos) también se producen fuera de la distribución del nervio afectado[71].

Diferenciación estructural

En estudios anatómicos, los diferentes componentes de una prueba neurodinámica han demostrado su influencia mecánica sobre el sistema nervioso[72-74]. La adición consecutiva y sumativa de esta serie de componentes articulares se relaciona, a su vez, con la progresión en la aparición de respuestas sensoriales durante la realización de la prueba[75].

La capacidad de modificar la respuesta de los síntomas provocados mediante esta serie de componentes (al modificar uno de estos movimientos en articulaciones situadas a distancia del área sintomática) proporciona una información primordial en la definición de positividad de la prueba neurodinámica. Las maniobras de diferenciación tisular neural o diferenciación estructural, tienen un efecto significativo sobre la respuesta de la prueba, que incluso en individuos sanos y asintomáticos se presenta en términos de rango de movimiento[62,76]. Una diferenciación estructural positiva no significa necesariamente una prueba neurodinámica positiva, pero es uno de los hallazgos más aceptados en la implicación del tejido neural como fuente predominante, respecto al resto de tejidos musculoesqueléticos, de los síntomas del paciente[52,62,77-82].

Además de los movimientos que se consideran componentes básicos de cada prueba neurodinámica, los **movimientos de sensibilización**, utilizados para añadir más tensión a una parte del sistema nervioso, también se pueden usar para la diferenciación estructural cuando se seleccionan los movimientos más distantes del área sintomática.

La **posición escapular** ha demostrado tener un impacto significativo en los resultados de las pruebas neurodinámicas del miembro superior en individuos sanos asintomáticos. La adición de depresión escapular hace que las pruebas neurodinámicas del miembro superior sean más enérgicas y su sustracción como componente de diferenciación estructural puede ser apropiada cuando los movimientos cervicales, habitualmente utilizados para diferenciar estructuralmente la aparición de síntomas distales, están limitados o contraindicados[79].

Boyd[83] ha demostrado que la **dorsiflexión del tobillo** durante la prueba de elevación de la pierna recta induce de forma prematura la activación muscular distal y reduce el movimiento de flexión de la cadera, respecto a la prueba realizada sin añadir este componente sensibilizador. La sustracción de la dorsiflexión del tobillo cuando la prueba neurodinámica de elevación de la pierna recta evoca síntomas lumbares es una maniobra de diferenciación estructural.

Además de con fines diagnósticos, el uso de las maniobras de diferenciación estructural puede aplicarse para optimizar el desarrollo de técnicas de tratamiento cuando su efecto discriminatorio permite centrar la tensión en una estructura concreta. Los **estiramientos musculares** son un claro ejemplo de esto. El estiramiento de la musculatura isquiotibial puede requerir componentes articulares en el tobillo o la zona toracolumbar para evitar que los tejidos neuroconectivos, principalmente el nervio ciático, limiten prematuramente la posición para llegar al estiramiento muscular[84,85]. Por otro lado, el estiramiento del pectoral mayor podría producir tensión en el nervio mediano en la mitad de las personas. Añadir diferenciación estructural en la técnica de estiramiento podría proporcionar información sobre la estructura que recibe tensión y optimizar así su desarrollo[82].

Asimetría

Las diferencias en la respuesta a la prueba neurodinámica entre el lado sintomático y el asintomático (o menos sintomático) pueden aportar información relacionada con la anomalía local en la sensibilidad y el compromiso mecánico del sistema nervioso, o los dos. No obstante, hay que tener en cuenta que diferencias pequeñas en la respuesta entre el miembro derecho e izquierdo no deben considerarse necesariamente anómalas.

Lohkamp[60] defiende que las diferencias en el **rango de movilidad**, la **frecuencia** y la **naturaleza de la respuesta sensorial** entre el brazo dominante y el no dominante durante las pruebas neurodinámicas del miembro superior 1 y 2A puede ser normales, algo que hay que tener en cuenta al evaluar los resultados de las pruebas neurodinámicas. Boyd[86] ha demostrado que, en la prueba neurodinámica del miembro superior 1, la diferencia intraindividuo entre los miembros debe ser superior o igual a 10° para superar el rango de asimetría común. Covill[87] calculó la diferencia necesaria para tener en cuenta la asimetría más allá del error aleatorio de medición, y obtuvo para cada prueba neurodinámica del miembro superior los siguientes valores: mediano 27°, radial 20° y ulnar 21°. Estos resultados muestran que los valores entre los miembros tienen una correlación baja, y que puede ser normal que en una persona existan diferencias de movimiento entre ambos en las pruebas neurodinámicas.

En el miembro inferior, las diferencias entre derecha e izquierda, al menos las obtenidas con la prueba de elevación de la pierna recta, parecen tener mayor significado clínico, ya que se ha demostrado que las diferencias obtenidas en personas sanas asintomáticas son pequeñas. En concreto, existe una seguridad del 95 % de que las diferencias entre los miembros durante esta prueba están por debajo de 11 ° en el 90 % de la población general de personas sanas; además, no está sujeta a factores demográficos[88].

La **dominancia manual** también puede tener un efecto sobre la respuesta a las pruebas neurodinámicas del miembro superior, lo que puede comprometer el procedimiento clínico de comparación del rango de movilidad de un lado respecto al lado opuesto. La dominancia manual se ha asociado significativamente a una mayor restricción del rango de movilidad en extensión del codo durante la prueba neurodinámica del miembro superior 1. De este modo, la clínica aparece con una extensión menor de codo en el miembro superior con dominancia manual, lo que da lugar a una asimetría clínicamente detectable[89]. Sin embargo, estudios posteriores defienden que la extensión del codo y la magnitud de la respuesta sensorial son componentes fiables de la prueba neurodinámica del miembro superior (ULNT1) y que estos componentes no son diferentes entre los lados dominante y no dominante en la población asintomática[81]. Despreciando este efecto de la dominancia manual, la valoración neurodinámica puede dar lugar a interpretaciones clínicas erróneas.

Diferencias respecto a la norma

Diversos estudios realizados en personas sanas asintomáticas han definido la respuesta considerada normal a diferentes pruebas neurodinámicas: ULNT1[63,86,90], ULNT2A[63], ULNT2B[63], ULNT3[65,91-93], prueba de *slump*[64], elevación de la pierna recta[76,94] y las sensibilizaciones específicas hacia el nervio tibial[95], el nervio fibular (peroneo)[96] y el nervio sural[97]. Estas respuestas sensoriales neurogénicas son hallazgos frecuentes en individuos sanos y deben tenerse en cuenta al interpretar los resultados de la exploración neurodinámica[88]. En el capítulo dedicado a las pruebas neurodinámicas se ilustran las zonas de respuestas sensoriales en personas sanas asintomáticas para cada uno de los exámenes.

Espasmo muscular

La aparición de un espasmo muscular como determinante del final de la prueba neurodinámica es un hallazgo frecuente[77,78,98,99]. Lo es, incluso, la aparición de cantidades pequeñas de actividad involuntaria de los músculos, observada en concreto en los isquiotibiales y que llegan a reducir el rango de movimiento pasivo de la cadera durante la prueba de elevación de la pierna recta[100].

La aparición de dolor y la hiperactividad del trapecio superior son respuestas normales durante las ULNT y ambas respuestas suelen aparecer asociadas[99]. Esta información tiene interés clínico, ya que la diferenciación estructural, que normalmente se realiza en el punto de primera aparición de dolor, puede verse alterada por una manifestación anticipada del espasmo muscular. En ese supuesto, la diferenciación estructural debe realizarse una vez que aparece la hipertonía muscular, siendo innecesario (y en ocasiones peligroso) seguir añadiendo componentes hasta la aparición de dolor. Asociadas a las pruebas neurodinámicas también pueden aparecer otras respuestas motoras anómalas relacionadas con descargas espontáneas de los nervios sometidos a estrés mecánico[42,44,101].

Desde el punto de vista terapéutico, los cambios en la función motora después de la aplicación de movilización del sistema nervioso están siendo motivo de estudio y aplicación, al ayudar al desarrollo de fuerza y rendimiento deportivo. Por ejemplo, se ha demostrado que las técnicas neurodinámicas proporcionan un aumento inmediato del rendimiento del salto vertical y se pueden utilizar de forma segura para proporcionar un aumento inmediato del rendimiento de las personas sin patología en los miembros inferiores[102].

También, la neurodinámica se utiliza en el tratamiento de pacientes con daño cerebral adquirido como método para inhibir la espasticidad del bíceps braquial, además de para reducir la mecanosensibilidad observada en el miembro superior afectado[103-105].

Examen físico

La forma de aplicación práctica de las pruebas neurodinámicas durante el examen físico puede condicionar la respuesta y, por tanto, la interpretación de los resultados.

La influencia del **orden de los movimientos** o **secuenciación de los componentes** de la prueba neurodinámica puede modificar la respuesta clínica a la exploración[47,106-108]. Sin embargo, se ha demostrado que la variación de la secuencia de movimientos no modifica de forma sustancial el desplazamiento o la tensión del nervio ciático o el mediano en la posición final de la prueba de elevación de la pierna recta[107] y la prueba neurodinámica del miembro superior 1[106], respectivamente. Los autores de esos estudios concluyen que las diferencias en la respuesta clínica a la modificación de la secuenciación de la prueba no se deben a diferencias de tensión en la posición final de los exámenes[107]. Estos cambios pueden relacionarse con un mayor tiempo de exposición a la elongación del tejido neural, con diferencias en el deslizamiento neural, o con el hecho de que el paciente tenga una representación central del movimiento en un orden determinado con mayor o menor relación con la secuencia valorada[106].

Otro dato para considerar a la hora de interpretar los resultados de la valoración neurodinámica dentro del examen físico es el **tipo de exploración** que precede a la realización de las pruebas, así como el efecto de la **repetición de la prueba** neurodinámica sobre el rango de movilidad valorado. Vanti[109] ha demostrado el efecto de repetir en cinco ocasiones la prueba neurodinámica del miembro superior 1, obteniendo como resultado una mejora progresiva, estadísticamente significativa, del rango en todos los parámetros de la primera a la repetición final.

Un **uso apropiado del lenguaje** es, a su vez, un aspecto relevante a tener en cuenta. La percepción del dolor durante una prueba de provocación clínica se ve influida, no solo por los procesos patobiológicos, sino también por las creencias y las expectativas del paciente. Así lo demostró Coppieters[110] al valorar los resultados obtenidos en un experimento en el que la información aportada a personas a quienes se les había provocado dolor experimental y una técnica para su evaluación teórica difería dirigiendo verbalmente la atención al «músculo» o al «nervio» como objeto de la prueba.

Evidencia externa

Se han utilizado pruebas de imagen, como la **resonancia magnética** y la **ecografía**, para observar la disposición anatómica del sistema nervioso y la presencia de hallazgos relacionados con procesos inflamatorios e, incluso, se ha podido analizar cómo los nervios se deslizan respecto a las estructuras adyacentes[50,111-123].

No obstante, el problema de las técnicas de imagen es que no aportan información sobre la mecanosensibilidad neural en sí. Proporcionan información sobre el modo en que se mueve el nervio o sobre su estado inflamatorio, pero no de la sensibilidad al estímulo mecánico, que solo puede detectarse clínicamente mediante la palpación y las pruebas neurodinámicas.

También se ha intentado relacionar los resultados de las pruebas neurodinámicas con las **pruebas neurológicas**[40]. Tanto el examen físico neurológico (evaluación clínica de la sensibilidad, la fuerza muscular y los reflejos) como las pruebas electroneurofisiológicas (electroneurografía, electromiografía, potenciales evocados) basan su valoración en identificar cambios en la función aferente o eferente del nervio, como cambios en la conducción nerviosa[124]. Un nervio inflamado, por ejemplo, puede presentar una gran sensibilidad a los estímulos mecánicos[125], como la compresión y el estiramiento (y, por tanto, responder a las pruebas neurodinámicas), pero la velocidad de conducción a través de la región inflamada puede ser prácticamente normal[49]. Por tanto, la exploración neurológica puede pasar por alto lesiones de los nervios que se caracterizan por un aumento de la sensibilidad a estímulos mecánicos.

Una vez expuesto todo lo relativo a la interpretación de las pruebas neurodinámicas, se entiende que difícilmente se debe atribuir a la ligera un significado a la aparición de síntomas durante la realización de las mismas[51]. La suma de información en respuesta a las hipótesis planteadas de reproducción de síntomas, diferenciación estructural, asimetría, diferencias respecto a la norma, espasmo muscular y evidencia externa, y su relación con el resto de los hallazgos obtenidos en el examen subjetivo y físico del paciente, van a determinar el significado final de los resultados obtenidos en el contexto clínico[66].

Evidencia científica de la movilización neural como técnica de tratamiento

La aplicación terapéutica de la movilización neural persigue restablecer la **homeostasis** en el nervio y su alrededor[126], mediante la normalización del equilibrio entre el movimiento relativo de los tejidos neurales y sus interfases mecánicas circundantes. La plausibilidad biológica y la evidencia clínica sugieren que estos efectos mecánicos se relacionan con el descenso de la mecanosensibilidad del sistema nervioso, entre otros efectos neurofisiológicos asociados, como los hemodinámicos o los relacionados con fenómenos inflamatorios.

La neurodinámica ha demostrado reducir el edema intraneural[127]. Esta disminución está respaldada por estudios en cadáveres no embalsamados, en los que se demostró la capacidad de la movilización neural para dispersar el líquido intraneural inflamatorio[26,128-130]. Ya que la isquemia del nervio contribuye a los síntomas neurogénicos[131], la disminución del edema intraneural es importante especialmente en el tratamiento de los síndromes de atrapamiento nervioso[27,132,133], como el síndrome del túnel del carpo[134]. Además del dolor, otros parámetros sensoriales, como la discriminación de dos puntos, el tacto fino o la respuesta a la prueba de Tinel, también pueden beneficiarse de la movilización neural[135].

Las técnicas de movilización neural constituyen una forma de intervención segura, fácil y rápida[136] que puede realizar manualmente el fisioterapeuta o activamente el propio paciente. Producen beneficios clínicamente relevantes en cuanto a la intensidad del dolor, en la percepción de mejora del paciente y en las limitaciones de las actividades en seguimiento a corto plazo comparado con estar activo[136].

Diversos aspectos modifican la respuesta del paciente al tratamiento neurodinámico y uno de estos es la **duración del tratamiento**. Bialosky[137] compara el efecto sobre el dolor asociado al síndrome del túnel del carpo de una técnica neurodinámica real respecto a otro método simulado de movilización neural. Los resultados de este ensayo controlado aleatorizado (ECA) sugieren que la movilización neurodinámica real, en concreto la técnica de movilización específica del nervio mediano (ULNT1), no es más eficaz que una técnica de tratamiento simulado durante un período de 3 semanas. Sin embargo, la sumación temporal de los cambios favorables solo se observa en el grupo en el que se aplica la movilización neurodinámica real[137], un resultado alentador para emprender estudios con mayores períodos de seguimiento.

Otro aspecto que define la respuesta del paciente es la **detección del subgrupo de pacientes** que pueden mejorar. La identificación de aquellos más propensos a que mejore su dolor y su mecanosensibilidad neural al aplicar la movilización del sistema nervioso, es un aspecto que tiene un interés especial para la ciencia, y un hallazgo de aplicación directa a la clínica. Los pacientes agrupados como afectados por un «dolor neuropático por sensibilización periférica» (siguiendo la clasificación algorítmica del dolor neuropático basada en patomecanismos que subyacen al dolor neuropático de Schäfer[138]) responden en mayor proporción a la movilización neural en cuanto a intensidad del dolor y discapacidad asociada[139]. También, en los pacientes con dolor radicular, la movilización neural es especialmente efectiva en pacientes que reúnen las siguientes características: edad avanzada, ausencia de características de dolor neuropático y rango disminuido en la prueba neurodinámica del nervio mediano[140]. Los estudios presentan una tendencia favorable hacia el uso de la movilización neural en las radiculopatías[141].

Dentro de la bibliografía científica relacionada con el estudio de la eficacia terapéutica de la movilización neural destaca la revisión sistemática llevada a cabo por Richard Ellis[142]. El estudio sostiene que la muestra de los diez ECA revisados es muy heterogénea, y también señala diversos fallos metodológicos, como el uso de diferentes métodos de aplicación para la movilización neural, la heterogeneidad de las variables medidas y los problemas en la aleatorización y cegamiento de la muestra. Después de estas consideraciones, el estudio concluye que, pese a que existe una cierta evidencia en apoyo de la eficacia terapéutica de la movilización neural, especialmente en el cuadrante superior, se necesitan más ECA que respeten una mayor homogeneidad[142]. Como comentario a esta revisión, Shacklock[143] muestra su acuerdo con la mayor parte de los puntos resaltados en la revisión, pero critica el sistema de evaluación según un procedimiento de puntuación especialmente diseñado para este estudio, y sugiere la conveniencia de prestar atención al carácter cualitativo, y no tanto al cuantitativo, de la evaluación. Además, señala que la definición de evidencia limitada aún no se ha acordado con relación a otros criterios estandarizados (*gold standards*).

La revisión sistemática y el metaanálisis de Annalie Basson sobre la efectividad de la movilización neural en afecciones neuromusculoesqueléticas[144] es un referente más actualizado a ese respecto. El estudio concluye que la neurodinámica es eficaz para reducir el dolor y la discapacidad en determinadas afecciones neuromusculoesqueléticas. Las condiciones específicas en las que se puede recomendar (grados de evidencia del JBI [Joanna Briggs Institute]) son: el dolor lumbar relacionado con el nervio, el dolor cervical relacionado con el nervio, el síndrome del túnel del tarso y el dolor plantar del talón. Actualmente, comenta que la evidencia disponible es insuficiente para apoyar el uso de la movilización neural en el síndrome del túnel del carpo, después de la cirugía lumbar y en el síndrome del túnel ulnar.

Dolor lumbar relacionado con el nervio

El dolor lumbar y en el miembro inferior asociado, con características neuropáticas, es un factor de riesgo de cronicidad[145], además de un problema con escasa evidencia de manejo terapéutico efectivo[146,147]. Pacientes con dolor lumbar y de nalga de más de 3 meses de duración y prueba de *slump* positiva mejoran, desde el punto de vista clínico y de forma significativa, en cuanto al dolor y la discapacidad después de la movilización neural[148-150]. Otras formas de movilización neural, como a partir de la elevación de la pierna recta[151], las técnicas dirigidas a abrir los forámenes (agujeros) intervertebrales[152], la elevación de la pierna flexionada[153] y la movilización de los nervios tibial y femoral[154] también conducen a una mejoría del dolor y la discapacidad.

Una revisión reciente sobre la movilización neural del cuadrante inferior para poblaciones sanas y pacientes con dolor lumbar también detectó que la neurodinámica mejora el dolor y la discapacidad[155]. Así pues, la neurodinámica (movilización a partir de la posición de *slump* y la elevación de la pierna recta) es recomendable en pacientes con dolor lumbar y en el miembro inferior asociado, con un nivel A de evidencia de recomendación JBI, tanto por sus resultados clínicos como neurofisiológicos.

Dolor de cuello y brazo relacionado con los nervios

Dada la limitada evidencia para el manejo no quirúrgico del dolor de cuello y brazo relacionado con los nervios[156,157] se recomienda que el tratamiento se dirija a subgrupos específicos[157]. La técnica de deslizamiento lateral cervical para personas con dolor cervical y en miembro superior asociado tiene un efecto positivo clínicamente significativo sobre el dolor[158,159]. Presenta un nivel A de evidencia de recomendación JBI. El efecto de la movilización neural sobre la discapacidad es también positivo[136,160-162], aunque se recomienda que estudios futuros investiguen la función y la discapacidad utilizando medidas de resultado comunes, como el *neck disability index* (NDI)[163] o la escala funcional específica del paciente[164].

Síndrome del túnel del carpo

La movilización neural para el síndrome del túnel del carpo, basándose en los estudios revisados, no muestra efectos significativos para los resultados clínicos evaluados[165]. Estos resultados pueden relacionarse con el uso, en la mayoría de los estudios, de técnicas de tensión neural[166-172] en lugar de métodos de deslizamiento neural[173]. Dada la disminución de la circulación sanguínea en el nervio mediano en el síndrome del túnel del carpo, junto con el aumento de la mecanosensibilidad neural en respuesta a la inflamación local[49,174], el aumento de la tensión en el nervio puede disminuir

aún más la circulación y agravar los síntomas. Las técnicas de deslizamiento neural producen una reducción del edema intraneural en el síndrome del túnel del carpo y una mejora del dolor y la función[127]. Por estos resultados neurofisiológicos presenta un nivel A de evidencia de recomendación JBI[144].

Epicondilalgia lateral

La técnica de deslizamiento lateral cervical mejora el dolor en la epicondilalgia lateral y, por tanto, puede considerarse en el tratamiento del codo de tenista[175]. Debido al alto riesgo de sesgo de otros estudios, a diferencias en las técnicas utilizadas y a los resultados contradictorios[176,177] no es posible realizar recomendaciones firmes sobre el uso de la movilización neural en la epicondilalgia lateral.

Otras condiciones clínicas

La movilización a partir de la elevación de la pierna recta ayuda en los pacientes con dolor plantar del talón y síndrome del túnel del tarso[135,178]. Esta aplicación técnica transmite el movimiento al nervio tibial[179] y tiene un efecto sobre el dolor, la función y el movimiento de pacientes con dolor de talón subcalcáneo[180].

Al estar respaldado por un estudio de bajo riesgo de sesgo, puede recomendarse el uso de la neurodinámica para el dolor plantar del talón y el síndrome del túnel del tarso. En cuanto al efecto de la neurodinámica sobre el dolor lumbar posquirúrgico o el síndrome del túnel ulnar, los estudios revisados[181,182] no destacan beneficio adicional alguno al utilizar movilización neural, además del tratamiento habitual.

Otros resultados terapéuticos de la neurodinámica

Además de la reducción de la mecanosensibilidad neural y el dolor, el uso de la neurodinámica se ha relacionado con otros resultados terapéuticos, obteniéndose prometedores resultados en varios campos.

> Ganancia de fuerza

- La neurodinámica es beneficiosa en el síndrome del túnel del carpo, con resultados superiores respecto a otras terapias de ejercicio y mantenidos a largo plazo en cuanto a mejora de la función y la fuerza[183].
- La movilización neural proporciona efectos positivos con relación al reclutamiento de fibras musculares, aumentando la fuerza y manteniendo la fuerza muscular en voluntarios sanos y con lesión del sistema nervioso periférico[184,185].
- Las técnicas neurodinámicas aumentan de forma inmediata el rendimiento del salto vertical en personas sanas asintomáticas[102].

> Reducción de la espasticidad

- La neurodinámica inhibe la espasticidad del bíceps braquial en el miembro superior afectado en pacientes con daño cerebral adquirido[103-105].

> Ganancia de flexibilidad muscular

- El tratamiento neurodinámico es más eficaz para mejorar la flexibilidad de los músculos isquiotibiales que otros métodos como el estiramiento[186-190].

> Regeneración nerviosa

- La neurodinámica, como técnica de administración graduada de cargas mecánicas al sistema nervioso, ayuda en la recuperación de la función y la regeneración del nervio periférico[191,192].

> Mejora de la conducción nerviosa

- La aplicación pasiva de movilización neural es más eficaz que la aplicación activa para aumentar la velocidad de conducción del nervio mediano en personas sanas[193].
- La movilización neural consigue aumentar la velocidad de conducción nerviosa en pacientes con afectación parética[194].

> Modulación del dolor en pacientes con artrosis

- La neurodinámica aporta analgesia a pacientes con artrosis de la muñeca y la mano[195].
- La movilización del nervio mediano reduce el dolor en la articulación trapezometacarpiana y aumenta la fuerza de agarre en pacientes con artrosis trapezometacarpiana[196,197].

> Modulación del dolor en pacientes con fibromialgia

- Un programa de movilización neurodinámica es eficaz para mejorar el dolor, el estado funcional y la fatiga en pacientes con fibromialgia[198].

> Mejora de la fonación

- La movilización neural de los nervios laríngeos superior e inferior ayuda en el confort fonatorio en pacientes con disfonía[199].

APLICACIÓN FUNCIONAL

A continuación, se muestran diez hallazgos principales que dotan de responsabilidad clínica y relevancia a la mecanosensibilidad neural del paciente:

1. Los síntomas se relacionan con el movimiento y se reducen o desaparecen con el reposo

2. Existen movimientos y/o posturas que aumentan los síntomas y movimientos y/o posturas que reducen los síntomas

3. La modificación de la postura que se relaciona con menos síntomas provoca un aumento de los mismos

4. Los síntomas reproducidos con el movimiento pasivo son similares a los provocados con el movimiento activo

5. La adición de tensión a la porción del sistema nervioso implicada mediante una secuencia específica de componentes articulares de movimiento (prueba neurodinámica) consigue reproducir los síntomas del paciente y la retirada del componente más alejado de la zona sintomática consigue reducirlos

6. La compresión progresiva y/o mantenida del sistema nervioso mediante palpación reproduce los síntomas

7. La compresión súbita del sistema nervioso mediante percusión reproduce los síntomas

8. Además de dolor, la clínica del paciente puede acompañarse de otros síntomas o signos neurológicos, principalmente parestesia, hipoestesia o espasmo muscular

9. El paciente reconoce los síntomas provocados durante la prueba neurodinámica como sus síntomas, es decir, aquellos que identifica como representativos de su problema, que le discapacitan y que constituyen el motivo de consulta

10. Las pruebas complementarias de imagen o electrofisiológicas pueden apoyar la afectación del sistema nervioso

REFERENCIAS BIBLIOGRÁFICAS

1. Zochodne DW. *Neurobiology of Peripheral Nerve Regeneration.* Cambridge: Cambridge University Press; 2008.

2. Mtui E, Gruener G, Fitzgerald MJT. *Clinical Neuroanatomy and Neuroscience.* 5th ed. Filadelfia: Saunders; 2007.

3. Terasaki M, Schmidek A, Galbraith JA, Gallant PE, Reese TS. Transport of cytoskeletal elements in the squid giant axon. *Proc Natl Acad Sci U S A,* 1995;92:11500-11503.

4. Abe I, et al. Internodes can nearly double in length with gradual elongation of the adult rat sciatic nerve. *J Orthop Res,* 2004;22;571-577.

5. Yokota A, Doi M, Ohtsuka H, Abe M. Nerve conduction and microanatomy in the rabbit sciatic nerve after gradual limb lengthening-distraction neurogenesis. *J Orthop Res,* 2003;21:36-43.

6. Hagiwara N, Ikeda K, Higashida H, Tomita K, Yokoyama S. Induction of tumor necrosis factor-alpha in Schwann cells after gradual elongation of rat sciatic nerve. *J Orthop Sci,* 2005;10:614-621.

7. Gallant PE. Axonic protein synthesis and transport. *J Neurocytol,* 2000;29:779-782.

8. Iacobucci GJ, Rahman NA, Valtueña AA, Nayak TK, Gunawardena S. Spatial and temporal characteristics of normal and perturbed vesicle transport. *PLoS One,* 2014;9:e97237.

9. Ström AL, et al. Retrograde axonic transport and motor neuron disease. *J Neurochem,* 2008;106:495-505.

10. Doron-Mandel E, Fainzilber M, Terenzio M. Growth control mechanisms in neuronal regeneration. *FEBS Lett,* 2015;589:1669-1677.

11. Ying Z, Misra V, Verge VM. Sensing nerve injury at the axonic ER: activated Luman/CREB3 serves as a novel axonicly synthesized retrograde regeneration signal. *Proc Natl Acad Sci U S A,* 2014;111:16142-16147.

12. Rishal I, Fainzilber M. Retrograde signaling in axónico regeneration. *Exp Neurol,* 2010;223:5-10.

13. Siu D. A new way of targeting to treat nerve injury. *Int J Neurosci,* 2010;120:1-10.

14. Keir PJ, Rempel DM. Pathomechanics of peripheral nerve loading. Evidence in carpal tunnel syndrome. *J Hand Ther,* 2005;18:259-269.

15. Millesi H, Zoch G, Reihsner R. Mechanical properties of peripheral nerves. *Clin Orthop Relat Res,*1995;76-83.

16. Butler DS. Adverse mechanical tension in the nervous system: a model for assessment and treatment. *Aust J Physiother,* 1989;35:227-238.

17. Bueno FR, Shah SB. Implications of tensile loading for the tissue engineering of nerves. *Tissue Eng Part B Rev,* 2008;14:219-233.

18. Georgeu GA, et al. Investigating the mechanical shear-plane between core and sheath elements of peripheral nerves. *Cell Tissue Res,* 2005;320:229-234.

19. Tillett RL, Afoke A, Hall SM, Brown RA, Phillips JB. Investigating mechanical behaviour at a core-sheath interface in peripheral nerve. *J Peripher Nerv Syst,* 2004;9:255-262.

20. Topp KS, Boyd BS. Peripheral nerve: from the microscopic functional unit of the axon to the biomechanically loaded macroscopic structure. *J Hand Ther,* 2012;25:142-151.

21. Topp KS, Boyd BS. Structure and biomechanics of peripheral nerves: nerve responses to physical stresses and implications for physical therapist practice. *Phys Ther,* 2006;86:92-109.

22. Boyd BS, Puttlitz C, Gan J, Topp KS. Strain and excursion in the rat sciatic nerve during a modified straight leg raise are altered after traumatic nerve injury. *J Orthop Res,* 2005;23:764-770.

23. Franze K. The mechanical control of nervous system development. *Development,* 2013;40:3069-3077.

24. Schmid AB, Coppieters MW, Ruitenberg MJ, McLachlan EM. Local and remote immune-mediated inflammation after mild peripheral nerve compression in rats. J *Neuropathol Exp Neurol,* 2013;72:662-680.

25. Rydevik BL, et al. Effects of acute, graded compression on spinal nerve root function and structure. An experimental study of the pig cauda equina. *Spine (Phila Pa 1976),* 1991;16:487-493.

26. Igarashi T, Yabuki S, Kikuchi S, Myers RR. Effect of acute nerve root compression on endoneurial fluid pressure and blood flow in rat dorsal root ganglia. *J Orthop Res,* 2005;23;(2):420-424.

27. Ogata K, Naito M. Blood flow of peripheral nerve effects of dissection, stretching and compression. *J Hand Surg Br,* 1986;11:10-14.

28. Driscoll PJ, Glasby MA, Lawson GM. An in vivo study of peripheral nerves in continuity: biomechanical and physiological responses to elongation. *J Orthop Res,* 2002;20:(2):370-375.

29. Thomas E, et al. Peripheral Nerve Responses to Muscle Stretching: A Systematic Review. *J. Sports Sci Med,* 2021;20:258-267.

30. Jou IM, Lai KA, Shen CL, Yamano Y. Changes in conduction, blood flow, histology, and neurological status following acute nerve-stretch injury induced by femoral lengthening. *J Orthop Res,* 2000;18:149-155.

31. Li J, Shi R. A device for the electrophysiological recording of peripheral nerves in response to stretch. *J Neurosci Methods,* 2006;154:102-108.

32. Ichimura H, et al. Distribution of sodium channels during nerve elongation in rat peripheral nerve. *J Orthop Sci,* 2005;10:214-220.

33. Wall EJ, et al. Experimental stretch neuropathy. Changes in nerve conduction under tension. *J Bone Joint Surg Br,* 1992;74:126-129.

34. Ayali A. The function of mechanical tension in neuronal and network development. *Integr Biol,* 2010;2:178-182.

35. Cullen DK, Lessing MC, LaPlaca MC. Collagen-dependent neurite outgrowth and response to dynamic deformation in three-dimensional neuronal cultures. *Ann Biomed Eng,* 2007;35:835-846.

36. Hall TM, Elvey RL. Nerve trunk pain: physical diagnosis and treatment. *Man Ther,* 1999;4:63-73.

37. Jaberzadeh S, Zoghi M. Mechanosensitivity of the median nerve in patients with chronic carpal tunnel syndrome. *J Bodyw Mov Ther,* 2013;17:157-164.

38. Nee RJ, Jull GA, Vicenzino B, Coppieters MW. The validity of upper-limb neurodynamic tests for detecting peripheral neuropathic pain. *J Orthop Sports Phys Ther,* 2012;42:413-424.

39. Ellis R. Re: «Upper Limb Neural Tension and Seated Slump Tests: The False Positive Rate Among Healthy Young Adults without Cervical or Lumbar Symptoms» Daves et al. *J Man Manip Ther,* 2009;16:136-141. *J Man Manip Ther* 2009;7:104.

40. Schmid AB, et al. Reliability of clinical tests to evaluate nerve function and mechanosensitivity of the upper limb peripheral nervous system. *BMC Musculoskelet Disord,* 2009;10:11.

41. Thoomes E, Ellis R, Dilley A, Falla D, Thoomes-de Graaf M. Excursion of the median nerve during a contra-lateral cervical lateral glide movement in people with and without cervical radiculopathy. *Musculoskelet Sci Pract*, 2021;52:102349.

42. Asbury AK, Fields HL. Pain due to peripheral nerve damage: an hypothesis. *Neurology*, 1984;34:1587-1590.

43. Dahlin LB. Aspects on pathophysiology of nerve entrapments and nerve compression injuries. *Neurosurg Clin North Am*, 1991;2:21-29.

44. Lundborg G, Dahlin LB. Anatomy, function, and pathophysiology of peripheral nerves and nerve compression. *Hand Clin*, 1996;12:185-193.

45. Rempel D, Dahlin L, Lundborg G. Pathophysiology of nerve compression syndromes: response of peripheral nerves to loading. *J Bone Joint Surg Am*, 1999;81:1600-1610.

46. Shacklock MO. Clinical Neurodynamics: A New System of Musculoskeletal Treatment. Oxford: Butterworth-Heinemann; 2005.

47. Coppieters MW, Stappaerts K, Janssens K, Jull G. Reliability of detecting «onset of pain» and «submaximal pain» during neural provocation testing of the upper quadrant. *Physiother Res Int*, 2002;7:146-156.

48. Kuslich SD, Ulstrom CL, Michael CJ. The tissue origin of low back pain and sciatica: a report of pain response to tissue stimulation during operations on the lumbar spine using local anesthesia. *Orthop Clin North Am*, 1991;22:181.

49. Dilley A, Lynn B, Pang SJ. Pressure and stretch mechanosensitivity of peripheral nerve fibres following local inflammation of the nerve trunk. *Pain*, 2005;117:462-472.

50. Greening J, Dilley A, Lynn B. In vivo study of nerve movement and mechanosensitivity of the median nerve in whiplash and non- specific arm pain patients. *Pain*, 2005;115:248-253.

51. López-Cubas C. Significado de la Positividad de las Pruebas Neurodinámicas. En: *Neurodinámica y Lesiones Nerviosas Periféricas*. Madrid: ONCE Escuela Universitaria de Fisioterapia; 2014;99-108.

52. Butler DS, Matheson J. *The Sensitive Nervous System*. Adelaida: Noigroup Publications; 2000.

53. Vanti C, et al. Upper Limb Neurodynamic Test 1 and symptoms reproduction in carpal tunnel syndrome. A validity study. *Man Ther*, 2011;16:258-263.

54. Coppieters MW, Alshami AM, Hodges PW. An experimental pain model to investigate the specificity of the neurodynamic test for the median nerve in the differential diagnosis of hand symptoms. *Arch Phys Med Rehabil*, 2006;87:1412-1417.

55. Vanti C, et al. Relationship between interpretation and accuracy of the upper limb neurodynamic test 1 in carpal tunnel syndrome. *J Manip Physiol Ther*, 35;54-63.

56. Wainner RS, et al. Reliability and diagnostic accuracy of the clinical examination and patient self-report measures for cervical radiculopathy. *Spine (Phila Pa 1976)*, 2003;28:52-62.

57. Koulidis K, Veremis Y, Anderson C, Heneghan NR. Diagnostic accuracy of upper limb neurodynamic tests for the assessment of peripheral neuropathic pain: a systematic review. *Musculoskelet Sci Pract*, 2019;40:21-33.

58. Urban LM, MacNeil BJ. Diagnostic Accuracy of the Slump Test for Identifying Neuropathic Pain in the Lower Limb. *J Orthop Sports Phys Ther*, 2015;45:596-603.

59. Beneciuk JM, Bishop MD, George SZ. Pain catastrophizing predicts pain intensity during a neurodynamic test for the median nerve in healthy participants. *Man Ther*, 2010;15:370-375.

60. Lohkamp M, Small K. Normal response to Upper Limb Neurodynamic Test 1 and 2A. *Man Ther*, 2011;16:125-130.

61. Lai WH, Shih YF, Lin PL, Chen WY, Ma HL. Normal neurodynamic responses of the femoral slump test. *Man Ther*, 2012;17:126-132.

62. Herrington L, Bendix K, Cornwell C, Fielden N, Hankey K. What is the normal response to structural differentiation within the slump and straight leg raise tests? *Man Ther*, 2008;13:289-294.

63. Petersen CM, et al. Upper limb neurodynamic test of the radial nerve: a study of responses in symptomatic and asymptomatic subjects. *J Hand Ther*, 2009;22:53; quiz 354.

64. Walsh J, Flatley M, Johnston N, Bennett K. Slump test: sensory responses in asymptomatic subjects. *J Man Manip Ther*, 2007;15:231-238.

65. Martínez MD, Cubas CL, Girbés EL. Ulnar nerve neurodynamic test: study of the normal sensory response in asymptomatic individuals. *J Orthop Sports Phys Ther*, 2014;44:450-456.

66. López-Cubas C. Consideraciones para la positividad en las pruebas neurodinámicas. *Fisioter Divulg*, 2014;2:32-39.

67. Butler DS, Jones MA. *Mobilisation of the nervous system*. Londres: Churchill Livingstone; 1991.

68. Nora DB, Becker J, Ehlers JA, Gomes I. Clinical features of 1039 patients with neurophysiological diagnosis of carpal tunnel syndrome. *Clin Neurol Neurosurg*, 2004;107:64-69.

69. Caliandro P, et al. Distribution of paresthesias in Carpal Tunnel Syndrome reflects the degree of nerve damage at wrist. *Clin Neurophysiol*, 2006;117:228-231.

70. Murphy DR, Hurwitz EL, Gerrard JK, Clary R. Pain patterns and descriptions in patients with radicular pain: does the pain necessarily follow a specific dermatome? *Chiropr Osteopat*, 2009;17:9.

71. Fernández-de las Peñas C, Pérez de Heredia Torres M, Martínez-Piédrola R, de la Llave AI, Cleland JA. Bilateral deficits in fine motor control and pinch grip force in patients with unilateral carpal tunnel syndrome. *Exp Brain Res*, 2009;194:29-37.

72. Wright TW, Glowczewskie F, Wheeler D, Miller G, Cowin D. Excursion and strain of the median nerve. *J Bone Joint Surg Am*, 1996;8:1897-1903.

73. Wright TW, Glowczewskie F Jr, Cowin D, Wheeler DL. Ulnar nerve excursion and strain at the elbow and wrist associated with upper extremity motion. *J Hand Surg Am*, 2001;26:655-662.

74. Byl C, Puttlitz C, Byl N, Lotz J, Topp K. Strain in the median and ulnar nerves during upper-extremity positioning. *J Hand Surg Am*, 2002;27:1032-1040.

75. Coppieters MW, Stappaerts KH, Everaert DG, Staes FF. Addition of test components during neurodynamic testing: effect on range of motion and sensory responses. *J Orthop Sports Phys Ther*, 2001;31:7.

76. Sierra-Silvestre E, Torres-Lacomba M, de la Villa Polo P. Effect of leg dominance, gender and age on sensory responses to structural differentiation of straight leg raise test in asymptomatic subjects: a cross-sectional study. *J. Man. Manip. Ther*, 2017;25:91-97.

77. Coppieters MW, Stappaerts KH, Wouters LL, Janssens K. The immediate effects of a cervical lateral glide treatment technique in patients with neurogenic cervicobrachial pain. *J Orthop Sports Phys Ther*, 2003;33:369-378.

78. Coppieters MW, Stappaerts KH, Wouters LL, Janssens K. Aberrant protective force generation during neural provocation testing and the effect of treatment in patients with neurogenic cervicobrachial pain. *J Manip Physiol Ther*,

2003;26:99-106.

79. Legakis A, Boyd BS. The influence of scapular depression on upper limb neurodynamic test responses. *J Man Manip Ther*, 2012;20:75-82.

80. Bueno-Gracia E, et al. Validity of the Upper Limb Neurodynamic Test 1 for the diagnosis of Carpal Tunnel Syndrome. The role of structural differentiation. *Man Ther*, 2016;22:190-195.

81. Riley SP, et al. Agreement and Reliability of Median Neurodynamic Test 1 and Resting Scapular Position. *J Chiropr Med*, 2020;19:203-212.

82. Bueno-Gracia E, et al. Does Stretching of Pectoralis Major Stretch the Muscle or The Neural Tissue? The Use of Structural Differentiation as a Tool for Discrimination. *J Phys Rehabil Med Forecast*, 2018;1;1005.

83. Boyd BS, Wanek L, Gray AT, Topp KS. Mechanosensitivity of the lower extremity nervous system during straight-leg raise neurodynamic testing in healthy individuals. *J Orthop Sports Phys Ther*, 2009;39:780-790.

84. Nakao S, et al. Effects of ankle position during static stretching for the hamstrings on the decrease in passive stiffness. *J Biomech*, 2019;96:109358.

85. Bueno-Gracia E, et al. Differential movement of the sciatic nerve and hamstrings during the straight leg raise with ankle dorsiflexion: Implications for diagnosis of neural aspect to hamstring disorders. *Musculoskelet Sci Pract*, 2019;43:91-95.

86. Boyd BS. Common interlimb asymmetries and neurogenic responses during upper limb neurodynamic testing: implications for test interpretation. *J Hand Ther*, 2012;25:63; quiz 64.

87. Covill LG, Petersen SM. Upper extremity neurodynamic tests: range of motion asymmetry may not indicate impairment. *Physiother Theory Pract*, 2012;28:535-541.

88. Boyd BS, Villa PS. Normal inter-limb differences during the straight leg raise neurodynamic test: a cross sectional study. *BMC Musculoskelet Disord*, 2012;13:245.

89. Van Hoof T, Vangestel C, Shacklock M, Kerckaert I, D'Herde K. Asymmetry of the ULNT1 elbow extension range-of-motion in a healthy population: consequences for clinical practice and research. *Phys Ther Sport*, 2012;13:141-149.

90. Riley SP, et al. Reliability of elbow extension, sensory response, and structural differentiation of Upper Limb Tension Test A in a healthy, asymptomatic population. *Physiother Pract Res*, 2019;40:95-104.

91. Flanagan M. *The Normal Response to the Ulnar Nerve Bias Upper Limb Tension Test*. Adelaida: University of South Ausralia; 1993.

92. Tong MMY, Liu VC-H, Hall T. Side-to-side elbow range of movement variability in an ulnar neurodynamic test sequence variant in asymptomatic people. *Hong Kong Physiother J*, 2018;38:133-139.

93. Gugliotti M, Cohen D, Hernández A, Hinrichs K, Osmundsen N. Impact of shoulder internal rotation on normal sensory response during ulnar nerve-biased neurodynamic testing of asymptomatic individuals. *J Man Manip Ther*, 2017;25:39-46.

94. Panchbudhe SA, Janbandhu K, Hatewar S, Gawande V. The Normal Response to Slump and Straight Leg Raising Test (SLR) in an Asymptomatic Subjects. *Indian J Forensic Med Toxicol*, 2020;14.

95. Bueno-Gracia E., Malo-Urriés M, Montaner-Cuello A, Borrella-Andrés S, López de Celis C. Normal response to tibial neurodynamic test in asymptomaticsubjects. *J Back Musculoskelet Rehabil*, 2020;1–7.

96. Bueno-Gracia E, et al. Neurodynamic test of the peroneal nerve: Study of the normal response in asymptomatic subjects. *Musculoskelet Sci Pract*, 2019;43:117-121.

97. Montaner-Cuello A, et al. Normal response to sural neurodynamic test in asymptomatic participants. A cross-sectional study. *Musculoskelet Sci Pract*, 2020;50:102258.

98. Coppieters MW, Stappaerts KH, Staes FF, Everaert DG. Shoulder girdle elevation during neurodynamic testing: an assessable sign? *Man Ther*, 2001;6:88-96.

99. van der Heide B, Allison GT, Zusman M. Pain and muscular responses to a neural tissue provocation test in the upper limb. *Man Ther*, 2001;6:154-162.

100. Foo Y, Héroux ME, Chi, L, Diong J. Involuntary hamstring muscle activity reduces passive hip range of motion during the straight leg raise test: a stimulation study in healthy people. *BMC Musculoskelet Disord*, 2019;20:1-6.

101. Calvin WH, Devor M, Howe JF. Can neuralgias arise from minor demyelination? Spontaneous firing, mechanosensitivity, and afterdischarge from conducting axons. *Exp Neurol*, 1982;75:755-763.

102. Aksoy CC, Kurt V, Okur İ, Taspınar F, Taspinar B. The immediate effect of neurodynamic techniques on jumping performance: A randomized double-blind study. *J Back Musculoskelet Rehabil*, 2020;33:15-20.

103. Díez-Valdés S, Vega JA, Martínez-Pubil JA. Upper Limb Neurodynamic Test 1 in patients with Acquired Brain Injury: a cross-sectional study. *Brain Inj*, 2019;33:1039-1044.

104. Castilho J, et al. Analysis of electromyographic activity in spastic biceps brachii muscle following neural mobilization. *J Bodyw Mov Ther*, 2012;16:364-368.

105. Godoi J, et al. Electromyographic analysis of biceps brachii muscle following neural mobilization in patients with stroke. *Electromyogr Clin Neurophysiol*, 2010;50:55-60.

106. Nee RJ, Yang CH, Liang CC, Tseng GF, Coppieters MW. Impact of order of movement on nerve strain and longitudinal excursion: a biomechanical study with implications for neurodynamic test sequencing. *Man Ther*, 2010;15:376-381.

107. Boyd BS, Topp KS, Coppieters MW. Impact of movement sequencing on sciatic and tibial nerve strain and excursion during the straight leg raise test in embalmed cadavers. *J Orthop Sports Phys Ther*, 2013;43:398-403.

108. Goñi Monreal AI, Bueno Gracia E. *Estudio sobre el efecto de la secuenciación neurodinámica en el test del nervio mediano en sujetos asintomáticos*. Zaragoza: Universidad de Zaragoza; 2018.

109. Vanti C, et al. The Upper Limb Neurodynamic Test 1: intra- and intertester reliability and the effect of several repetitions on pain and resistance. *J Manipulative Physiol Ther*, 2010;33:292-299.

110. IASP. 12ᵗʰ *Congress on Pain. Washington, D.C.*: IASP; 2008.

111. Ellis RF, Hing WA, McNair PJ. Comparison of longitudinal sciatic nerve movement with different mobilization exercises: an in vivo study utilizing ultrasound imaging. *J Orthop Sports Phys Ther*, 2012;42:667-675.

112. Coppieters MW, Hough AD, Dilley A. Different nerve-gliding exercises induce different magnitudes of median nerve longitudinal excursion: an in vivo study using dynamic ultrasound imaging. *J Orthop Sports Phys Ther*, 2009;39:164-171.

113. Ellis R, Hing W, Dilley A, McNair P. Reliability of measuring sciatic and tibial nerve movement with diagnostic ultrasound during a neural mobilisation technique. *Ultrasound Med Biol*, 2008;34:1209-1216.

114. Dilley A, Greening J, Lynn B, Leary R, Morris V. The use of cross-correlation analysis between high-frequency ultrasound images to measure longitudinal median nerve movement. *Ultrasound Med Biol*. 2001;27:1211-1218.

115. Dilley A, Lynn B, Greening J, DeLeon N. Quantitative in

vivo studies of median nerve sliding in response to wrist, elbow, shoulder and neck movements. *Clin Biomech Bristol Avon*, 2003;18:899-907.

116. Dilley A, Odeyinde S, Greening J, Lynn B. Longitudinal sliding of the median nerve in patients with non-specific arm pain. *Man Ther*, 2008;13:536-543.

117. Erel E, et al. Longitudinal sliding of the median nerve in patients with carpal tunnel syndrome. *J Hand Surg Br*, 2003;28:439-443.

118. Greening J, et al. The use of ultrasound imaging to demonstrate reduced movement of the median nerve during wrist flexion in patients with non-specific arm pain. *J Hand Surg Br*, 2001;26:401-406.

119. Hough AD, Moore AP, Jones MP. Measuring longitudinal nerve motion using ultrasonography. *Man Ther*, 2000;5:173-180.

120. Hough AD, Moore AP, Jones MP. Peripheral nerve motion measurement with spectral Doppler sonography: a reliability study. *J Hand Surg Br*, 2000;25:585-589.

121. Hough AD, Moore AP, Jones MP. Reduced longitudinal excursion of the median nerve in carpal tunnel syndrome. *Arch Phys Med Rehabil*, 2007;88:569-576.

122. Ridehalgh C, Moore A, Hough A. Repeatability of measuring sciatic nerve excursion during a modified passive straight leg raise test with ultrasound imaging. *Man Ther*, 2012;17:572-576.

123. Maravilla KR, Bowen BC. Imaging of the peripheral nervous system: evaluation of peripheral neuropathy and plexopathy. *American J Neuroradiol*, 1998;19:1011-1023.

124. Lee DH, Claussen GC, Oh S. Clinical nerve conduction and needle electromyography studies. *J Am Acad Orthop Surg*, 2004;12:276-287.

125. Bove GM, Ransil BJ, Lin HC, Leem JG. Inflammation induces ectopic mechanical sensitivity in axons of nociceptors innervating deep tissues. *J Neurophysiol*, 2003;90:1949-1955.

126. Coppieters MW, Nee R. Neurodynamic management of the peripheral nervous system. En: Jull G, et al. *Grieve's Modern Musculoskeletal Physiotherapy*. Filadelfia: Elsevier; 2018:287-297.

127. Schmid AB, Elliott JM, Strudwick MW, Little M, Coppieters MW. Effect of splinting and exercise on intraneural edema of the median nerve in carpal tunnel syndrome–an MRI study to reveal therapeutic mechanisms. *J Orthop Res*, 2012;30:1343-1350.

128. Boudier-Revéret M, et al. Effect of neurodynamic mobilization on fluid dispersion in median nerve at the level of the carpal tunnel: A cadaveric study. *Musculoskelet Sci Pract*, 2017;31:45-51.

129. Brown CL, et al. The effects of neurodynamic mobilization on fluid dispersion within the tibial nerve at the ankle: an unembalmed cadaveric study. *J Man Manip Ther*, 2011;19:26-34.

130. Gilbert KK, et al. Effects of simulated neural mobilization on fluid movement in cadaveric peripheral nerve sections: implications for the treatment of neuropathic pain and dysfunction. *J Man Manip Ther*, 2015;23:219-225.

131. Han SE, et al. Ischaemic sensitivity of axons in carpal tunnel syndrome. *J Peripher Nerv Syst*, 2009;14:190-200.

132. Freischlag J, Orion K. Understanding Thoracic Outlet Syndrome. *Scientifica (Cairo)*. 2014;2014:248163..

133. Rydevik B, Lundborg G, Bagge U. Effects of graded compression on intraneural blood blow. An in vivo study on rabbit tibial nerve. *J Hand Surg Am*, 1981;6:3-12.

134. Genova A, Dix O, Saefan A, Thakur M, Hassan A. Carpal tunnel syndrome: a review of literature. *Cureus*, 2020;12:e7333.

135. Kavlak Y, Uygur F. Effects of Nerve Mobilization Exercise as an Adjunct to the Conservative Treatment for Patients with Tarsal Tunnel Syndrome. *J Manip Physiol Ther*, 2011;34:441-448.

136. Nee RJ, Vicenzino B, Jull GA, Cleland JA, Coppieters MW. Neural tissue management provides immediate clinically relevant benefits without harmful effects for patients with nerve-related neck and arm pain: a randomized trial. *J Physiother*, 2012;58:23-31.

137. Bialosky JE, et al. A randomized sham-controlled trial of a neurodynamic technique in the treatment of carpal tunnel syndrome. *J Orthop Sports Phys Ther*, 2009;39:709-723.

138. Schafer A, Hall T, Briffa K. Classification of low back-related leg pain--a proposed patho-mechanism-based approach. *Man Ther*, 2009;14:222-230.

139. Schafer A, Hall T, Muller G, Briffa K. Outcomes differ between subgroups of patients with low back and leg pain following neural manual therapy: a prospective cohort study. *Eur Spine J*, 2011;20:482-490.

140. Nee RJ, Vicenzino B, Jull GA, Cleland JA, Coppieters MW. Baseline characteristics of patients with nerve-related neck and arm pain predict the likely response to neural tissue management. *J Orthop Sports Phys Ther*, 2013;43:379-391.

141. Efstathiou MA, Stefanakis M, Savva C, Giakas G. Effectiveness of neural mobilization in patients with spinal radiculopathy: a critical review. *J Bodyw Mov Ther*, 2015;19:205-212.

142. Ellis RF, Hing WA. Neural mobilization: a systematic review of randomized controlled trials with an analysis of therapeutic efficacy. *J Man Manip Ther*, 2008;16:8-22.

143. Shacklock M. Neural mobilization: a systematic review of randomized controlled trials with an analysis of therapeutic efficacy. *J Man Manip Ther*, 2008;16:23-24.

144. Basson A, et al. The Effectiveness of Neural Mobilization for Neuromusculoskeletal Conditions: A Systematic Review and Meta- analysis. *J Orthop Sports Phys Ther*, 2017;47:593-615.

145. Grotle M, Brox JI, Glomsrød B, Lønn JH, Vøllestad NK. Prognostic factors in first-time care seekers due to acute low back pain. *Eur J Pain*, 2007;11:290-298.

146. Rubinstein SM, van Middelkoop M, Assendelft WJ, de Boer MR, van Tulder MW. Spinal manipulative therapy for chronic low-back pain: an update of a Cochrane review. *Spine*, 2011;36:E825-E846.

147. Lee J, Gupta S, Price C, Baranowski AP. Low back and radicular pain: a pathway for care developed by the British Pain Society. *Br J Anaesth*, 2013;111:112-120.

148. Cleland JA, Childs JD, Palmer JA, Eberhart S. Slump stretching in the management of non-radicular low back pain: a pilot clinical trial. *Man Ther*, 2006;11:279-286.

149. Jain R, Hameed UA, Tuteja R. Effectiveness of slump stretching in comparison to conventional physiotherapy in treatment of subacute non-radicular low back pain. *Physiother Occup Ther*, 2012;6.

150. Nagrale AV, Patil SP, Gandhi RA, Learman K. Effect of slump stretching versus lumbar mobilization with exercise in subjects with non-radicular low back pain: a randomized clinical trial. *J Man Manip Ther*, 2012;20:35-42.

151. Kaur G, Sharma S. Effect of passive straight leg raise sciatic nerve mobilization on low back pain of neurogenic origin. *J Phys Occup Ther*, 2011;5:179-84.

152. Mehta A, Mhatre B, Mote N. Effects of Maitland's joint mobilization versus Shacklock's neurodynamic mobilization techniques in low back pain. *Indian J Physiother Occup Ther*, 2014;8:248.

153. Patel G. To compare the effectiveness of mulligan bent leg raising and slump stretching in patient with low back pain. *Indian J Physiother Occup Ther*, 2014;8:24-8.

154. Dwornik M, Kujawa J, Białoszewski D, Słupik A, Kiebzak W. Electromyographic and clinical evaluation of the efficacy of neuromobilization in patients with low back pain. *Ortop Traumatol Rehabil,* 2009;11:164-176.

155. Neto T, et al. Effects of lower body quadrant neural mobilization in healthy and low back pain populations: a systematic review and meta-analysis. *Musculoskelet Sci Pract,* 2017;27:14-22.

156. Boyles R, Toy P, Mellon J, Hayes M, Hammer B. Effectiveness of manual physical therapy in the treatment of cervical radiculopathy: a systematic review. *J Man Manip Ther,* 2011;19:135-142.

157. Salt E, Wright C, Kelly S, Dean A. A systematic literature review on the effectiveness of non-invasive therapy for cervicobrachial pain. *Man Ther,* 2011;16:53-65.

158. Cleland JA, Childs JD, Whitman JM. Psychometric properties of the Neck Disability Index and Numeric Pain Rating Scale in patients with mechanical neck pain. *Arch Phys Med Rehabil,* 2008;89:69-74.

159. Abbott JH, Schmitt J. Minimum important differences for the patient-specific functional scale, region-specific outcome measures, and the numeric pain rating scale. *J Orthop Sports Phys Ther,* 2014;44:560-564.

160. Ragonese J. A randomized trial comparing manual physical therapy to therapeutic exercises, to a combination of therapies, for the treatment of cervical radiculopathy. *Orthop Phys Ther Pract,* 2009;21:71-6.

161. Gupta R, Sharma S. Effectiveness of Median Nerve Slider's Neurodynamics for Managing Pain and Disability in Cervicobrachial Pain Syndrome. *Indian J Physiother Occup Ther,* 2012;6.

162. Anwar S, Malik AN, Amjad I. Effectiveness of neuromobilization in patients with cervical radiculopathy. *Rawal Med J,* 2015;40:34-6.

163. Vernon H, Mior S. The Neck Disability Index: a study of reliability and validity. *J Manip Physiol Ther,* 1991;14:409-415.

164. Westaway MD, Stratford PW, Binkley JM. The patient-specific functional scale: validation of its use in persons with neck dysfunction. *J Orthop Sports Phys Ther,* 1998;27:331-338.

165. Ballestero-Pérez R, et al. Effectiveness of nerve gliding exercises on carpal tunnel syndrome: a systematic review. *J Manip Physiol Ther,* 2017;40:50-59.

166. Akalin E, et al. Treatment of carpal tunnel syndrome with nerve and tendon gliding exercises. *Am J Phys Med Rehabil,* 2002;81:108-113.

167. Bardak AN, et al. Evaluation of the clinical efficacy of conservative treatment in the management of carpal tunnel syndrome. *Adv Ther,* 2009;26:107-116.

168. Baysal O, et al. Comparison of three conservative treatment protocols in carpal tunnel syndrome. *Int J Clin Pract,* 2006;60:820-828.

169. Brininger TL, et al. Efficacy of a fabricated customized splint and tendon and nerve gliding exercises for the treatment of carpal tunnel syndrome: a randomized controlled trial. *Arch Phys Med Rehabil,* 2007;88:1429-1435.

170. Heebner ML, Roddey TS. The effects of neural mobilization in addition to standard care in persons with carpal tunnel syndrome from a community hospital. *J Hand Ther,* 2008;21:40; quiz 241.

171. Facchin P, et al. Multisite trial comparing the efficacy of constraint-induced movement therapy with that of bimanual intensive training in children with hemiplegic cerebral palsy: postintervention results. *Am J Phys Med Rehabil,* 2011;90:539-553.

172. Pinar L, Enhos A, Ada S, Güngör N. Can we use nerve gliding exercises in women with carpal tunnel syndrome? *Adv Ther,* 2005;22:467-475.

173. Coppieters MW, Alshami AM. Longitudinal excursion and strain in the median nerve during novel nerve gliding exercises for carpal tunnel syndrome. *J Orthop Res,* 2007;25:972-980.

174. Fernández-de las Peñas C, et al. Bilateral widespread mechanical pain sensitivity in carpal tunnel syndrome: evidence of central processing in unilateral neuropathy. *Brain,* 2009;132:1472-1479.

175. Vicenzino B, Collins D, Wright A. The initial effects of a cervical spine manipulative physiotherapy treatment on the pain and dysfunction of lateral epicondylalgia. *Pain,* 1996;68:69-74.

176. Drechsler WI, Knarr JF, Snyder-Mackler L. A comparison of two treatment regimens for lateral epicondylitis: a randomized trial of clinical interventions. *J Sport Rehabil,* 1997;6:226-234.

177. Dabholkar AS, Kalbande VM, Yardi S. Neural tissue mobilisation using ULTT2b and radial head mobilisation v/s exercise programme in lateral epicondylitis. *Indian J Physiother Occup Ther,* 2013;7:247.

178. Saban B, Deutscher D, Ziv T. Deep massage to posterior calf muscles in combination with neural mobilization exercises as a treatment for heel pain. *Physiotherapy,* 2015;101:e1309-e1310.

179. Coppieters MW, et al. Strain and excursion of the sciatic, tibial, and plantar nerves during a modified straight leg raising test. *J Orthop Res,* 2006;24:1883-1889.

180. Meyer J, Kulig K, Landel R. Differential diagnosis and treatment of subcalcaneal heel pain: a case report. *J Orthop Sports Phys Ther,* 2002;32:4.

181. Scrimshaw SV, Maher CG. Randomized controlled trial of neural mobilization after spinal surgery. *Spine (Phila Pa 1976),* 2001;26:2647-2652.

182. Svernlöv B, Larsson M, Rehn K, Adolfsson L. Conservative treatment of the cubital tunnel syndrome. *J Hand Surg Eur,* 2009;34:201-207.

183. Hamzeh H, Madi M, Alghwiri AA, Hawamdeh Z. The long-term effect of neurodynamics vs exercise therapy on pain and function in people with carpal tunnel syndrome: A randomized parallel-group clinical trial. *J Hand Ther,* 2020. doi:10.1016/ j.jht.2020.07.005.

184. Santos FM, et al. The neural mobilization technique modulates the expression of endogenous opioids in the periaqueductal gray and improves muscle strength and mobility in rats with neuropathic pain. *Behav Brain Funct,* 2014;10:19.

185. dos Santos ACN, Petto J, de Souza Oliveira S, Tenório MCC, Sá CKC. Electromyography activity and muscle strength after treatment with neural mobilization: a systematic review. *Man Ther Posturology Rehabil J,* 2016;1-5.

186. López-López L, et al. Effects of neurodynamic treatment on hamstrings flexibility: A systematic review and meta-analysis. *Phys Ther Sport,* 2019;40:244-250.

187. Castellote-Caballero Y, Valenza MC, Puentedura EJ, Fernández-de las Peñas C, Alburquerque-Sendín F. Immediate effects of neurodynamic sliding versus muscle stretching on hamstring flexibility in subjects with short hamstring syndrome. *J Sports Med,* 2014

188. Ahmed AR, Samhan AF. Short term effects of neurodynamic stretching and static stretching techniques on hamstring muscle flexibility in healthy male subjects. *Int J Med Res Health Sci,* 2016;5:36-41.

189. Ridder R de, et al. Neurodynamic sliders promote flexibility in tight hamstring syndrome. *Eur J Sport Sci,* 2020;20:973-980.

190. Park J, Cha J-Y, Kim H-J, Yasuyoshi A. Immediate effects of a neurodynamic sciatic nerve sliding technique on hamstring flexibility and postural balance in healthy adults. *Phys Ther Rehabil Sci,* 2014;3:38-42.

135

191. da Silva JT, et al. Neural mobilization promotes nerve regeneration by nerve growth factor and myelin protein zero increased after sciatic nerve injury. *Growth Factors,* 2015;33:8-13.

192. Santana HS, Fernandes de Oliveira I, Medrado A, Nunes SK. Neurodynamic mobilization and peripheral nerve regeneration: A narrative review. *Int J Neurorehabil,* 2015;2:1-7.

193. Ha M, Son Y, Han D. Effect of median nerve mobilization and median nerve self-mobilization on median motor nerve conduction velocity. *J Phys Ther Sci,* 2012;24:801-804.

194. Kang J-I, Moon Y-J, Jeong D-K, Choi H. The Effect of Rhythmic Neurodynamic on the Upper Extremity Nerve Conduction Velocity and the Function for Stroke Patients. *J Korean Phys Ther,* 2017;29:169-174.

195. Pedersini P, Negrini S, Cantero-Téllez R, Bishop MD, Villafañe JH. Pressure algometry and palpation of the upper limb peripheral nervous system in subjects with hand osteoarthritis are repeatable and suggest central changes. *J Hand Ther,* 2020;33:103-111.

196. Villafane JH, Silva GB, Fernández-Carnero J. Short-term effects of neurodynamic mobilization in 15 patients with secondary thumb carpometacarpal osteoarthritis. *J Manip Physiol Ther,* 2011;34:449-456.

197. Villafañe JH, Silva GB, Bishop MD, Fernández- Carnero J. Radial nerve mobilization decreases pain sensitivity and improves motor performance in patients with thumb carpometacarpal osteoarthritis: a randomized controlled trial. *Arch Phys Med Rehabil,* 2012;93:396-403.

198. Torres JR, et al. Results of an active neurodynamic mobilization program in patients with fibromyalgia syndrome: a randomized controlled trial. *Arch Phys Med Rehabil,* 2015;96:1771-1778.

199. de Brito VM. *Mobilização Neural: efeito imediato na qualidade vocal de mulheres com disfonia.* Belo Horizonte: Universidade Federal de Minas Gerais; 2021..

CONTENIDO

Introducción

Los signos físicos característicos de la mecanosensibilidad neural clínica propuestos para el diagnóstico de la disfunción neural se resumen en la postura antiálgica, la alteración del movimiento pasivo y activo, las respuestas anómalas en las pruebas neurodinámicas y la evidencia de una causa local que justifique la disfunción neural, e incluyen la alodinia mecánica en respuesta a la palpación de los nervios[1].

La palpación del sistema nervioso se plantea como una técnica diagnóstica a desarrollar por el fisioterapeuta para la valoración de la mecanosensibilidad neural. Ayuda a orientar la hipótesis sobre los mecanismos del dolor en proceso. El dolor neuropático nociceptivo somático presenta una respuesta a la palpación más clara y conocida por el paciente, más de tipo *on/off*: al comprimir genera síntomas, al retirar la compresión deja de generarlos. El dolor neuropático axonopático, disestésico, más relacionado con zonas de generación de impulsos anómalos es más variable, con síntomas durante la compresión, con relación a la magnitud del estímulo, síntomas después de este[2,3], o ambos.

La identificación, mediante la palpación, de síntomas procedentes del tejido neural aporta información clínica relevante. Puede ayudar a la identificación precoz de la alteración de la mecanosensibilidad neural, algo que puede ser fundamental, sabiendo que el daño de los nervios periféricos se ha identificado como causa y factor de perpetuación potencial para afecciones como el **síndrome de dolor regional complejo** (CRPS, *complex regional pain syndrome*)[4].

En condiciones normales, la respuesta a la palpación del tronco nervioso difiere en función del área del tronco sometida a exploración. Los segmentos del nervio con más fascículos y más tejido conectivo (como ocurre cuando se disponen a subdividirse en ramos) dan una respuesta local. Es una sensación más conocida por el paciente como mecanorrecepción o nocicepción somática, comparable a la esperada en el resto de tejidos. Asimismo, en los segmentos del nervio con menos fascículos y menos tejido conectivo, en los que los conjuntos de axones se encuentran agrupados con menos capas conectivas de sostén y protección (cuando están de paso por otras estructuras sin emitir ramos, como los nervios mediano y ulnar en la cara medial del brazo) dan una respuesta neural, disestésica, eléctrica[3]. La consideración de esta condición anatómica al valorar la respuesta a la palpación permite evitar la sobreinterpretación clínica de los hallazgos.

En cualquier caso, la palpación es una forma de exploración física que proporciona una aproximación a la mecanosensibilidad neural, y su valor depende del soporte que dé a las hipótesis diagnósticas planteadas previamente en la anamnesis. Las pruebas neurodinámicas valoran la mecanosensibilidad neural mediante la adición progresiva de carga mecánica tensil, mientras que la palpación supone la aplicación de mecánica por compresión. Es, por tanto, una técnica que accede, mediante la palpación manual, al sistema nervioso, deformándolo de forma indirecta por compresión desde el contacto en la piel. Sigue la proyección cutánea del trayecto de los nervios, siempre sin irritar y en diferentes estados de tensión neural. Su significado clínico se refuerza al comparar la respuesta con la obtenida al palpar el lado contralateral asintomático.

En el dolor radicular, tanto lumbar[5] como cervical[6], se ha comprobado la presencia de alteraciones en la mecanosensibilidad neural con la palpación en todo el trayecto nervioso. Por lo tanto, el hallazgo de sensibilidad con la palpación del nervio en un determinado punto no garantiza necesariamente que la lesión esté localizada en esa zona.

En la práctica clínica, habitualmente, cuanto más cerca se palpa de la región dónde está la lesión neural, mayor es el grado de mecanosensibilidad, algo válido especialmente en los casos de síndromes de atrapamiento nervioso[7]. El signo de Tinel, en definitiva una forma de valorar la mecanosensibilidad con la percusión (compresión súbita), confirma también la idoneidad del acercamiento topográfico al área de lesión o atrapamiento nervioso con valor diagnóstico[8]. No obstante, el examen físico debe intentar identificar cambios tisulares en el nervio y los tejidos circundantes mediante otras pruebas físicas y de imagen, o ambas, para poder determinar que el daño tisular relacionado con la disfunción neural se encuentra efectivamente en la región palpada.

La palpación del sistema nervioso periférico ha demostrado su fiabilidad en varios puntos del miembro superior[9-11] e inferior[12,13]. En este capítulo se revisan estos y otros puntos que tienen interés clínico.

Palpación de las principales estructuras del sistema nervioso periférico

Nervio trigémino

En la Tabla 8-1 se presentan las distintas técnicas de palpación de los diferentes ramos del nervio trigémino.

> ### Nervios alveolares superior e inferior

Ambos nervios son valorables mediante palpación intrabucal a lo largo del pliegue mucobucal superior, en el área del nervio alveolar superior, y el pliegue mucobucal inferior en la salida y distribución del nervio mentoniano, el ramo terminal del nervio alveolar inferior[15].

Nervios occipitales mayor y menor

El **nervio occipital mayor** puede palparse cuando emerge de la aponeurosis superficial para inervar la bóveda craneal (calvaria) (fig. 8-1). El punto más aproximado para su identificación palpatoria se encuentra 1 cm por encima de la línea intermastoidea, unos 3 cm lateral a la línea media. Es un punto ligeramente superior al borde medial de la inserción del esternocleidomastoideo y al borde lateral de inserción del trapecio superior. El **nervio occipital menor**, también llamado nervio mastoideo, se palpa lateral al nervio occipital mayor, rodeando el área posterior del proceso mastoides.

La palpación del nervio occipital mayor en el occipucio puede ser una prueba potencialmente relevante en el diagnóstico diferencial de las distintas formas de cefalea cervicogénica, especialmente en los casos en los que el dolor predomina en uno de los lados[16].

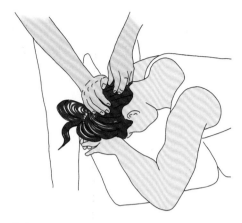

FIGURA 8-1 • Palpación bilateral del nervio occipital mayor con el paciente en decúbito prono.

TABLA 8-1 • Palpación del nervio trigémino

Ramo oftálmico (V1) del nervio trigémino	
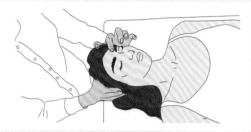	Con el paciente mirando al frente, y en la vertical de la pupila, en el borde superior de la órbita del ojo. Al pellizcar la piel sobre la ceja directamente sobre la línea pupilar (con la mirada en la línea media) se puede palpar la escotadura supraorbitaria y, posteriormente, el nervio supraorbitario, cuyos ramos se dirigen principalmente hacia el área frontal
Ramo maxilar (V2) del nervio trigémino	
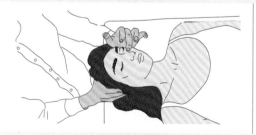	En la misma vertical de la pupila, pero en sentido caudal, se encuentra el foramen infraorbitario del hueso maxilar, del que emerge el nervio. Al pedir al paciente que abra la boca, la tensión sobre los ramos supraorbitarios e infraorbitarios del nervio trigémino aumenta, lo que aumenta la sensibilidad a la palpación
Ramo mandibular (V3) del nervio trigémino	
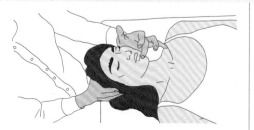	Aproximadamente 1,5 cm bajo la comisura del labio y 1 cm en dirección medial se puede palpar el único ramo superficial de la tercera porción del trigémino: el nervio mentoniano, en su salida por el foramen mentoniano de la mandíbula

Punto de Erb

El **plexo cervical** está formado por los ramos anteriores de los primeros cuatro nervios espinales (C1-C4) y se divide en ramos superficiales y ramos profundos. Los superficiales se reúnen sobre el **músculo esternocleidomastoideo** (ECOM), en el **punto de Erb**, para formar el plexo cervical superficial. El punto de Erb se sitúa en la parte lateral del cuello, 2 cm a 3 cm por encima de la clavícula, por detrás del ECOM, frente al proceso transverso de la sexta vértebra cervical.

El plexo cervical superficial (fig. 8-2), exclusivamente sensitivo, recoge la sensibilidad de parte de la cabeza, el cuello y la zona alta del tórax, mediante los ramos sensitivos o cutáneos:

- **Nervio occipital mayor (C2)**: se distribuye por la piel de la región craneal posterior.
- **Nervio occipital menor o nervio mastoideo (C2)**: inerva la piel de la región mastoidea y la región lateral del cráneo (fig. 8-2).
- **Nervio auricular mayor (C2-C3)**: inerva la piel del pabellón auricular (fig. 8-2).
- **Nervio transverso cutáneo del cuello (C2-C3)**: inerva la piel de la región suprahioidea e infrahioidea (fig. 8-2).
- **Nervios supraclaviculares (C3-C4)**: inervan la piel de la parte superolateral del tórax. Son visibles y palpables sobre la clavícula al traccionar caudalmente la piel inmediatamente por debajo de esta (figs. 8-2 y 8-3).
- **Nervio supraacromial (C3-C4)**: inerva la piel del muñón del hombro.

Neuralgia del trigémino

La neuralgia del trigémino se define como un dolor breve, unilateral y recurrente, similar a una descarga eléctrica, de inicio y terminación bruscos. El dolor, paroxístico, aunque en ocasiones continuo, se limita a una o más de las divisiones del trigémino y lo provocan estímulos sensoriales inocuos, como el tacto suave de la piel. La neuralgia del trigémino se divide en neuralgia del trigémino clásica, o neuralgia del trigémino secundaria causada por esclerosis múltiple o una lesión ocupante de espacio, como un tumor, un aneurisma cerebral o una dolicoectasia vertebrobasilar[14].

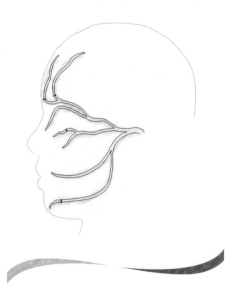

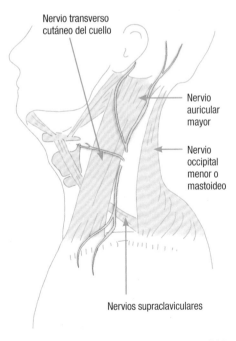

Nervio transverso cutáneo del cuello

Nervio auricular mayor

Nervio occipital menor o mastoideo

Nervios supraclaviculares

FIGURA 8-2 • Vista lateral del plexo cervical superficial.

Nervio accesorio espinal (nervio craneal XI)

El **nervio accesorio espinal** (fig. 8-4), con función motora (inerva los músculos ECOM y trapecio), se puede palpar como un cordón en el triángulo cervical posterior, precisamente entre el músculo ECOM y el músculo trapecio superior, a la altura de las vértebras cervicales cuarta y quinta, en dirección posterior y descendente. Su localización es ligeramente posterior al punto de Erb, más cercano al área anterior del trapecio superior a medida que se desplaza caudalmente el contacto[18].

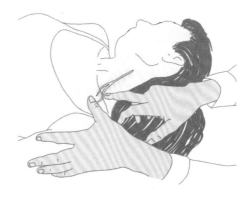

FIGURA 8-3 • Palpación de los nervios supraclaviculares.

Ramo dorsal cutáneo de los nervios espinales

Cuando el **nervio espinal** sale de la columna vertebral por el foramen (agujero) intervertebral se bifurca en sus ramos principales ventral y dorsal. El ramo ventral conduce la información motora y sensitiva a la mayor parte del cuerpo mediante la formación de varios plexos (cervical, braquial, lumbar y lumbosacro) y los nervios intercostales en el área torácica. El ramo dorsal lleva la inervación motora y sensitiva para y desde la piel y los músculos de la espalda.

Neuralgia de Arnold

La neuralgia occipital o de Arnold es un trastorno caracterizado por dolores de cabeza recurrentes localizados en la región occipital. Otros síntomas asociados son: ardor paroxístico y dolor intenso en la distribución de los nervios occipitales mayor, menor o tercero. La neuralgia occipital es un problema multifactorial en el que pueden estar implicadas múltiples áreas/estructuras anatómicas. Se han identificado diversas etiologías en la causa de la neuralgia: traumatismos, fibrositis, miositis, compresión de la raíz nerviosa C2 después de fracturas de atlas, artrosis en C1-C2, malformación de Chiari y neurosífilis[17].

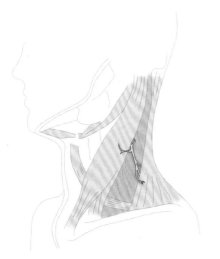

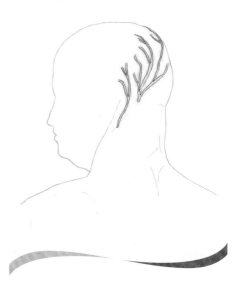

FIGURA 8-4 • Vista lateral del nervio accesorio espinal.

La inervación sensitiva la realizan los ramos dorsales cutáneos, que emergen perforando la aponeurosis superficial en puntos que pueden aparecer como nódulos sensibles palpables en el área torácica posterior. El atrapamiento de los ramos cutáneos de los ramos posteriores de los nervios torácicos puede ser causa de dolor torácico y lumbar[19], o ambos.

Plexo braquial

Pese a su gran variabilidad anatómica entre personas[20], el **plexo braquial** (fig. 8-5) es palpable en varios niveles en las áreas cercanas a los desfiladeros escapulotorácicos, espacios por los que las raíces nerviosas se entrelazan, formando el plexo braquial hasta conformar los nervios periféricos del brazo.

- **Desfiladero interescalénico**, lateralmente en el cuello: de anterior a posterior, lateralmente a la laringe y la tráquea, se encuentran las masas musculares del ECOM, los escalenos y la musculatura profunda del cuello. A la altura de los escalenos, se pueden encontrar los cordones fibrosos correspondientes al plexo braquial que emergen en dirección mediolateral y craneo-caudal. El desfiladero interescalénico queda delimitado por el músculo escaleno anterior, el músculo escaleno medio y la primera costilla (fig. 8-5).
- **Desfiladero costoclavicular**: si se traza una línea vertical desde el proceso mastoides hacia la fosa supraclavicular, y se sitúan los dedos inmediatamente posteriores a la clavícula y lateralmente a es-

Notalgia parestésica

La notalgia parestésica es una afección común, aunque poco reconocida, que se caracteriza por prurito crónico localizado en la parte superior de la espalda y que afecta con mayor frecuencia a mujeres de mediana edad. Además del prurito, los pacientes pueden presentar una sensación de ardor o frío, hormigueo, entumecimiento superficial e hipersensibilidad. Además, los pacientes suelen presentar hiperpigmentación cutánea en el lugar de los síntomas. La notalgia parestésica es una neuropatía sensorial causada por la alteración y el daño, generalmente idiopático, de los ramos posteriores de los nervios espinales torácicos T2 a T6[21,22].

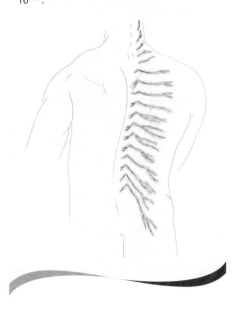

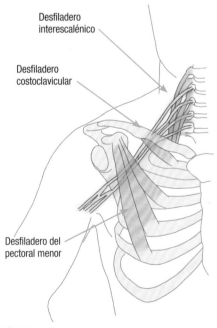

Desfiladero interescalénico

Desfiladero costoclavicular

Desfiladero del pectoral menor

FIGURA 8-5 • Vista frontal del plexo braquial.

ta línea, se puede palpar con facilidad el plexo braquial. Si se abduce el brazo a 100° y se realizan flexoextensiones de la muñeca y los dedos se puede comprobar cómo este movimiento distal se transmite al tejido neuroconectivo proximal en forma de cuerdas que se desplazan y tensan en este nivel (fig. 8-5).

• **Desfiladero del pectoral menor**: el plexo braquial desciende hacia el proceso coracoides y discurre por debajo de este, bajo el techo que ofrece el pectoral menor. El proceso coracoides dispone una polea anatómica de reflexión al plexo braquial, un dato especialmente relevante que provoca el aumento de tensión neural durante la abducción glenohumeral. Desde el espacio retropectoral, el último tramo del plexo braquial se podrá palpar en el hueco axilar (fig. 8-5).

Nervio axilar o circunflejo

El **nervio axilar** inerva los músculos deltoides y redondo menor, y proporciona inervación sensitiva al área cutánea que tapiza la V deltoidea. Emerge del cordón posterior del plexo braquial, desde el hueco axilar, acompañando a la arteria circunfleja posterior al pasar por el espacio cuadrilátero humerotricipital de Velpeau, que está delimitado medialmente por la cabeza larga del tríceps, inferiormente por el músculo redondo mayor, lateralmente por el cuello humeral y superiormente por los músculos redondo menor y subescapular (fig. 8-6). Puede palparse en este nivel, posterior e inferior a la articulación glenohumeral, dejando el músculo redondo mayor como borde inferior del contacto (fig. 8-7).

Nervio mediano

El **nervio mediano** (fig. 8-8) es un nervio motor para la mayoría de los músculos flexores largos del antebrazo y los de la eminencia tenar. Proporciona la sensibilidad a la piel del área lateral del codo, antebrazo, muñeca, y

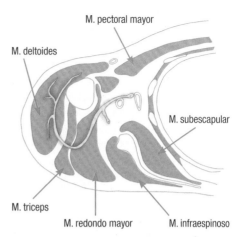

FIGURA 8-6 • Curso del nervio axilar en un corte transversal de la cintura escapular.

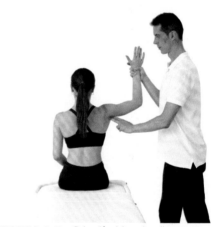

FIGURA 8-7 • Palpación del nervio axilar.

palma de la mano y tres primeros dedos, además de a las articulaciones de la mano.

El nervio mediano se puede palpar fácilmente en la cara medial del brazo, especialmente con el codo en extensión y el hombro en abducción, para dotarlo de tensión y presentarlo como un cordón firme a lo largo del surco bicipital interno. Antes de llegar a la flexura o pliegue del codo, el nervio mediano puede ver entorpecido su curso al encontrarse con el ligamento de Struthers, una estructura anatómica inconstante que une el epicóndilo con la porción distal del húmero. Se han descrito neuropatías del nervio mediano relacionadas con compresión en este nivel[23-25].

En la flexura del codo, y medial con respecto al tendón distal del bíceps, el nervio mediano es palpable al retirar lateralmente este tendón y buscando en profundidad. Desde aquí, el nervio pasa bajo la aponeurosis bicipital (*lacertus fibrosus*), la membrana aponeurótica que emite el tendón del bíceps hacia la musculatura flexora y pronadora del antebrazo. Poco después se hace más profundo, ya como nervio interóseo anterior, al pasar bajo el músculo pronador redondo y más distalmente pasará bajo el flexor superfi-

cial de los dedos (FSD). La aponeurosis bicipital, el pronador redondo y el FSD son espacios en los que se puede comprimir el nervio mediano[26,27].

Ya en el carpo (muñeca), el nervio mediano viaja junto a nueve tendones (cuatro del flexor profundo de los dedos, cuatro del FSD y uno del flexor largo del pulgar) por el túnel del carpo (fig. 8-9A), delimitado óseamente por el tubérculo del escafoides, el tubérculo del trapecio, el hueso pisiforme y el gancho del ganchoso. Dada la densidad del retináculo flexor que tapiza volarmente el túnel, la palpación del nervio mediano en este nivel es indirecta y el explorador difícilmente puede percibir la sensación de estructura acordonada que caracteriza a la palpación de los nervios periféricos en otros niveles[10].

Aunque en ocasiones pueden identificarse mediante palpación los nervios digitales que se dirigen a cada dedo, generalmente solo se reconoce fácilmente el ramo tenar (fig. 8-9B), que es palpable 1 cm distal y lateral al tubérculo del trapecio, sobre la eminencia tenar[28].

Nervio ulnar (cubital)

El **nervio ulnar** (fig. 8-10) es un nervio motor para la mayoría de los pequeños músculos de la mano, el flexor ulnar del carpo y la mitad ulnar del flexor profundo de los dedos. Proporciona la sensibilidad a la cara ulnar de la mano.

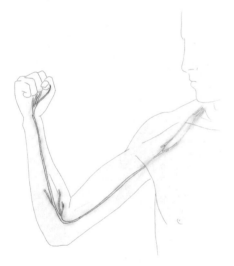

FIGURA 8-8 • Curso del nervio mediano desde su salida en el plexo braquial hasta la cara palmar de la mano.

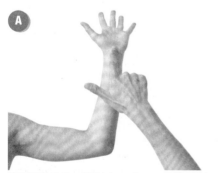
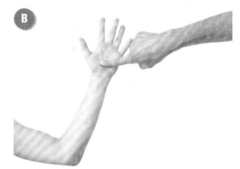

FIGURA 8-9 • **A)** Nervio mediano en el túnel del carpo. **B)** Ramo tenar del nervio mediano.

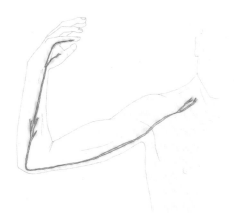

FIGURA 8-10 • Curso del nervio ulnar desde su salida en el plexo braquial hasta la cara palmar de la mano.

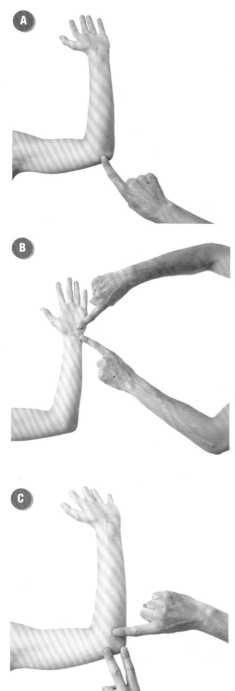

En un recorrido paralelo al nervio mediano por el tabique intermuscular medial del brazo, el nervio ulnar desciende desde la axila al codo[29-31]. Durante la palpación, para diferenciarlo del nervio mediano en este nivel se debe considerar su situación más posterior y la tensión predominante que asume al disponer el codo en flexión.

A la altura del tercio distal del brazo, el nervio ulnar se hace posterior cruzando el tabique intermuscular medial y bordeando el ligamento de Struthers. Más caudal, y ya cerca del codo, el nervio ulnar sobrepasa las inserciones del flexor ulnar del carpo y el ligamento de Osborne, otra arcada aponeurótica que precede a la llegada al túnel ulnar en el surco epitrocleoolecraniano[10]. Por cercanía al epicóndilo medial, esta localización es la más fiable para la palpación del nervio ulnar[32].

Un área especialmente sensible a la palpación del nervio ulnar, ligeramente caudal al surco epitrocleoolecraniano (fig. 8-11A), es la punta distal del triángulo equilátero formado por la epitróclea, el olécranon y la representación del punto que cierra la forma triangular[3].

El nervio ulnar sigue descendiendo a lo largo del antebrazo (fig. 8-11B) entre los músculos flexor ulnar del carpo y flexor común de los dedos, pero, en lugar de acompañar al nervio mediano en el túnel del carpo, se des-

FIGURA 8-11 • **A)** Nervio ulnar en el surco epitrocleoolecraniano. **B)** Nervio ulnar en el antebrazo proximal. **C)** Límites del canal de Guyon.

145

vía medialmente para pasar por el **canal de Guyon** (fig. 8-11C), flanqueado por el gancho del ganchoso y el hueso pisiforme[31].

Nervio radial

El **nervio radial** (fig. 8-12) inerva el tríceps braquial del brazo y los 12 músculos del compartimento posterior del antebrazo, supina-

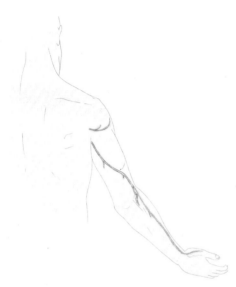

FIGURA 8-12 • Curso del nervio radial desde su salida en el plexo braquial hasta la cara dorsal de la mano.

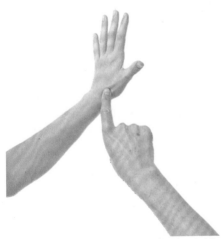

FIGURA 8-13 • Nervio radial superficial en la tabaquera anatómica.

dores y extensores extrínsecos del carpo y la mano, así como las articulaciones asociadas y la piel suprayacente en el antebrazo y gran parte del dorso de la mano.

El primer punto en que el nervio radial es palpable se sitúa en el triángulo humerotricipital, ubicado bajo el redondo mayor y delimitado por el húmero y el músculo tríceps. Pasa por este espacio junto a la arteria braquial profunda. El nervio continúa su recorrido descendente bordeando el húmero en sentido craneocaudal y posteroanterior por el llamado canal de torsión del húmero, que se sitúa lateralmente en el brazo, unos 4 cm por debajo de la V deltoidea.

Ya en el codo, el nervio radial pasa por el canal bicipital externo, entre los músculos bíceps y braquial anterior (por dentro) y el músculo braquiorradial (por fuera). Unos 2 cm caudal a la flexura del codo se introduce bajo el borde superior del músculo supinador corto, momento en que pasa a denominarse **nervio interóseo posterior**, en la llamada arcada de Fröshe[33]. Antes de entrar en esta arcada, el nervio radial emite sus ramos sensitivos, que pueden palparse en la cara lateral del antebrazo, desde el tercio medio hasta el área lateral distal del radio. Ya en la mano, el nervio radial superficial es palpable en el suelo de la tabaquera anatómica, que está delimitada lateralmente por los tendones del extensor corto y el abductor largo del pulgar, e internamente por el extensor largo del pulgar, con el escafoides como suelo del espacio (fig. 8-13)[10].

Nervio musculocutáneo

El **nervio musculocutáneo** (fig. 8-14) inerva el músculo coracobraquial, desciende por el brazo lateralmente entre el bíceps braquial y el braquial anterior, músculos a los que también proporciona inervación motora. Es palpable a unos 3 cm a 6 cm caudal al proceso coracoides y, en el codo, lateral al tendón del bíceps braquial, donde rompe la fascia superficial para continuar como nervio cutáneo lateral del antebrazo[34].

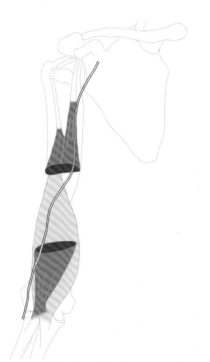

FIGURA 8-14 • Curso del nervio musculocutáneo en la cara anterior del brazo.

Nervio femoral

El **nervio crural** o **nervio femoral** (fig. 8-15) puede palparse en la ingle, en la laguna muscular, inferior al ligamento inguinal y con el músculo psoas ilíaco como suelo. Se sitúa inmediatamente lateral a la arteria femoral (laguna vascular), en una zona con una vulnerabilidad especial, demostrada por el hecho de que en los procedimientos que requieren la inserción de una aguja en el pliegue inguinal adyacente a la arteria femoral, se produce la mayor tasa de contactos de la aguja con el nervio femoral[35]. En el acceso palpatorio de este nervio en la ingle es importante no alejarse en dirección caudal al ligamento inguinal, ya que el nervio pronto se ve tapizado por el músculo cuádriceps y se dificulta la detección de las estructuras acordonadas características.

- **Conducto de Hunter o de los aductores**: por este canal, desde la cara interna del muslo, los vasos y nervios femorales se hacen posteriores, atravesando el ani-

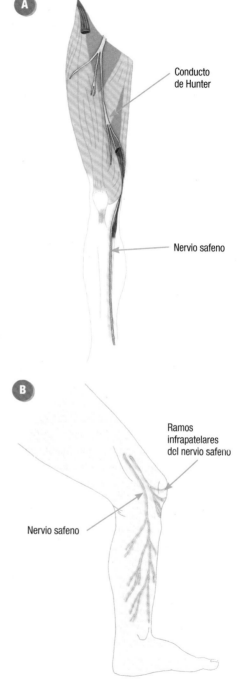

FIGURA 8-15 • Nervio femoral en su recorrido desde la ingle hasta la entrada en el conducto de Hunter, en su salida ya como nervio safeno y los ramos infrapatelares del nervio safeno.

147

llo del tercer aductor (donde termina el conducto de Hunter). El canal queda formado lateralmente por el vasto medial del cuádriceps, posteriormente por el tendón del aductor mayor, e internamente por las fibras asciformes o aponeurosis, que unen el vasto interno al aductor mayor. El nervio safeno perfora esta aponeurosis para seguir descendiendo a lo largo del muslo y de la pierna (fig. 8-15A).

- **Nervio safeno**: el punto de salida del canal aductor del nervio safeno se encuentra en un punto situado unos 7,3 cm proximal y 9,8 cm medial con respecto al polo superior de la patela (rótula)[36,37]. Desde aquí, el nervio safeno discurre distalmente entre el músculo sartorio y el tendón del músculo grácil (fig. 8-15B).

- **Ramos infrapatelares del nervio safeno**: el dolor anteromedial de rodilla persistente, sobre todo después de una cirugía o traumatismo, puede relacionarse con la lesión de los ramos infrapatelares del nervio safeno. Su identificación mediante la palpación es más rápida y plausible que utilizando pruebas de tensión neural. El nervio safeno se localiza ligeramente craneal a la interlínea femorotibial interna, en un punto intermedio en el nivel anteroposterior. Los ramos infrapatelares de este nervio ocupan el área entre el punto medial de la interlinea de la rodilla, el polo inferior de la rótula y el doble de la distancia desde esta a la tuberosidad tibial anterior. De cualquier modo, el hallazgo clínico más frecuente relacionado con estos ramos es la hipersensibilidad (incluso con formación neurofibromatosa) por su lesión durante la artroscopia de rodilla, lo que simplifica su palpación alrededor de la cicatriz (fig. 8-15B)[38].

Nervio femoral cutáneo lateral

El **nervio femoral cutáneo lateral** (fig. 8-16) es un nervio que no inerva musculatura alguna pero contribuye a la inervación sen-

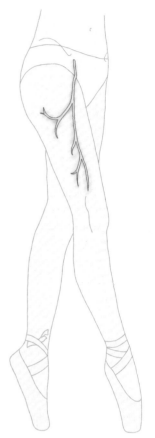

FIGURA 8-16 • Vista lateral del nervio femoral cutáneo lateral.

sitiva de las caras anterior y lateral del muslo. Su lesión genera parestesias en este área cutánea, en el cuadro clínico conocido como **meralgia parestésica**[39]. Las causas más generales de lesión son las que se relacionan con la comprensión del nervio, asociadas al uso de ropa muy ajustada en la cintura, obesidad, embarazo, etc. La frecuencia en el uso actual de la artroscopia de cadera presenta nuevos mecanismos lesionales, ya que el punto de emergencia de este nervio se sitúa a unos 3 mm del portal anterior[38]. Se puede palpar este punto a algo menos de 1 cm caudal y medial a la espina ilíaca anterosuperior, descendiendo en un ángulo de 83° respecto al ligamento inguinal[40].

Nervios clúneos superiores

Los **nervios clúneos superiores** (fig. 8-17) inervan la piel de la parte superior de las nalgas. Son los extremos terminales de los ramos posteriores de los nervios espinales lumbares de los niveles L1 a L3. Robert Maigne ya hablaba del «síndrome celulotenomiálgico de T12» relacionado con las irritaciones radiculares de D12 a L1, defendiendo la pinza rodada como técnica diagnóstica para localizar lo que describía como «placa celulálgica» individualizada en la zona lumbar baja-glútea superior[41]. Estos nervios son palpables a lo largo de la parte posterolateral de la cresta ilíaca, en dirección perpendicular a esta.

Nervio pudendo

El **nervio pudendo** discurre a través de los músculos coccígeo y piramidal, y abandona la pelvis por la parte inferior del foramen isquiático mayor[42]. Se muestra sensible a la palpación en el área inmediatamente medial y posterior a la tuberosidad isquiática. Desde ahí cruza la espina del isquion y reingresa a la pelvis a través del foramen isquiático menor, los ramos perineales y anales se dirigen medialmente y anteriormente. La percusión (signo de Tinel) del ramo dorsal del clítoris/dorsal del pene, que emerge por debajo del

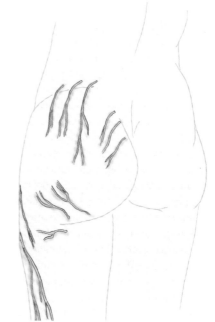

FIGURA 8-17 ● Vista posterior de los nervios clúneos superiores.

ramo inferior del pubis, puede ser positiva y manifestarse con espasmo o dolor (fig. 8-18).

Nervio ciático

El **nervio ciático** (fig. 8-19) es el nervio periférico más voluminoso y largo del cuerpo

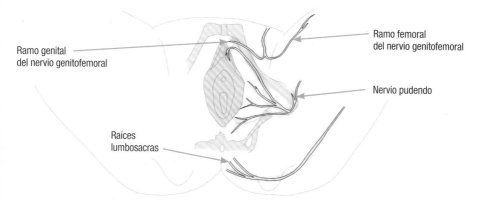

Ramo genital
del nervio genitofemoral

Ramo femoral
del nervio genitofemoral

Nervio pudendo

Raíces
lumbosacras

FIGURA 8-18 ● Vista inferior de la pelvis femenina con el nervio pudendo, que discurre a través de los músculos coccígeo y piramidal, y abandona la pelvis por la parte inferior del foramen isquiático mayor.

humano. Está formado por las raíces L4, L5, S1 y S2, y abandona la pelvis a través del foramen isquiático mayor por el espacio subglúteo. Aunque solo es accesible de forma indirecta (dada la profundidad y protección que le proporciona el músculo glúteo mayor), el nervio ciático discurre equidistante a la tuberosidad isquiática y el trocánter mayor.

Desde la pelvis, e inervando los músculos semitendinoso (L4 a S2), semimembranoso (L4 a S2) y bíceps femoral (L4 a S2), así como el músculo aductor mayor del muslo (L2 a L4), desciende entre los músculos isquiotibiofibulares. Llega al hueco poplíteo, donde se diferencia en el **nervio fibular común** (ciático poplíteo externo), prolongación de las fibras laterales y el **nervio tibial** (ciático poplíteo interno), continuación de las fibras mediales.

El **nervio tibial** (fig. 8-20A) cruza en dirección craneocaudal y divide la fosa poplítea discurriendo lateral a la arteria poplítea. En este nivel es fácilmente palpable, y muchas veces visible como un cordón que sobresale en el hueco poplíteo si se pide al paciente que realice flexoextensiones del tobillo desde la posición de flexión de la cadera y extensión submáxima de la rodilla. Sobrepasada esta área, se dirige a la pierna hacia el arco del músculo sóleo.

La siguiente área de relevancia, en cuanto a palpación del nervio tibial, se sitúa en el túnel del tarso posterior. El nervio tibial llega por la pierna, posteromedial a la tibia, hacia el tobillo. En compañía del tendón del tibial posterior, el flexor común de los dedos y el flexor largo del dedo gordo, y la arteria y la vena tibial posterior, se adentra en el túnel formado por el retináculo medial. Antes de entrar en el túnel emite el ramo calcáneo medial, que se dirige a la grasa plantar medial del talón y, al superar el túnel, se divide en los ramos plantar medial y plantar lateral. El ramo plantar lateral emite un primer ramo, denominado nervio de Baxter o nervio calcáneo inferior, que recurre para inervar el tubérculo anterior

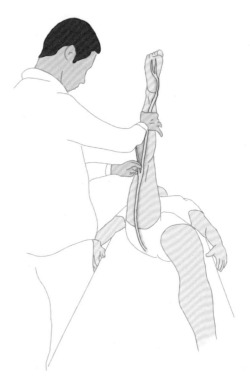

FIGURA 8-19 • Palpación del nervio tibial en su paso por el hueco poplíteo.

Dolor neuropático pélvico

El dolor neuropático pélvico se clasifica como troncular (daño de los nervios ciático, obturador, femoral o pudendo) o radicular (daño del plexo lumbar o sacro). Los síntomas habituales van desde alodinia, parestesias y sensaciones de descargas eléctricas hasta sensaciones fantasmas, que son aún más confusas cuando no se encuentran correlaciones morfológicas. La hiperestesia suele ser el resultado de una lesión somática del nervio que causa irritación e hipersensibilidad, mientras que la hipoestesia, la anestesia y el dolor fantasma generalmente se desarrollan después de un daño axonal del nervio. Otros síntomas son: dolor punzante, sensación de ocupación, estreñimiento, dolor y esfuerzo al defecar, esfuerzo o ardor al orinar, relaciones sexuales dolorosas y disfunción sexual, que incluye hiperexcitabilidad o disminución de la sensibilidad[43].

del calcáneo, el área en la que tantas algias se atribuyen al espolón[44].

El **nervio sural** (fig. 8-20B) es un ramo cutáneo que emite el nervio ciático poplíteo interno antes de adentrarse como nervio tibial en el arco del sóleo. Desde el hueco poplíteo desciende para inervar la piel de la parte lateral del pie, discurriendo lateral al tendón calcáneo y por detrás del maléolo externo.

El **nervio fibular común** se puede palpar en el hueco poplíteo detrás de la cabeza de la fíbula (peroné), serpenteando inferiormente hacia delante alrededor del cuello de este hueso. En ocasiones, su volumen y tensión hacen que en la palpación se produzca confusión con el tendón del bíceps femoral, al que acompaña íntimamente y medialmente.

El **nervio fibular superficial** (fig. 8-20C), que constituye un ramo del nervio fibular profundo, es visible y palpable en el dorso del pie, medial al maléolo externo. Dicho nervio desciende lateralmente al músculo fibular anterior (tendón de Soldevila), un fascículo del músculo extensor común de los dedos que se dirige al quinto metatarsiano y que clásicamente se ha denominado *peroneus tertius* o tercer fibular[38]. La palpación, e incluso la movilización transversal del nervio fibular superficial, es especialmente sencilla con el tobillo en inversión.

El **nervio fibular profundo** (fig. 8-20D) es palpable en el dorso del pie en su disposición lateral al tendón del extensor largo del primer dedo[45].

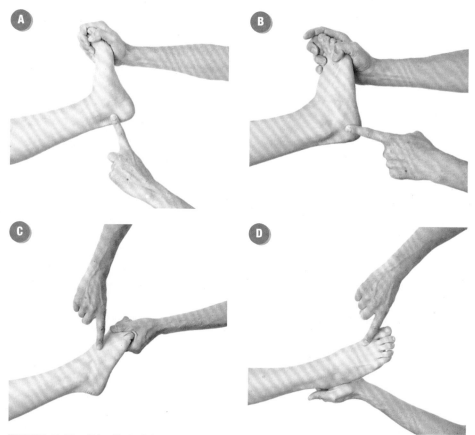

FIGURA 8-20 ● Palpación de distintos nervios. **A)** Nervio tibial. **B)** Nervio sural. **C)** Nervio fibular superficial. **D)** Nervio fibular profundo.

APLICACIÓN FUNCIONAL

La mecanosensibilidad del sistema nervioso puede estar elevada en respuesta a la tensión (evaluable mediante pruebas neurodinámicas y otras valoraciones del movimiento) y a la compresión, o ambas, cuya evaluación se puede realizar de diferentes modos:

Palpación manual

Permite el control de la localización, la cantidad de presión y el tiempo de mantenimiento de la compresión por parte del contacto manual del fisioterapeuta

Percusión

Supone una compresión súbita sobre el trayecto del nervio cuya respuesta es conocida como signo de Tinel. Es habitual su uso en el síndrome del túnel del carpo

Pruebas clínicas de compresión mantenida

En las neuropatías por atrapamiento nervioso, el estado de compresión mantenida del sistema nervioso participa de la etiología. Existen pruebas neuroortopédicas específicas descritas, como la prueba de Phalen, que emulan esta mecánica adversa

Contracción muscular

En las neuropatías por atrapamiento cuyo tejido circundante responsable de la compresión es un espacio miotendinoso (como el síndrome de la arcada de Fröshe sobre el nervio radial), la solicitación de la contracción intensa y/o mantenida de esos grupos musculares permite emular la mecánica adversa

REFERENCIAS BIBLIOGRÁFICAS

1. Elvey RL. Physical evaluation of the peripheral nervous system in disorders of pain and dysfunction. *J Hand Ther*, 1997;10:122-129.

2. Asbury AK, Fields HL. Pain due to peripheral nerve damage: an hypothesis. *Neurology*, 1984;34:1587-1590.

3. Butler DS, Matheson J. *The Sensitive Nervous System*. Adelaida: Noigroup Publications; 2000.

4. Trescot AM, Brown MN, Karl HW. Infrapatellar saphenous neuralgia-diagnosis and treatment. *Pain Physician*, 2013;16:315.

5. Dyck PJ, et al. Vibratory and cooling detection thresholds compared with other tests in diagnosing and staging diabetic neuropathy. *Diabetes Care*, 1987;10:432-440.

6. Hall T, Quintner J. Responses to mechanical stimulation of the upper limb in painful cervical radiculopathy. *Aust J Physiother*, 1996;42:277-285.

7. Trescot AM, Abipp F. *Peripheral Nerve Entrapments: Clinical Diagnosis and Management*. Nueva York: Springer; 2016.

8. Ho T, Braza ME. *Hoffmann Tinel Sign*. Treasure Island: StatPearls Publishing; 2020.

9. Pedersini P, Negrini S, Cantero-Téllez R, Bishop MD, Villafañe JH. Pressure algometry and palpation of the upper limb peripheral nervous system in subjects with hand osteoarthritis are repeatable and suggest central changes. *J Hand Ther*, 2020;33:103-111.

10. Schmid AB, et al. Reliability of clinical tests to evaluate nerve function and mechanosensitivity of the upper limb

peripheral nervous system. *BMC Musculoskelet Disord*, 2009;10:11.

11. Jepsen JR, Laursen LH, Hagert CG, Kreiner S, Larsen AI. Diagnostic accuracy of the neurological upper limb examination II: relation to symptoms of patterns of findings. *BMC Neurol*, 2006;6:10.

12. Walsh J, Hall T. Reliability, validity and diagnostic accuracy of palpation of the sciatic, tibial and common peroneal nerves in the examination of low back related leg pain. *Man Ther*, 2009;14:623-629.

13. Fingleton CP, Dempsey L, Smart K, Doody CM. Intraexaminer and interexaminer reliability of manual palpation and pressure algometry of the lower limb nerves in asymptomatic subjects. *J Manipulative Physiol Ther*, 2014;37:97-104.

14. Maarbjerg S, Di Stefano G, Bendtsen L, Cruccu G. Trigeminal neuralgia – diagnosis and treatment. *Cephalalgia*, 2017;37:648-657.

15. Moser N, Muir B. Suspected trigeminal nerve neuropathy causing persistent idiopathic facial pain: a report of four cases. *J Can Chiropr Assoc*, 2019;63:126-138.

16. Szikszay TM, Luedtke K, Harry von P. Increased mechanosensivity of the greater occipital nerve in subjects with side-dominant head and neck pain - a diagnostic case-control study. *J Man Manip Ther*, 2018;26:237-248.

17. Cesmebasi A, et al. Occipital neuralgia: Anatomic considerations. *Clin Anat*, 2015;28:101-108.

18. Popovski V, et al. Spinal accessory nerve preservation in

modified neck dissections: surgical and functional outcomes. *Acta Otorhinolaryngol Ital*, 2017;37:368-374.

19. Maatman RC, Boelens OB, Scheltinga MRM, Roumen RMH. Chronic localized back pain due to entrapment of cutaneous branches of posterior rami of the thoracic nerves (POCNES): a case series on diagnosis and management. *J Pain Res*. 2019;12:715-723.

20. Royse CF, Sha S, Soeding PF, Royse AG. Anatomical Study of the Brachial Plexus using Surface Ultrasound. *Anaesth Intensive Care*, 2006;34:203-210.

21. Šitum M, Kolić M, Franceschi N, Pećina M. Notalgia paresthetica. *Acta Clin Croat*, 2018;57:721-725.

22. Fleischer AB, Meade TJ. Notalgia paresthetica: successful treatment with exercises. *Acta Derm Venereol*, 2011;91:356-357.

23. Suranyi L. Median nerve compression by Struthers ligament. *J Neurol Neurosurg Psychiatr*, 1983;46:1047-1049.

24. Escámez Pérez A, Salcedo Cánovas C, Alarcón Zamora A, Martínez Herrada J. Median nerve compression neuropathies: Struthers ligament and carpal tunnel. *An Pediatr (Barc)*, 2009;71:584-585.

25. Mizia E, et al. An anatomical investigation of rare upper limb neuropathies due to the Struthers' ligament or arcade: A meta-analysis. *Folia Morphol*, 2021;80:255-266.

26. Swiggett R, Ruby LK. Median nerve compression neuropathy by the lacertus fibrosus: report of three cases. *J Hand Surg*, 1986;11:700-703.

27. Fuss FK, Wurzl GH. Median nerve entrapment. Pronator teres syndrome. *Surg Radiol Anat*, 1990;12:267-271.

28. Petrover D, Bellity J, Vigan M, Nizard R, Hakime A. Ultrasound imaging of the thenar motor branch of the median nerve: a cadaveric study. *Eur Radiol*, 2017;27:4883-4888.

29. Byl C, Puttlitz C, Byl N, Lotz J, Topp K. Strain in the median and ulnar nerves during upper-extremity positioning. *J Hand Surg Am*, 2002;27:1032-1040.

30. Dong Q, et al. Entrapment neuropathies in the upper and lower limbs: anatomy and MRI features. *Radiol Res Pract*, 2012;230679.

31. Wright TW, Glowczewskie F Jr, Cowin D, Wheeler DL. Ulnar nerve excursion and strain at the elbow and wrist

associated with upper extremity motion. *J Hand Surg Am*, 2001;26:655-662.

32. Hilgersom NFJ, et al. Locating the ulnar nerve during elbow arthroscopy using palpation is only accurate proximal to the medial epicondyle. *Knee Surg Sports Traumatol Arthrosc*, 2019;27(10):3254-3260.

33. Ceri T, et al. Posterior interosseous nerve of the elbow at the arcade of Frohse: ultrasound appearance in asymptomatic subjects. *Diagn Interv Imaging*, 2019;100:521-525.

34. Flatow EL, Bigliani LU, April EW. An anatomic study of the musculocutaneous nerve and its relationship to the coracoid process. *Clin Orthop*, 1989;166-171.

35. Vloka JD, et al. Anatomical landmarks for femoral nerve block: a comparison of four needle insertion sites. *Anesth Analg*, 1999;89:1467-1470.

36. Lumsden DB, Kalenak A. The saphenous nerve: an external method for identifying its exit from the adductor canal. *Orthop Rev*, 1993;22:451-455.

37. Morganti CM, McFarland EG, Cosgarea AJ. Saphenous neuritis: a poorly understood cause of medial knee pain. *J Am Acad Orthop Surg*, 2002;10:130-137.

38. Maak TG, et al. Peripheral nerve injuries in sports-related surgery: presentation, evaluation, and management. *J Bone Joint Surg*, 2012;94:e121.

39. Navarro-Zarza JE, et al. Clinical anatomy of the pelvis and hip. *Reumatol Clin*, 2012:8(Suppl 2):33-38.

40. Lee S, et al. Anatomy of the lateral femoral cutaneous nerve relevant to clinical findings in meralgia paresthetica. *Muscle Nerve*, 2017;55:646-650.

41. Maigne R. Manipulaciones: columna vertebral y extremidades. Madrid: Capitel Editores; 2005.

42. Van Koughnett JA, da Silva G. Anorectal physiology and testing. *Gastroenterol Clin North Am*, 2013;42:713-728.

43. Possover M, Forman A. Neuropelveological assessment of neuropathic pelvic pain. *Gynecol Surg*, 2014;1:139-144.

44. Alshami AM, Souvlis T, Coppieters MW. A review of plantar heel pain of neural origin: differential diagnosis and management. *Man Ther*, 2008;13:103-111.

45. Becciolini M, Pivec C, Riegler G. Ultrasound Imaging of the Deep Peroneal Nerve. *J Ultrasound Med*, 2021;40:821-838.

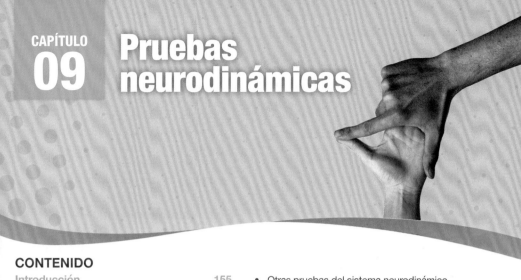

CONTENIDO

Introducción

La herramienta clínica principal del fisioterapeuta para valorar las condiciones mecánicas del sistema nervioso, y especialmente la mecanosensibilidad neural, es la **prueba neurodinámica**. Estas pruebas permiten evaluar la respuesta del paciente a la adición progresiva de tensión a determinadas porciones del sistema nervioso, así como servir de base para las técnicas pasivas y activas de tratamiento para resolver la mecanosensibilidad neural.

Una prueba neurodinámica consiste en una serie de movimientos aplicados en el paciente o realizados por este que pretenden alterar, aunque sea temporalmente, la mecánica o la fisiología de una parte del sistema nervioso[1-6]. La información obtenida mediante esta combinación de movimientos puede advertir del estado físico del sistema nervioso, lo que refleja su capacidad para asumir la tensión, la compresión y el deslizamiento con respecto a sus tejidos circundantes, así como expresa el nivel de sensibilidad del paciente a estos movimientos.

Las pruebas neurodinámicas pueden clasificarse en dos subgrupos. En la práctica, esta clasificación respeta la continuidad mecánica del sistema nervioso como criterio diferenciador: **sistema neurodinámico longitudinal** y **sistema neurodinámico transversal** (tabla 9-1). En este capítulo se desarrollan en profundidad las pruebas neurodinámicas de ambos sistemas.

TABLA 9-1 • Resumen de pruebas neurodinámicas

Sistema neurodinámico longitudinal	Sistema neurodinámico transversal
• Flexión pasiva del cuello	• Pruebas neurodinámicas del miembro superior (ULNT, *upper limb neurodynamic test*):
• Elevación de la pierna extendida o recta	
• Prueba de *slump*	» ULNT1 (mediano)
• Prueba de *slump* sentado con las piernas extendidas	» ULNT2a (mediano)
	» ULNT2b (radial)
• Flexión de la rodilla en decúbito prono	» ULNT3 (ulnar o cubital)
• Prueba de *slump* en decúbito lateral	

Clasificación de las pruebas neurodinámicas en función del sistema de continuidad mecánica

Sistema neurodinámico longitudinal

El **sistema neurodinámico longitudinal** es el sistema formado por el tejido neuroconectivo del neuroeje (sistema nervioso central y sus coberturas meníngeas) sus prolongaciones en forma de nervios intercostales y el sistema nervioso periférico de los miembros inferiores. Las principales pruebas neurodinámicas para explorar las capacidades mecánicas del sistema neurodinámico longitudinal son:

- Flexión pasiva del cuello (PNF, *passive neck flexion*)

- Elevación de la pierna extendida (SLR, *straight leg raise*)
- Prueba de *slump*
- Prueba de *slump* sentado con las piernas extendidas (*slump long sitting test*)
- Flexión de la rodilla en decúbito prono (PKB, *prone knee bend*)
- Prueba de *slump* en decúbito lateral

Sistema neurodinámico transversal

El **sistema neurodinámico transversal** comprende el tejido neural de los miembros superiores y su relación con el neuroeje en el nivel cervical. Las principales pruebas neurodinámicas para explorar sus capacidades mecánicas se resumen en la Tabla 9-2.

La necesidad de esta diferenciación se establece al aceptar la continuidad mecánica entre el tejido neuroconectivo de los miembros inferiores y el neuroeje, pero no tanto con los miembros superiores. Así, se puede aceptar que los movimientos del pie, en determinadas posiciones, pueden modificar el estado de tensión del sistema nervioso central, pero no llegarán a provocar cambios mecánicos relevantes en el tejido neural de la mano[7-9].

Se trata de un concepto mecánico que, por supuesto, debe integrarse en el contexto clínico. Las pruebas neurodinámicas pretenden añadir tensión a determinadas porciones del sistema nervioso; con esta diferenciación, se añade plausibilidad a esta premisa. La inter-

TABLA 9-2 • Pruebas del sistema neurodinámico transversal

Prueba	Descripción	Nervio evaluado
ULNT1/BPPT *(Upper limb neurodynamic test 1, brachial plexus provocation test)*	Prueba neurodinámica del miembro superior 1	Mediano
ULNT2a *(Upper limb neurodynamic test 2a, median nerve test)*	Prueba neurodinámica del miembro superior 2a	Mediano
ULNT2b *(Upper limb neurodynamic test 2b, radial nerve test)*	Prueba neurodinámica del miembro superior 2b	Radial
ULNT3 *(Upper limb neurodynamic test 3, ulnar nerve test)*	Prueba neurodinámica del miembro superior 3	Ulnar

pretación de las respuestas debe inferirse del razonamiento clínico que sustenta toda la praxis del fisioterapeuta.

Pruebas del sistema neurodinámico longitudinal

Flexión pasiva del cuello

La prueba de flexión pasiva del cuello o PNF (*passive neck flexion*) es una prueba neurodinámica que permite evaluar la mecanosensi-

bilidad de los tejidos neuroconectivos, principalmente de la cabeza, el cuello y el tronco (tabla 9-3 y fig. 9-1).

> ### Componentes básicos

- Flexión cervical superior o suboccipital
- Flexión cervical inferior

> ### Componentes de sensibilización

Los componentes de sensibilización de la prueba, que se aplican con el fin de aumentar

TABLA 9-3 ● Prueba de flexión pasiva del cuello (PNF). Los componentes principales de esta prueba son la flexión cervical superior e inferior en decúbito supino.

1. Posición inicial con tomas en zonas occipital y mentoniana	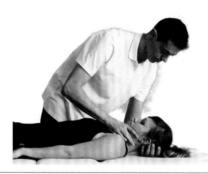
2. Posición inicial con tomas en zonas occipital y mentoniana	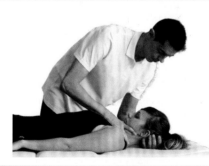
3. Flexión cervical inferior	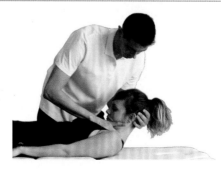

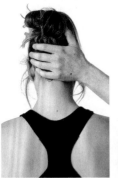
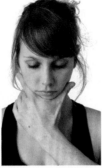

FIGURA 9-1 ● Detalle de las tomas manuales para la prueba de flexión pasiva del cuello.

la solicitación mecánica de los tejidos evaluados, son:

- **Flexión torácica alta** (fig. 9-2): aumenta la tensión en el neuroeje.
- **Elevación de la pierna recta**: influye también sobre la tensión en neuroeje desde su extremo distal.
- **Flexión lateral cervical**: este componente permite añadir tensión en la convexidad y, con ello, localizar analíticamente la tensión. De este modo, aunque la tensión sobre el sistema neurodinámico longitudinal no se modifica de forma sustancial, sí influye sobre el sistema transversal.

> Diferenciación estructural

La diferenciación estructural, para relacionar los síntomas cervicotorácicos del paciente reproducidos con la prueba neurodinámica con la mecanosensibilidad neural, se realiza, si previamente se ha añadido una elevación de la pierna recta, mediante la flexión de la rodilla de la pierna elevada (fig. 9-3).

Por tanto, la elevación de la pierna recta, añadida antes de la flexión cervical, puede permitir la diferenciación estructural al retirar algún componente como la extensión de la rodilla. Cierto es que la transferencia de tensión de los miembros inferiores a la cabeza, prescindiendo del componente de *slump* (flexión toracolumbar), es escasa, pero en casos como, por ejemplo, un paciente con hiperci-

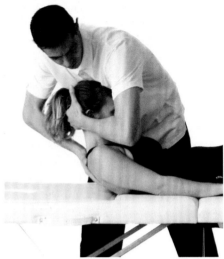

FIGURA 9-2 ● Maniobra de sensibilización de la prueba de flexión pasiva del cuello mediante la flexión torácica alta.

fosis estructurada, o en aquellos en los que la flexión toracolumbar no se pueda realizar o esté contraindicada (corsé, osteoporosis grave, pacientes posquirúrgicos, etc.), esta maniobra puede ser de utilidad.

> Respuestas normales a la prueba en personas asintomáticas

En personas asintomáticas las respuestas normales a esta prueba son:

- **Ausencia de respuesta**: el paciente puede referir tensión cervicotorácica, pero no son normales el dolor lumbar, el dolor referido en los brazos ni la cefalea. De hecho, la aparición de parestesias o de otros síntomas distales en los miembros inferiores debe hacer sospechar la existencia de una lesión medular cervical, y requiere la derivación a neurología[10].
- **Valores estandarizados**: la flexión pasiva de la columna cervical es de unos 111° en las niñas y 103° en las mujeres adultas, y de 104° en los niños y 94° en los hombres adultos. La flexión pasiva del cuello es mayor en las mujeres, y disminuye significativamente con la edad en ambos sexos[11].

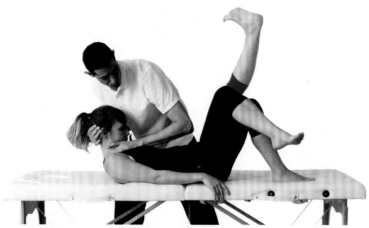

FIGURA 9-3 • Maniobra de diferenciación estructural de la prueba de flexión pasiva del cuello mediante la flexión de la rodilla de la pierna previamente elevada.

> *Precedentes neuroortopédicos clásicos de la prueba de flexión pasiva del cuello*

La bibliografía relacionada con las pruebas neuroortopédicas ofrece diferentes opciones clínicas de valoración de la mecanosensibilidad del sistema nervioso, que han servido de precedente a la prueba neurodinámica de flexión pasiva del cuello.

Estas versiones diferentes forman parte de algoritmos médicos en el diagnóstico de dis-

tintas patologías, como radiculopatías, mielopatías y meningopatías (tabla 9-4).

Elevación de la pierna recta

La prueba de elevación de la pierna recta (SLR, *straight leg raise*) es una prueba neurodinámica que hace posible la evaluación de la mecanosensibilidad de los tejidos neuroconectivos principalmente de estas tres regiones: tronco, pelvis y miembros inferiores (fig. 9-4).

TABLA 9-4 • Precedentes neuroortopédicos clásicos de la prueba de flexión pasiva del cuello

Prueba	Descripción	Positivo	Significado
Neri	Paciente de pie, flexión cervical activa	Dolor lumbar o radiculalgia (L3 -L4)	Inflamación de la raíz nerviosa implicada
Kernig	Paciente en decúbito supino, las dos manos detrás de la cabeza; flexión cervical pasiva	Dolor lumbar	Hernia discal lumbar
Signo de Lhermitte	Flexión cervical	Sensación eléctrica brusca que desciende a la columna o a las extremidades	Mielopatía, radiculopatía cervical, esclerosis múltiple
Brudzinski	Paciente en decúbito supino, flexión cervical pasiva	Flexión brusca de los miembros inferiores	Meningitis bacteriana
Flexión cervical	Flexión del cuello	Parestesias en los pies	Mielopatía cervical, estenosis de canal

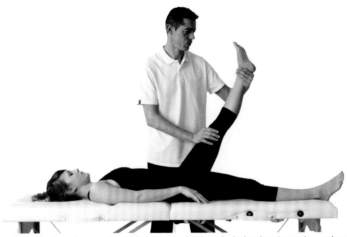

FIGURA 9-4 • Elevación de la pierna recta o SLR. Los componentes principales de esta prueba son la extensión de la rodilla y la flexión de la cadera.

> *Componentes básicos*

- Extensión de la rodilla
- Flexión de la cadera

> *Componentes de sensibilización*

Los componentes de sensibilización de la prueba, que se aplican con el fin de aumentar la solicitación mecánica de los tejidos valorados, son: **flexión contralateral toracolum-**

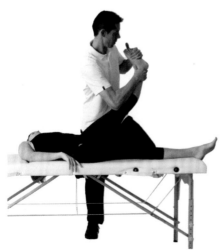

FIGURA 9-5 • Componentes de sensibilización de la prueba de elevación de la pierna recta: flexión contralateral toracolumbar, aducción y rotación interna de la cadera, y flexión dorsal del tobillo.

bar, **aducción** y **rotación interna de cadera**, y **flexión dorsal del tobillo**. Esta última es el principal componente de sensibilización de la prueba de elevación de la pierna recta[12]. A pesar de que otras variantes descritas a continuación pueden aumentar la tensión de los diferentes ramos nerviosos del pie, la flexión dorsal del tobillo es el componente más potente para añadir tensión al nervio ciático desde distal (fig. 9-5).

Atendiendo a las diferentes estructuras nerviosas que llegan al pie, la sensibilización de la prueba de elevación de la pierna recta se realiza mediante tres maniobras, que se resumen en la Tabla 9-5.

> *Diferenciación estructural*

Para relacionar la mecanosensibilidad neural con los síntomas del paciente reproducidos en la prueba neurodinámica, la diferenciación estructural se realiza mediante una de las maniobras siguientes:

- **Reducción de la flexión de cadera**: en el caso de sintomatología distal en el miembro inferior como, por ejemplo, dolor en el pie, aunque, de hecho, la diferenciación estructural ya está hecha, al haber reproducido síntomas distales flexionando la cadera.

TABLA 9-5 • Sensibilización de la prueba de elevación de la pierna recta

1. Eversión de tobillo y pie para el nervio tibial	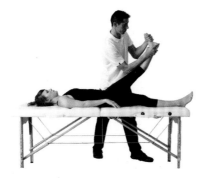	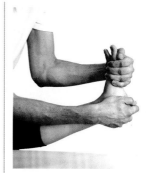
2. Inversión de tobillo y pie para el nervio fibular	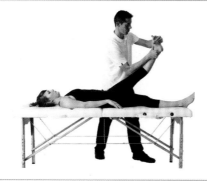	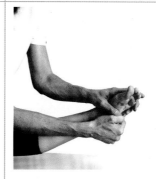
3. Varo y flexión dorsal del tobillo para el nervio sural	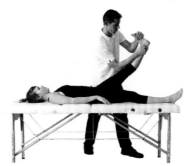	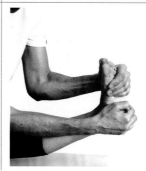

- **Reducción de los componentes de sensibilización del tobillo**: principalmente la flexión dorsal, en el caso de sintomatología proximal, como por ejemplo, en la zona lumbar o la pelvis.

> ### Respuestas normales a la prueba en personas asintomáticas

- En personas asintomáticas, las respuestas normales a esta prueba se localizan en tres regiones del miembro inferior: parte posterior del muslo posterior, parte posterior de la rodilla y parte posterior de la pierna (fig. 9-6).
- El rango medio de movimiento de la cadera durante la elevación de la pierna recta es superior en 10° en las mujeres con respecto a los hombres. No existe interacción estadísticamente significativa entre dominancia lateral y edad. Los sín-

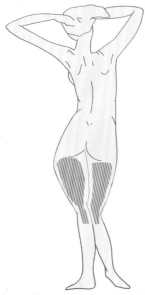

FIGURA 9-6 • Localización de los síntomas que se consideran respuesta normal a la prueba de elevación de la pierna recta en individuos asintomáticos.

tomas que se describen con mayor frecuencia son la sensación de estiramiento (96,7 %), seguido de tensión (70 %) en la parte posterior del muslo y de la pierna[13].

› Análisis de la evidencia científica de la prueba

A nivel médico, desde su primera descripción por el Dr. Lazarevic (atribuida erróneamente al Dr. Lasègue), la prueba de elevación de la pierna recta se ha estudiado, dentro del examen neurológico, por su posible diagnóstico de lesión discal con afectación radicular[14,15]. Bajo este enfoque, esta prueba muestra gran sensibilidad y escasa especificidad de protrusión o hernia del disco lumbar[16,17]. Dado que demuestra una gran sensibilidad, podría ser útil para descartar una protrusión del disco lumbar; sin embargo, la utilidad es limitada debido a la escasa especificidad ya que puede ser positiva en el dolor posterior del muslo secundario a otras causas[18,19].

Esta escasa especificidad se corregiría, muy posiblemente, si se extendiese el uso de la diferenciación estructural para el reconocimiento de la positividad de la prueba[20].

De igual, y mediante estudios controlados radiológicamente en pacientes con hernia de disco intervertebral lumbar, se ha medido la manera en que el desplazamiento neural en el lado sintomático durante la elevación de la pierna recta disminuye significativamente por la compresión[21]. Esta detección y cuantificación de la limitación de los movimientos neurales en el canal vertebral es un hallazgo que confirma la relación entre alteración biomecánica y fisiopatología del sistema nervioso. Anteriormente ya se había medido, durante la elevación de la pierna recta en personas sanas, el desplazamiento del cono medular observando su incremento a medida que aumenta el ángulo de flexión de la cadera, manteniéndose la relación entre la magnitud del desplazamiento del cono y el número de raíces nerviosas implicadas en el movimiento[22].

› Variantes y aplicaciones prácticas

Elevación de la pierna recta bilateral

El efecto de deslizamiento caudal de la médula espinal en el nivel torácico y cervical es más potente que el realizado con la elevación de solo una pierna[23]. Es una técnica que puede resultar útil cuando, sin aplicar flexión toracolumbar, se busque una movilización amplia del neuroeje (fig. 9-7).

Elevación de la pierna recta cruzada o elevación de la pierna «buena»

La reproducción de síntomas en un miembro inferior por la elevación del miembro contralateral con la rodilla extendida (elevación de la pierna recta cruzada o elevación de la pierna «buena» [WLRT, *well leg raise test*]) es generalmente un indicador de lesión discal importante que está generando irritación radicular. Es una prueba con escasa sensibilidad y alta especificidad[24-28].

Desde el punto de vista diagnóstico, en aquellos casos en los que no reproduzca la clínica del paciente, la elevación de la pierna

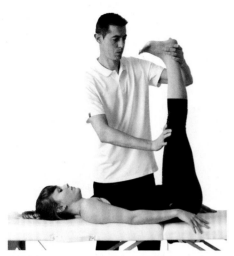

FIGURA 9-7 • Prueba de elevación de la pierna recta bilateral. Variante con mayor potencial para desplazar el neuroeje en sentido craneocaudal.

asintomática sirve como referencia para valorar la amplitud de la asimetría en el rango alcanzado de flexión de la cadera.

Desde el punto de vista terapéutico, el mantenimiento de la pierna sana elevada puede ser de ayuda en casos agudos, al reducir ligeramente la tensión en las raíces lumbosacras de la pierna afectada, y reducir, por tanto, la mecánica resultante en la movilización de esta última.

COMBINACIÓN DE LA ELEVACIÓN DE LA PIERNA RECTA CON MOVILIZACIÓN PASIVA LUMBAR

Es una técnica de movilización posteroanterior de los segmentos intervertebrales lumbares inferiores en decúbito prono, mediante movimientos pasivos intervertebrales accesorios (clásicamente referidos en la bibliografía relacionada con la terapia manual como PAIVM [*passive accesory intervertebral movements*]), asociados a la extensión de la rodilla (fig. 9-8).

La técnica consiste en identificar los movimientos que desencadenan una respuesta sintomática relacionada con la mecanosensibilidad neural elevada para determinar la «ventana de seguridad para la movilización neural». La situación más predecible es que el dolor lumbar o el dolor en el miembro inferior asociado se reproduzca con la movilización posteroanterior de los segmentos lumbares más bajos, con mayor intensidad cuanto mayor sea el grado de movilización, y también

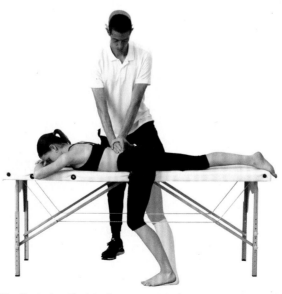

FIGURA 9-8 • Combinación de elevación de la pierna recta en decúbito prono con movilización pasiva lumbar.

163

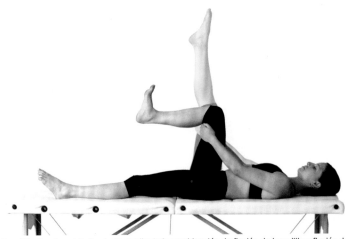

FIGURA 9-9 • Técnica de autotratamiento mediante la combinación de flexión de la rodilla y flexión dorsal del tobillo.

que el dolor aparezca o aumente al extender la rodilla y, por tanto, aumentar la tensión neural. Los PAIVM de mayor intensidad se asociarán a la posición de flexión de la rodilla, y cuando el paciente extiende la rodilla, los PAIVM pasan a realizarse en un menor grado de movilización, acotando así la «ventana de seguridad para la movilización neural».

Técnica de autotratamiento

Es una técnica de movilización neurodinámica activa a partir de la posición de la prueba de elevación de la pierna recta, mediante combinación de la flexión de la rodilla y la flexión dorsal del tobillo, asociado al movimiento de extensión de la rodilla y flexión plantar del tobillo. Se trata de una técnica que está indicada especialmente para movilizar el tejido neural del pie y, en concreto, el deslizamiento del nervio tibial bajo el túnel del tarso. La misma técnica puede concebirse como tratamiento de exposición a la tensión neural de

los nervios fibulares (peroneos) superficiales y profundos (fig. 9-9).

> *Precedentes neuroortopédicos clásicos de la prueba de elevación de la pierna recta*

La elevación de la pierna recta se ha utilizado clásicamente para valorar la mecanosensibilidad del sistema nervioso. La prueba de Lasègue (Lazarevic) y la de Bragard son las muestras históricas más conocidas. Desde el punto de vista médico, esta valoración ha perseguido dar soporte clínico al diagnóstico de la hernia discal lumbar (tabla 9-6).

Prueba de *slump*

La prueba de slump es una prueba neurodinámica que permite evaluar la mecanosensibilidad de los tejidos neuroconectivos de la cabeza, el cuello, el tronco, la pelvis y los miembros inferiores (tabla 9-7).

TABLA 9-6 • Precedentes neuroortopédicos clásicos de la prueba de elevación de la pierna recta

Prueba	Descripción	Positivo	Significado
Lasègue (Lazarevic)	Paciente en decúbito supino, elevación de la pierna recta	Dolor lumbar	Hernia discal lumbar
Bragard	Paciente en decúbito supino, elevación de la pierna recta con flexión dorsal del tobillo	Dolor lumbar	Hernia discal lumbar

TABLA 9-7 ● Prueba de *slump*. Los componentes básicos son la flexión toracolumbar, la flexión cervical (superior e inferior) y la extensión de la rodilla.

1. Posición inicial con tomas en cabeza y zona cervicotorácica

2. Flexión toracolumbar

3. Flexión cervical superior e inferior

4. Extensión de la rodilla

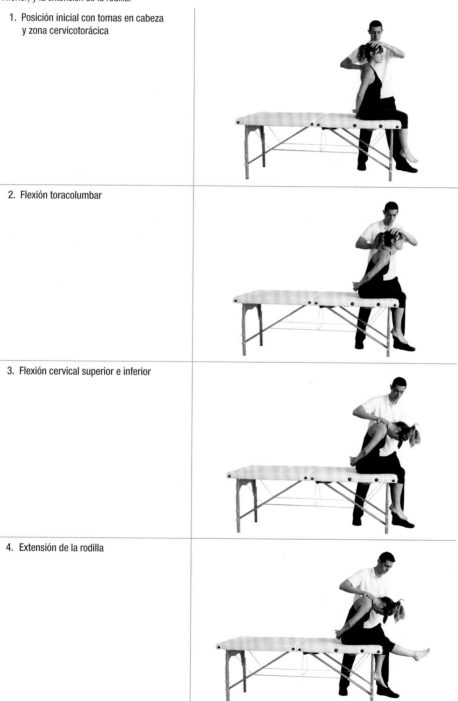

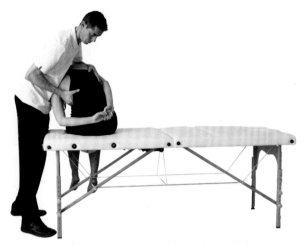

FIGURA 9-10 • Maniobra de sensibilización de la prueba de *slump* mediante la flexión contralateral toracolumbar.

> *Componentes básicos*

- Flexión toracolumbar
- Flexión cervical superior o suboccipital
- Flexión cervical inferior
- Extensión de la rodilla

> *Componentes de sensibilización*

Los componentes de sensibilización de la pueba para aumentar la solicitación mecánica de los tejidos valorados son: **flexión contralateral toracolumbar** (fig. 9-10), **aducción y rotación interna de la cadera**, y **flexión dorsal del tobillo**.

Atendiendo a las diferentes estructuras nerviosas que llegan al pie, la sensibilización se realiza mediante: eversión de tobillo y pie para el nervio tibial (fig. 9-11), inversión de tobillo y pie para el nervio fibular, y varo y flexión dorsal del tobillo para el nervio sural.

> *Diferenciación estructural*

La diferenciación estructural para relacionar la mecanosensibilidad neural con los síntomas del paciente reproducidos con la prueba neurodinámica se realiza mediante una de las maniobras siguientes:

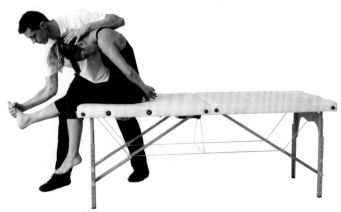

FIGURA 9-11 • Maniobra de sensibilización de la prueba de *slump* para el nervio tibial mediante la eversión de tobillo y pie.

- Reducción de los componentes de sensibilización del tobillo, principalmente la flexión dorsal, si existe sintomatología proximal, por ejemplo, en la zona torácica o cervical (fig. 9-12A).
- Reducción de la flexión cervical en el caso de sintomatología distal en el miembro inferior, por ejemplo, dolor en el pie (fig. 9-12B).

> ### Respuestas normales a la prueba en personas asintomáticas

En la Tabla 9-8 se resumen las respuestas a la prueba de *slump* que se consideran normales en personas asintomáticas, a lo largo de los componentes de su desarrollo como maniobra pasiva.

Las respuestas a la prueba de slump se localizan inicialmente en la espalda o el cuello, y durante las etapas posteriores, en la parte posterior del muslo, la rodilla y la pantorrilla. Los descriptores más habituales son: sensación de estiramiento y tensión. El 80 % de los pacientes refieren alivio completo o parcial de esta respuesta después de la extensión cervical, lo que indica que la respuesta normal a la prueba de *slump* puede considerarse una respuesta neurogénica[30,31].

> ### Análisis de la evidencia científica de la prueba

Pese a su sencillez[32], fiabilidad[33] y gran valor diagnóstico y terapéutico, los profesionales de la fisioterapia aplican con escasa frecuencia la prueba de *slump* en la práctica clínica diaria, sobre todo en comparación con la frecuencia de uso de la prueba de elevación de la pierna recta.

Existen múltiples razones clínicas para optar por la prueba de *slump* como herramienta habitual, así como un abundante soporte de evidencia científica[7,30,34-38].

Destaca la aportación de Lawrence Urban que defiende el valor de esta prueba en el diagnóstico del dolor neuropático en la extremidad inferior[39].

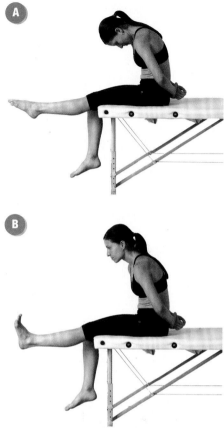

FIGURA 9-12 • Maniobras de diferenciación estructural en la prueba de *slump*. **A)** Si existe sintomatología cervicotorácica, mediante la reducción de la flexión dorsal del tobillo. **B)** En caso de sintomatología en la pierna, mediante la reducción de la flexión cervical.

En comparación con la prueba de elevación de la pierna recta, la de *slump* es más sensible (0,84) que la elevación de la pierna recta (0,52) en los pacientes con hernias discales lumbares. Sin embargo, la elevación de la pierna recta es una prueba ligeramente más específica (0,89) que la prueba de *slump* (0,83)[36]. Así pues, se recomienda usar con mayor frecuencia la prueba de *slump* como una herramienta sensible en el examen físico de pacientes con síntomas de hernia discal lumbar. Por el contrario, y debido a su mayor especificidad, la prueba de elevación de la pierna recta puede ayudar especialmente a

TABLA 9-8 • Respuestas normales a la prueba de *slump* en personas asintomáticas

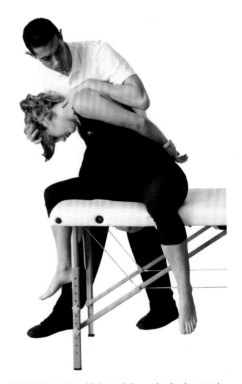

Posición inicial	Sin síntomas
Slump espinal	Tensión torácica media
Flexión cervical	Dolor central T8-T9
Extensión de la rodilla	• Tensión en la región posterior de la rodilla y el muslo • Amplitud de la extensión variable • Mejora con la extensión cervical[29]

evitar la cirugía a pacientes con hernias con compresión de la raíz en las pruebas de imagen, pero sin relevancia clínica.

Existe otra razón para defender el uso de la prueba de *slump,* y es que se trata de una prueba que, modificando el contexto del paciente, no se percibe tan «clínica» ni amenazante como la prueba de elevación de la pierna recta. La posición es mucho más funcional (sentado) y el gesto es más natural para el paciente, aún más, si cabe, al considerar que el componente más incómodo para el paciente, es decir, la pronunciación de la flexión toracolumbar, no es tan relevante como se creía y no influye tanto sobre la excursión del nervio ciático[40].

Con respecto al tratamiento, la bibliografía presenta diversos estudios sobre los diferentes efectos de las técnicas de deslizamiento neural basadas en la posición de *slump*. En los pacientes con presentación aguda de dolor radicular de origen lumbar, se ha demostrado su eficacia en la reducción del dolor y en el aumento del rango de movimiento[41], al igual que en pacientes con dolor lumbar no radicular[42,43]. Asimismo, se ha demostrado que

FIGURA 9-13 • Variante de la prueba de *slump* sentado para valorar el nervio obturador, destacando el componente de abducción de la cadera.

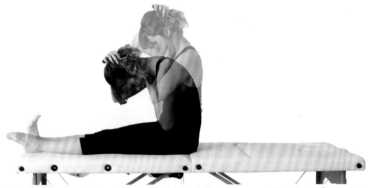

FIGURA 9-14 • Técnica de autotratamiento a partir de la posición de *slump*, combinando los componentes cervicales y de tobillo, con permanencia de la rodilla y la columna estáticas

mejora la hiperactividad protectora de los músculos erectores espinales[44], y la flexibilidad de la musculatura posterior del muslo y de la pierna[45].

> Variantes y aplicaciones prácticas

SLUMP SENTADO PARA EL NERVIO OBTURADOR
Como se revisa más adelante, la posición de *slump* lateral ofrece la técnica neurodinámica más habitual para el nervio obturador, partiendo de una posición de flexoextensión de cadera neutra. Desde la posición de *slump* sentado, existe también una variante en la que la cadera parte de 90° de flexión. El paciente

se sienta en el extremo de la camilla, en una de las esquinas, para permitir la abducción de la cadera. Desde esta posición, se procede a aumentar la flexión toracolumbar (*slump*) y se suma la flexión cervical[46] (fig. 9-13).

TÉCNICA DE DESLIZAMIENTO
A partir de la posición de la prueba de *slump*, manteniendo la rodilla en extensión, con flexión dorsal del tobillo asociada a extensión cervical, y flexión plantar del tobillo asociada a flexión cervical (fig. 9-14).

TÉCNICAS DE DESLIZAMIENTO EN BIPEDESTACIÓN (FIG. 9-15)

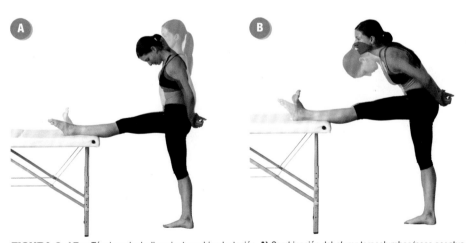

FIGURA 9-15 • Técnicas de deslizamiento en bipedestación. **A)** Combinación del *slump* toracolumbar (poco acentuado) con la flexión plantar del tobillo. **B)** Combinación de la flexión cervical desde la posición de *slump* toracolumbar con la flexión plantar del tobillo.

SECUENCIA DE MOVILIZACIÓN DE LOS MIEMBROS INFERIORES Y LA COLUMNA VERTEBRAL EN BIPEDESTACIÓN CON COMPONENTES TENSORES Y DISTENSORES DEL NEUROEJE Y LOS NERVIOS CIÁTICOS (FIG. 9-16)

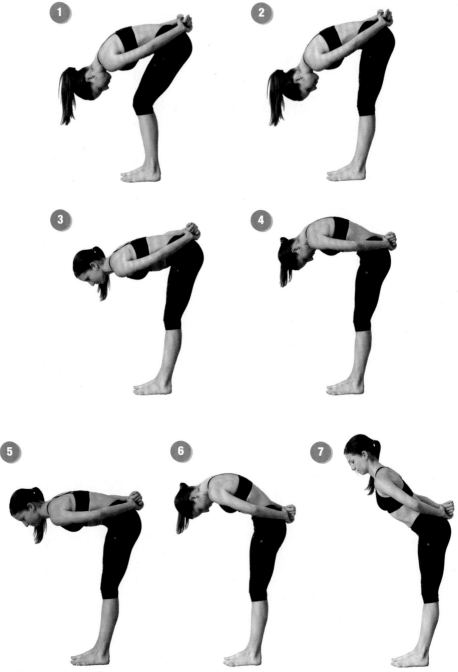

FIGURA 9-16 • Movilización de los miembros inferiores y la columna vertebral en bipedestación, con componentes tensores y distensores del neuroeje, y los nervios ciáticos en la prueba de *slump*.

Prueba de *slump* sentado con las piernas extendidas

La prueba de *slump* sentado con las piernas extendidas o sentado en plano es una prueba neurodinámica que permite evaluar la mecanosensibilidad de los tejidos neuroconectivos de la cabeza, el cuello, el tronco, la pelvis y los miembros inferiores (tabla 9-9).

› Componentes básicos

- Flexión toracolumbar

- Flexión cervical superior o suboccipital
- Flexión cervical inferior
- Extensión de la cadera y la rodilla

› Componentes de sensibilización

Los componentes de sensibilización de la prueba que se van a aplicar para aumentar la solicitación mecánica de los tejidos valorados son:

- **Flexión contralateral toracolumbar**
- **Aducción y rotación interna de la cadera**
- **Flexión dorsal del tobillo**

TABLA 9-9 • Prueba de *slump*. Los componentes básicos son la flexión toracolumbar, la flexión cervical (superior e inferior), y la extensión de la cadera y la rodilla.

1. Posición inicial con tomas en la cabeza y la zona cervicotorácica	2. Flexión toracolumbar

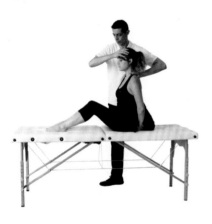 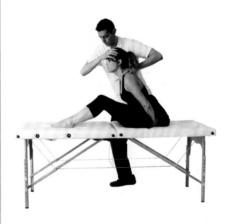

3. Flexión cervical superior e inferior	4. Extensión de la cadera y la rodilla

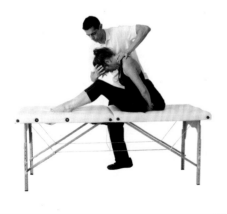 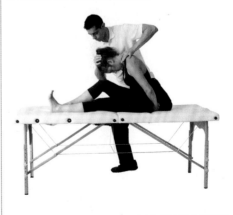

Atendiendo a las diferentes estructuras nerviosas que llegan al pie, la sensibilización se realiza mediante:

- **Eversión de tobillo y el pie** para el nervio tibial
- **Inversión de tobillo y el pie** para el nervio fibular
- **Varo y flexión dorsal del tobillo** para el nervio sural

> Diferenciación estructural

La diferenciación estructural para relacionar la mecanosensibilidad neural con los síntomas del paciente reproducidos con la prueba neurodinámica se realiza mediante una de las maniobras siguientes:

- **Flexión de cadera y rodilla**: en el caso de sintomatología proximal, por ejemplo, en la zona torácica o cervical.
- **Reducción de la flexión cervical**: en el caso de sintomatología distal en el miembro inferior, como, por ejemplo, dolor en el pie (fig. 9-17).

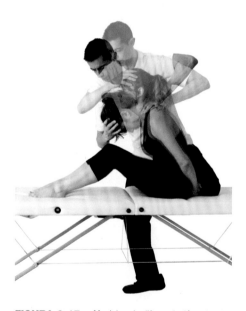

FIGURA 9-17 ● Maniobra de diferenciación estructural de la prueba de *slump* sentado con piernas extendidas mediante la reducción de la flexión cervical cuando existen síntomas en la pierna.

> Análisis de la evidencia científica de la prueba

La prueba de *slump* sentado con las piernas extendidas es una opción óptima para examinar los tejidos neurales de la cabeza, el cuello y el tórax, así como de la zona lumbar.

Se ha investigado esta prueba en el contexto de la cefalea y la meningopatía en niños. Midiendo el rango de movilidad en flexión cervical, se ha utilizado para diferenciar la intensidad de los síntomas y otras respuestas sensoriales en grupos de niños de 6 a 12 años con cefalea primaria (migraña), cefalea secundaria (cervicogénica) frente a pacientes control, y se sugieren diferentes mecanismos fisiopatológicos de la cefalea[47]. También, se ha señalado que es una prueba mejor para la meningitis que la prueba de Brudzinski o prueba de flexión pasiva de la cabeza[48].

La prueba de *slump* en plano se presenta como una forma importante especialmente para influir mecánicamente sobre el sistema nervioso simpático, permitiendo administrar con más precisión las cargas tensiles sobre esta parte del sistema nervioso[10,49,50]. Aunque las consecuencias fisiológicas y, en su caso, terapéuticas, de esta movilización son discutibles; es cierto que la influencia de la terapia manual sobre la cadena ortosimpática y sus ganglios sigue siendo objeto de investigación[51], por lo que quizá esta información sea útil en un futuro para optimizar el acceso a este tejido tan versátil.

> Variantes y aplicaciones prácticas

VARIANTE CON EXTENSIÓN BILATERAL DE LAS RODILLAS

Esta variante permite un aumento considerable del componente de tensión y de deslizamiento craneocaudal del neuroeje[23] (fig. 9-18).

TÉCNICA DE TENSIÓN

Técnica de tensión neural a partir de la posición de la prueba de *slump* con extensión bilateral de las rodillas, manteniendo el paciente una toma de mentón y occipital para

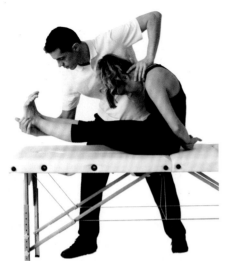

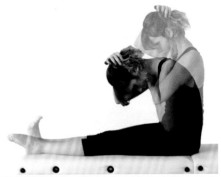

FIGURA 9-19 ● Técnica de autotratamiento mediante la adición de tensión neural con extensión bilateral de las rodillas y doble contacto mentón-occipital.

FIGURA 9-18 ● Variante del *slump* sentado con extensión bilateral de las rodillas.

estabilizar el componente cervical durante la ejecución de la flexión toracolumbar activa (fig. 9-19).

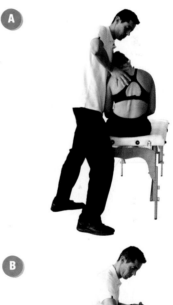

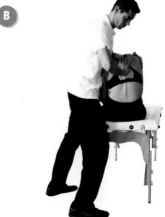

COMBINACIÓN DE LA PRUEBA DE *SLUMP* SENTADO EN PLANO CON TÉCNICAS DE MOVILIZACIÓN INTERVERTEBRAL TORÁCICA

Técnicas de movilización pasiva torácica mediante movimientos intervertebrales pasivos fisiológicos clásicamente referidos en la bibliografía relacionada con la terapia manual como PPIVM (*passive physiological intervertebral movements*) y movimientos intervertebrales pasivos accesorios PAIVM (*passive accesory intervertebral movements*) a nivel dorsal alto (fig. 9-20A) y medio, o ambas (fig. 9-20B).

La movilización pasiva dorsal es una técnica que aporta beneficios clínicos no solo en problemas torácicos. A menudo, su aplicación mejora las condiciones biomecánicas y clínicas del área cervical y del hombro. La técnica de movilización, asociada a una mayor o menor tensión neural por medio del posicionamiento en *slump* sentado en plano, enriquece considerablemente esta técnica, al permitir aunar los beneficios de la movilización con un efecto más directo sobre los tejidos neu-

FIGURA 9-20 ● Movilización pasiva torácica mediante movimientos intervertebrales pasivos fisiológicos y/o accesorios en el nivel dorsal alto **(A)** y medio **(B)**.

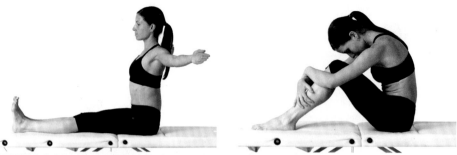

FIGURA 9-21 • Técnica de autotratamiento para la movilización de los nervios intercostales a partir de la posición de *slump* sentado con piernas extendidas.

roconectivos raquídeos, que pueden estar influyendo con su mecanosensibilidad en los síntomas del paciente.

TÉCNICA PARA LA MOVILIZACIÓN DE LOS NERVIOS INTERCOSTALES

Esta técnica consiste en una combinación de los movimientos de abducción de los brazos, espiración, extensión de la columna y las rodillas, y asociación al agrupamiento del cuerpo en inspiración (fig. 9-21).

La combinación de unos u otros movimientos, a los que puede añadirse la inclinación lateral toracolumbar, depende de los hallazgos durante la exploración para establecer una técnica más específica en cada caso.

La adición de tantos componentes permite a su vez encontrar la posición predominantemente antálgica, algo que puede resultar de utilidad especial en casos hiperálgicos, como ocurre en pacientes con neuralgia posherpética en situación aguda.

TÉCNICAS DE MOVILIZACIÓN DE LOS NERVIOS CUTÁNEOS PROVENIENTES DE LOS RAMOS POSTERIORES EN EL NIVEL DORSAL ALTO, MEDIO Y BAJO

El paciente se sitúa con las rodillas extendidas y, si es posible, tanto por medios técnicos (cuerpo inferior de la camilla elevable) como por las capacidades físicas del paciente (flexibilidad, aparición de clínica, o las dos), con una ligera flexión de caderas. Con una cincha, se estabiliza la pelvis a la camilla. Los contactos manuales albergan un área extensa de piel correspondiente al área inervada por los ramos cutáneos correspondientes, y realizan un desplazamiento de esta para reconocer el sentido de la irritación y del alivio (fig. 9-22).

Acotada así la «ventana de seguridad para la movilización neural», con los componentes osteocinemáticos y de tracción cutánea, se aplica la técnica de movilización. Cuando la tracción cutánea genere alivio, se asocia una

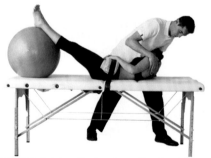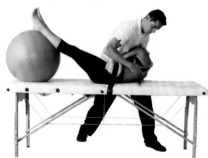

FIGURA 9-22 • Técnicas de movilización pasiva de los nervios cutáneos torácicos provenientes de los ramos posteriores, mediante combinación de componentes articulares y tracción cutánea dorsal.

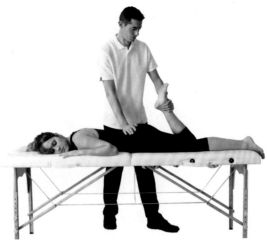

FIGURA 9-23 • Flexión de la rodilla en decúbito prono. Prueba neurodinámica de flexión de la rodilla en decúbito prono.

elevación del cuerpo del paciente, mediante la combinación de movimientos de flexión de caderas, y toracolumbar e inclinación-rotación toracolumbar contralateral. La inspiración profunda es un componente que también puede modificar la mecanosensibilidad neural en estas técnicas.

Flexión de la rodilla en decúbito prono

La **prueba de flexión pasiva de la rodilla en decúbito prono** es una prueba neurodiná-

mica que permite evaluar la mecanosensibilidad de los tejidos neuroconectivos del tronco y los nervios periféricos que dependen del plexo lumbar, principalmente el nervio femoral. El componente básico es la flexión de la rodilla (fig. 9-23).

› Componentes de sensibilización

Los componentes de sensibilización de la prueba que se va a aplicar para aumentar la solicitación mecánica de los tejidos valorados son (fig. 9-24):

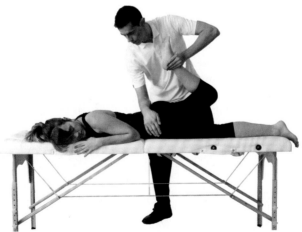

FIGURA 9-24 • Componentes de sensibilización de la prueba de flexión de la rodilla en decúbito prono: extensión de la cadera y flexión contralateral toracolumbar.

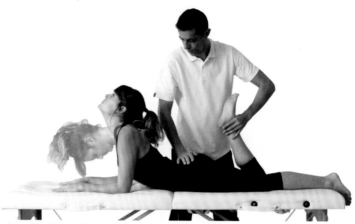

FIGURA 9-25 • Maniobra de diferenciación estructural de la prueba de flexión de la rodilla en decúbito prono mediante la extensión cervical. La posición previa del paciente en esfinge permite añadir la flexión cervical antes de integrar los componentes en el miembro inferior, para así poder retirar esa flexión cervical como maniobra de diferenciación estructural una vez aparecidos los síntomas en la ingle, y/o en la cara anterior del muslo y la rodilla.

- **Extensión de la cadera**: debido a la contribución de las masas musculares anteriores de la cadera y el muslo, la especificidad sobre el tejido neural es baja
- **Flexión contralateral toracolumbar**

> Diferenciación estructural

La diferenciación estructural para relacionar la mecanosensibilidad neural con los síntomas del paciente reproducidos con la prueba neurodinámica se realiza si previamente se ha añadido una flexión cervical desde la posición de esfinge, así como la reducción de dicha flexión cervical, cuando existen síntomas en la pelvis o el miembro inferior. Esta opción se justifica porque en la posición básica de la prueba es difícil encontrar un movimiento a distancia que tenga un efecto lo suficientemente distensor como para atribuirle el carácter de diferenciador estructural hacia el tejido neural como fuente de síntomas. La alternativa, propuesta hace ya años, en forma de comunicación personal, por Tim Beames, es utilizar la posición de esfinge para permitir una flexión cervical que, retirada en el momento de la producción de síntomas mediante la prueba de flexión pasiva de la rodilla, resuelva la diferenciación estructural (fig. 9-25).

> Respuestas normales a la prueba en personas asintomáticas

- Tensión en la cara anterior del muslo.
- La movilidad normal permite el contacto talón-glúteo, aunque existe una gran variación entre individuos (110° a 150°), por lo que es importante la comparación con el lado contralateral[10] (fig. 9-26).

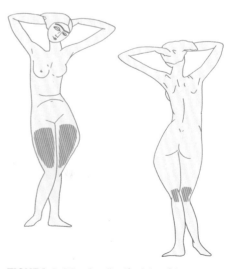

FIGURA 9-26 • Localización de los síntomas que se consideran una respuesta normal, en personas asintomáticas, a la prueba de flexión de la rodilla en decúbito prono.

> Análisis de la evidencia científica de la prueba

Se ha intentado reconocer a la prueba de flexión pasiva de la rodilla en decúbito prono como el «Lasègue» del nervio femoral. Lo cierto es que su nivel de evidencia no es tan sugestivo, y que la influencia del resto de partes blandas de la cara anterior de la cadera y el muslo restan especificidad a la prueba.

No obstante, es una prueba neurodinámica que el fisioterapeuta debe tener en cuenta en el contexto del dolor radicular de L3 a L4 y en la neuropatía femoral. Desde el punto de vista anecdótico, la prueba puede incluso resultar de utilidad para valorar la gravedad de una ciática: una ciática ipsilateral inducida por la flexión pasiva de la rodilla en decúbito prono puede constituir un signo patognomónico de una protrusión o hernia lateral en el nivel de L4 a L5[52].

La prueba de flexión de la rodilla en decúbito prono es capaz de revelar una mecanosensibilidad alterada en pacientes con síndrome de dolor femoropatelar unilateral[53], un hallazgo relevante, al indicar que la mecanosensibilidad alterada en el nervio femoral puede formar parte del dolor anterior de la rodilla.

En estudios realizados en el quirófano en pacientes con hernia en el nivel de L3 a L4, se han medido las consecuencias mecánicas de la hernia sobre las raíces nerviosas, así como la influencia de la tensión inducida mediante la flexión pasiva de la rodilla en decúbito pro-no sobre el nervio femoral. En concreto, se ha detectado una reducción de flujo sanguíneo intrarradicular (disminuyó de un 92,8 % a un 100 %), así como una alteración importante del deslizamiento de las raíces, que queda reducido por la hernia a solo unos pocos milímetros[54].

> Variantes y aplicaciones prácticas

VARIANTE PARA EL NERVIO SAFENO

Varios autores han propuesto una prueba neurodinámica para llevar la tensión al nervio safeno, en concreto, a los ramos infrapatelares del nervio safeno. A continuación, se enumeran algunas de las variantes propuestas a partir de la posición de decúbito prono:

- **Variante I**: elevar la pierna extendida con el pie en flexión plantar y eversión[55].
- **Variante II**: con el muslo del fisioterapeuta debajo de la rodilla extendida del paciente, flexión dorsal y eversión del tobillo, y rotación externa de la cadera[29].
- **Variante III**: desde la posición de extensión y rotación interna de cadera, flexión de 90° y rotación externa de la rodilla, y dorsiflexión del tobillo, realizar una extensión progresiva de la rodilla.

TÉCNICA DE MOVILIZACIÓN POSTEROANTERIOR DE LOS SEGMENTOS INTERVERTEBRALES LUMBARES MEDIOS EN DECÚBITO PRONO

Es una técnica que se realiza mediante PAIVM asociados a la flexión pasiva de la rodilla. La

---

REFLEXIONES

Especificidad de las variantes de flexión de la rodilla

A título personal, no encuentro estas maniobras especialmente específicas, y en mi experiencia clínica, en pacientes con clara afectación de los ramos infrapatelares del nervio safeno (signo de Tinel positivo y sensibilidad elevada a la palpación de la cicatriz producida por el artroscopio en la interlínea medial de la rodilla, con respuesta positiva al bloqueo anestésico), no he obtenido una respuesta diferente a la rodilla contralateral al realizar estas variantes de la prueba. No obstante, quedan aquí citadas para su evaluación por el lector, y propongo el uso de la tercera variante, pero sumando un ligero componente de valgo de rodilla al final de la prueba, así como aplicar un contacto manual directo en la cara medial de la rodilla. Este contacto sirve, por un lado, para valorar los cambios en la mecanosensibilidad neural a la palpación de los ramos infrapatelares del nervio safeno, y por otro, para realizar una movilización del tejido cutáneo, como componente adicional de sensibilización (fig. 9-27).

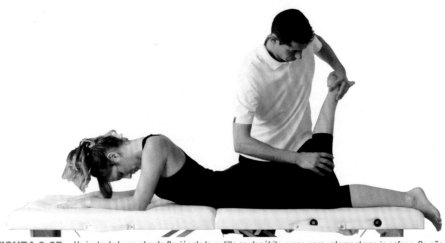

FIGURA 9-27 • Variante de la prueba de flexión de la rodilla en decúbito prono para valorar el nervio safeno. Se añade extensión y rotación interna de la cadera, flexión de 90°, valgo y rotación externa de la rodilla, dorsiflexión del tobillo, y tracción cutánea craneocaudal y posteroanterior en la cara medial de la rodilla.

técnica consiste en la identificación de los componentes que desencadenan una respuesta sintomática relacionada con la mecanosensibilidad neural elevada. Es predecible la reproducción de la cruralgia con una movilización posteroanterior intensa de los segmentos lumbares medios (entre los que emergen las raíces nerviosas que forman el plexo lumbar del que queda constituido el nervio femoral) mediante la flexión de la rodilla y, por lo tanto, el aumento de la tensión neural. Los PAIVM de mayor intensidad se asociarán a

la posición de menor flexión de la rodilla, y al flexionarla con más intensidad, los PAIVM deberán aplicarse en menor grado de movilización, lo que permitirá acotar la «ventana de seguridad para la movilización neural» (fig. 9-28).

TÉCNICA DE COMPRESIÓN ANTEROPOSTERIOR DE PARTES BLANDAS

En concreto, la técnica se centra en los tejidos de la ingle en decúbito supino y se asocia a la flexión pasiva de la rodilla. El objetivo

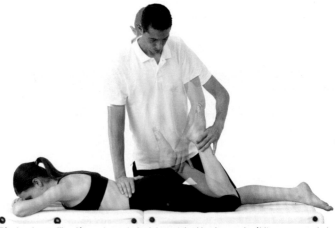

FIGURA 9-28 • Técnica de movilización posteroanterior intervertebral lumbar en decúbito prono asociada a la flexión pasiva de la rodilla.

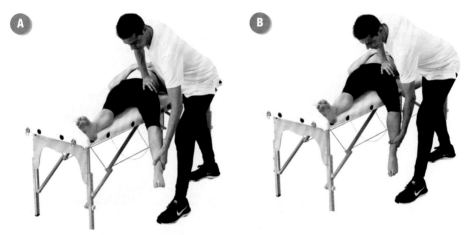

FIGURA 9-29 • Técnica de compresión anteroposterior de partes blandas inguinales asociada a la movilización pasiva de la rodilla en flexión. **(A)** Una mayor compresión se relaciona con a la extensión de la rodilla, y **(B)** la reducción de la compresión al aumento de la flexión de la rodilla.

de la técnica es combinar dos componentes que reproducen la cruralgia: por un lado, la compresión directa de la proyección de la laguna muscular, interfase mecánica del nervio crural; por otro lado, la flexión pasiva de la rodilla, que incrementa la tensión del nervio (fig. 9-29).

TÉCNICAS DE AUTOTRATAMIENTO BASADAS EN LA PRUEBA DE FLEXIÓN DE LA RODILLA EN DECÚBITO PRONO

En la Tabla 9-10, a continuación, se describen las técnicas de autotratamiento basadas en la prueba de flexión de la rodilla en decúbito prono.

TABLA 9-10 • Técnicas de autotratamiento basadas en la prueba de la rodilla en decúbito prono

Técnica de deslizamiento: a partir de la posición de la prueba de flexión de la rodilla en decúbito prono, en posición de esfinge	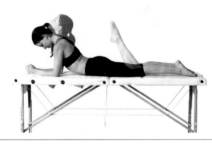
Técnica de deslizamiento: a partir de la posición de la prueba de flexión de la rodilla en decúbito prono, en posición de esfinge, y con la pierna contralateral flexionada con apoyo del pie al suelo (para ayudar a la estabilización de la pelvis)	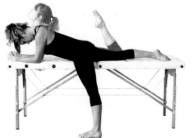

Continúa...

Técnicas/posiciones de tensión del nervio femoral: para tener en cuenta en el momento de desarrollar otros ejercicios

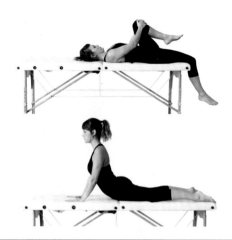

Secuencia de movilización del miembro inferior en bipedestación: con componentes tensores y distensores del nervio femoral

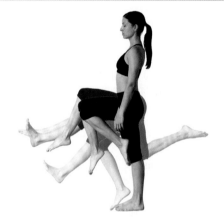

Prueba de *slump* en decúbito lateral

La prueba de *slump* en decúbito lateral permite evaluar la mecanosensibilidad de los tejidos neuroconectivos de la cabeza, el cuello, el tronco y los miembros inferiores.

En esta posición de base se pueden evaluar los nervios periféricos dependientes del plexo lumbar o el plexo lumbosacro mediante una modificación de los componentes en el miembro inferior (fig. 9-30, p. 181).

> Componentes básicos
- Flexión toracolumbar
- Extensión de la cadera (para plexo lumbar)
- Flexión de la cadera (para plexo lumbosacro).
- Flexión cervical

> Componentes de sensibilización

PLEXO LUMBAR
En la Tabla 9-11, en la página 182, se muestran los componentes de sensibilización para aumentar la solicitación mecánica de los nervios dependientes del plexo lumbar, partiendo de una posición de extensión de cadera (o flexoextensión neutra de cadera).

PLEXO LUMBOSACRO
Los componentes de sensibilización para aumentar la solicitación mecánica de los nervios

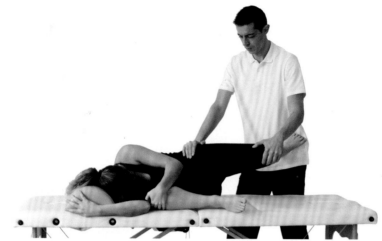

FIGURA 9-30 • Prueba neurodinámica de *slump* en decúbito lateral.

dependientes del plexo lumbosacro, partiendo de la posición de flexión de aproximadamente 90° de cadera, son:

- **Flexión dorsal del tobillo** (fig. 9-31)
- **Aducción y rotación interna de la cadera**

Atendiendo a las diferentes estructuras nerviosas que llegan al pie, la sensibilización se realiza mediante:

- **Eversión del tobillo y el pie**
  para el nervio tibial
- **Inversión del tobillo y el pie**
  para el nervio fibular
- **Varo y flexión dorsal del tobillo**

› Diferenciación estructural

PLEXO LUMBAR

En el caso de sintomatología distal en el miembro inferior, la diferenciación estructural para relacionar la mecanosensibilidad neural con los síntomas del paciente reproducidos con la prueba neurodinámica se realiza mediante la reducción de la flexión cervical.

PLEXO LUMBOSACRO

La diferenciación estructural se realiza mediante una de las siguientes maniobras:

- **Reducción de la flexión cervical**: en caso de sintomatología distal en el miembro inferior (fig. 9-32).

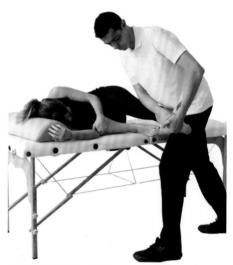

FIGURA 9-31 • Prueba neurodinámica de *slump* en decúbito lateral para los nervios dependientes del plexo lumbosacro: sensibilización mediante flexión dorsal del tobillo.

- **Reducción de la flexión dorsal de tobillo**: en caso de sintomatología proximal.

› Respuestas normales a la prueba en personas asintomáticas

En personas asintomáticas, las respuestas consideradas normales a la prueba de *slump* en decúbito lateral para los nervios depen-

181

TABLA 9-11 • Componentes de sensibilización de la prueba de *slump* en decúbito lateral

Flexión de rodilla y aumento de la extensión de cadera para el nervio femoral	
Aducción de cadera para el nervio femoral cutáneo lateral	
Abducción de cadera para el nervio obturador	

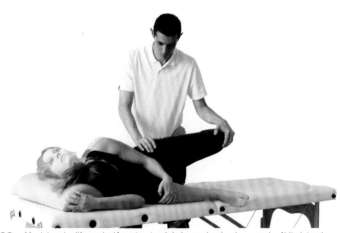

FIGURA 9-32 • Maniobra de diferenciación estructural de la prueba de *slump* en decúbito lateral para el plexo lumbar mediante la extensión cervical, en caso de sintomatología en el miembro inferior.

dientes del plexo lumbar son específicas para cada nervio, y se resumen en la Tabla 9-12, en la página siguiente. Las respuestas específicas para el plexo lumbosacro son la tensión en la región posterior y lateral de la pelvis, el muslo y la rodilla, así como la reducción de la extensión de la rodilla (fig. 9-33).

> Análisis de la evidencia científica de la prueba

La prueba de flexión pasiva de la rodilla en decúbito lateral en posición de *slump* tiene una buena fiabilidad interexploradores, y puede ser una prueba clínica útil para identificar pacientes con compresión de la raíz nerviosa lumbar media[57]. También es una prueba de reconocido valor para detectar la mecanosensibilidad neural en pacientes con dolor femoropatelar, e incluso para identificar a los pacientes que podrían beneficiarse de la movilización del nervio femoral[58].

La adopción de la postura de decúbito lateral es una elección que, a nivel práctico, es muy resolutiva. El paciente consigue y mantiene una posición de *slump* aceptable, está cómodo al permanecer en decúbito, y el fisioterapeuta puede colocarse y maniobrar alrededor del paciente sin ningún coste adicional para su integridad física.

Desde el punto de vista mecánico, parece que el efecto de la gravedad sobre el neuroeje condiciona un ligero efecto de desplazamiento hacia abajo de las estructuras neurales del conducto vertebral[59]. El neuroeje se deforma, quedando ondulado, de modo que en la parte de abajo (la más cercana a la camilla) quedan las convexidades, las zonas mecánicamente de tensión mayor. Así, se justifica teóricamente que, en decúbito lateral, la flexión de cadera con la rodilla en extensión de la pierna de abajo (equivalente a la elevación de la pierna recta, pero en decúbito lateral) parte de una tensión adicional respecto a la pierna situada arriba.

La aplicación clínica de este efecto de la gravedad sobre las estructuras neuromeníngeas intracolumnares en decúbito lateral es

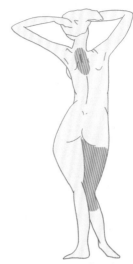

FIGURA 9-33 • Localización de los signos considerados respuesta normal en personas asintomáticas a la prueba de *slump* en decúbito lateral para el plexo lumbosacro.

una sensibilización de la prueba en la pierna del lado homolateral al decúbito, y una recomendación del uso de la prueba en el lado contralateral cuando se pretende evitar un efecto de provocación añadido[55].

No obstante, y dado el mínimo efecto de esta colocación, la elección del decúbito homolateral o contralateral suele basarse más en un criterio práctico de la comodidad del paciente y el fisioterapeuta, con lo que suele quedar arriba el miembro inferior que se va a movilizar durante la técnica, y a partir de ahí se procede a ajustar los componentes adecuados a la situación clínica concreta del paciente.

> Variantes y aplicaciones prácticas

TÉCNICAS DE AUTOTRATAMIENTO

- **Secuencia de movilización del miembro inferior derecho** en la posición de *slump* en decúbito lateral izquierdo, con componentes tensores y distensores de las prolongaciones nerviosas en el miembro inferior derecho, tanto del plexo lumbar (principalmente, nervio femoral) como lumbosacro (primordialmente, nervio ciático) (fig. 9-34, p. 185).

TABLA 9-12 • Localización en personas asintomáticas de los signos considerados respuesta normal al prueba de *slump* en decúbito lateral para los nervios femoral, femoral cutáneo lateral y obturador

Nervio	Respuesta	
Nervio femoral	Tensión en la zona anterior del muslo. El rango de extensión de la cadera es similar entre géneros, pero es menor para la pierna dominante, un rango independiente de otros índices de flexibilidad muscular[56]	
Nervio femoral cutáneo lateral	Tensión en la zona anterior y lateral del muslo	
Nervio obturador	Tensión en la zona medial del muslo	

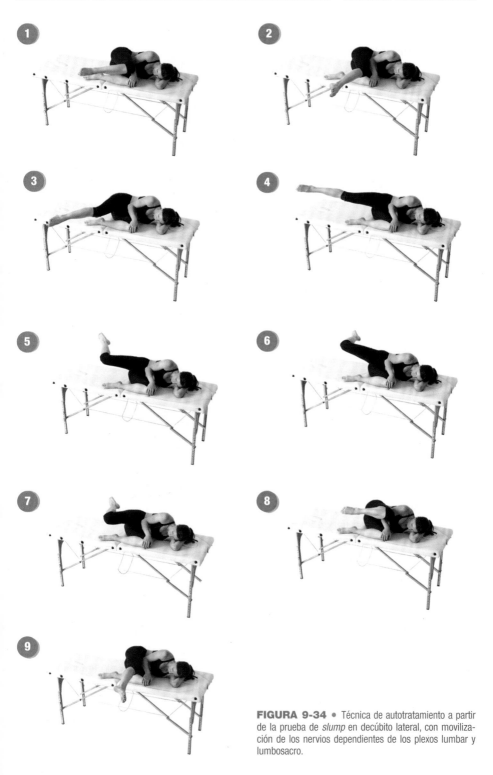

FIGURA 9-34 • Técnica de autotratamiento a partir de la prueba de *slump* en decúbito lateral, con movilización de los nervios dependientes de los plexos lumbar y lumbosacro.

Otras pruebas del sistema neurodinámico longitudinal

> Nervio mandibular

Al igual que otros nervios, los pares craneales necesitan adaptarse cuando el movimiento afecta a sus estructuras adyacentes. Uno de los nervios craneales sujeto especialmente a carga mecánica es el nervio mandibular, un ramo del nervio trigémino.

Varios movimientos de la cabeza, el cuello y la mandíbula afectan al nervio mandibular. La flexión cervical superior, por ejemplo, provoca un aumento de la tensión en las meninges dorsales, los nervios craneales y los vasos sanguíneos, en la parte dorsolateral y mediolateral del tronco encefálico[60,61]. El movimiento y la carga mecánica del nervio trigémino en el tronco del encéfalo aumentan aún más mediante una flexión contralateral cervical superior[62]. Durante el deslizamiento lateral o diducción de la mandíbula se crea una tensión en el nervio auriculotemporal, el nervio alveolar inferior y el nervio lingual[63]. La carga mecánica más fuerte durante el deslizamiento lateral de la mandíbula se produce en el lado contralateral[64]. Durante una apertura activa máxima de la boca, la tensión sobre los ramos supraorbitarios e infraorbitarios del nervio trigémino aumenta, incrementando incluso la sensibilidad a la palpación. La apertura hace también que el nervio alveolar inferior acrecente su longitud unos 8 mm con relación a sus tejidos circundantes[65].

Con el respaldo de este conocimiento biomecánico, se deducen los componentes a aplicar para aumentar progresivamente la tensión en el nervio mandibular, constituyendo su prueba neurodinámica[66-68]. Con el paciente en sedestación, el fisioterapeuta dirige los componentes siguientes a partir de los contactos en la cabeza y la mandíbula (fig. 9-35).

- Flexión toracolumbar (*slump*)
- Extensión bilateral de las rodillas
- Flexión cervical alta
- Lateroflexión cervical alta contralateral

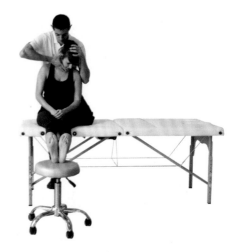

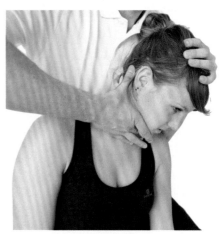

FIGURA 9-35 ● Prueba neurodinámica del ramo mentoniano del ramo mandibular del nervio trigémino.

- Flexión cervical baja
- Apertura mandibular
- Diducción mandibular contralateral

> Nervio occipital mayor (de Arnold)

En pacientes con cefalea tensional episódica frecuente se han observado umbrales de dolor mecánico más bajos generalizados en respuesta a diferentes pruebas de provocación de los tejidos nerviosos, algo que apoya la presencia de una mayor mecanosensibilidad neural[69]. De forma más local y específica, en

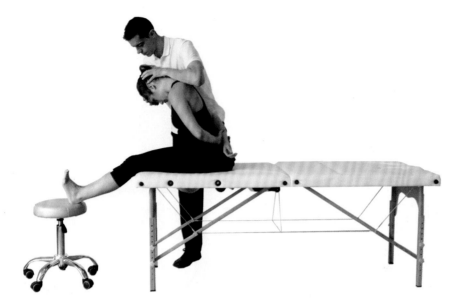

FIGURA 9-36 • Prueba neurodinámica del nervio occipital mayor (de Arnold) a partir de la prueba de *slump*.

pacientes con dolor de cabeza y cuello con dominancia lateral, la valoración de la mecanosensibilidad del nervio de Arnold (nervio occipital mayor), tanto mediante la palpación en el occipucio como con la prueba neurodinámica que se propone a continuación, pueden ser pruebas potencialmente relevantes desde el punto de vista clínico[70]. Desde la posición de la prueba de *slump* o de *slump* sentado en plano, y con los contactos en el área occipital y la bóveda craneal (calvaria), se aplican progresivamente los componentes siguientes (fig. 9-36):

- Flexión toracolumbar (*slump*)
- Extensión bilateral de las rodillas
- Flexión cervical alta
- Lateroflexión cervical alta contralateral
- Flexión cervical baja
- Tracción cutánea calvaria en sentido superoanterior

> Nervios intercostales

Los nervios intercostales son los ramos ventrales de los primeros once nervios espinales torácicos. Proporcionan sensación cutánea segmentaria e inervación motora a los múscu-

los intercostal, subcostal, serrato posterior superior e inferior, transverso del tórax, oblicuo abdominal externo e interno, y transverso y recto del abdomen. La neuropatía intercostal puede atribuirse a traumatismo quirúrgico, infección por herpes zóster (neuralgia posherpética), diabetes y atrapamiento nervioso por enfermedad estructural. En cualquier caso, su presentación clínica destaca por un dolor importante y una elevada mecanosensibilidad neural.

Una propuesta de valoración neurodinámica, desde la posición del paciente sentado en la camilla, con los brazos cruzados delante del pecho, en la que el fisioterapeuta dirige los movimientos de rotación desde el hombro homolateral y de inclinación lateral desde el hemitórax contralateral[71], supone la adición de los componentes siguientes (fig. 9-37):

- Flexión toracolumbar (*slump*)
- Extensión de las rodillas
- Flexión cervical alta
- Flexión cervical baja
- Lateroflexión torácica contralateral
- Rotación torácica contralateral
- Inspiración

187

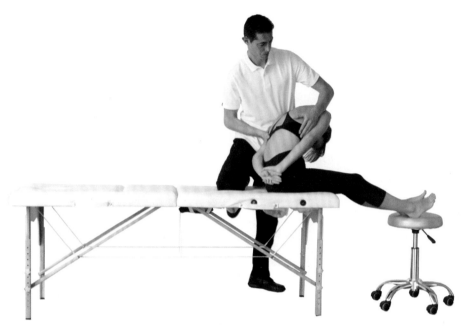

FIGURA 9-37 • Prueba neurodinámica de los nervios intercostales a partir de la prueba de *slump*.

> Nervio vago

El nervio vago es el componente principal del sistema nervioso parasimpático y es responsable de la interocepción. Es, además, la única estructura anatómica que forma el llamado eje microbiota-intestino-cerebro, el cual permite una comunicación bidireccional entre cerebro e intestinos[72].

El nervio vago emerge del tronco del encéfalo, y alcanza los plexos celíaco y mesentérico en el abdomen, pasando a través del foramen yugular del cráneo, entre la arteria carótida interna y la vena yugular, en el cuello, y los plexos cardíaco y pulmonar, en el tórax.

La prueba neurodinámica se sustenta en su morfología, seleccionando los componentes que inducen la mayor tensión mecánica sobre el nervio[73]. Se considera que una reducción de la frecuencia cardíaca de alrededor de 10 pulsaciones por minuto es una respuesta normal a la prueba. Desde la posición de decúbito supino, se aplican progresivamente los movimientos pasivos siguientes:

- Flexión cervical alta
- Lateroflexión cervical contralateral
- Rotación cervical homolateral
- Empuje caudal de partes blandas abdominales

Mención especial reciben los nervios encargados de la inervación de la laringe, los cuales constituyen ramos del nervio vago: los nervios laríngeos superior e inferior. El nervio laríngeo superior es el principal nervio vasomotor, secretor, sensitivo y motor. Este inerva el músculo cricotiroideo, y la mucosa de la laringe y la epiglotis. El nervio laríngeo inferior está encargado de la función motora.

La movilización del nervio laríngeo superior se realiza con el paciente en decúbito supino y rotación cervical contralateral. Se identifica la proyección del nervio sobre la piel, entre la laringe y el pulso carotídeo, y se alternan movilizaciones de rotación cervical con tracción cutánea. Para movilizar el nervio laríngeo inferior, se procede de igual modo, pero con un contacto entre las mismas estructuras, pero cercano a la clavícula (fig. 9-38). Se ha demostrado que esta movilización ayuda a mejorar la función fonatoria en los pacientes con disfonía[74].

> Nervio accesorio espinal (nervio craneal XI)

El nervio accesorio espinal surge de las neuronas de la porción superior de la médula espinal, específicamente de las raíces nerviosas espinales C1-C5/C6. Estas fibras se fusionan para formar la parte espinal del nervio accesorio, que luego asciende para ingresar a la cavidad craneal a través del foramen magno (foramen occipital).

El nervio atraviesa la fosa craneal posterior, para llegar al foramen yugular, antes de salir del cráneo junto con los nervios glosofaríngeo y vago.

Fuera del cráneo, y de forma muy superficial, desciende a lo largo de la arteria carótida interna, para llegar e inervar al músculo esternocleidomastoideo. A través del triángulo posterior del cuello, llega para proporcionar fibras motoras al trapecio. Dada su anatomía, los principales movimientos con capacidad

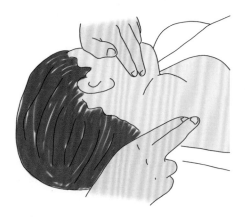

FIGURA 9-38 ● Localización palpatoria de los nervios laríngeos superior e inferior para su movilización mediante tracción cutánea y rotación cervical.

para aumentar la tensión del nervio accesorio espinal son la flexión lateral cervical y la depresión escapular. Una de las técnicas de movilización neurodinámica propuestas parte de la posición de decúbito lateral contralateral. La movilización se inicia flexionando el cuello lateralmente, y se retrae la escápula y se moviliza de forma oscilatoria, alternando los componentes cervicales y escapulares[75] (fig. 9-39).

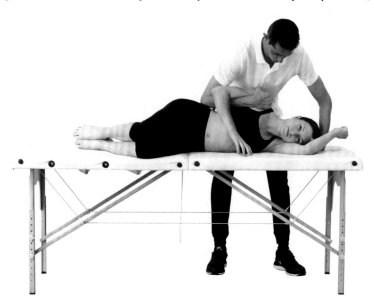

FIGURA 9-39 ● Prueba neurodinámica del nervio accesorio espinal en decúbito lateral.

Pruebas del sistema neurodinámico transversal

Prueba neurodinámica del miembro superior 1 (mediano)

La prueba neurodinámica del miembro superior 1 (ULNT1/BPPT, *upper limb neurodynamic test 1/brachial plexus provocation test*) es una prueba neurodinámica que permite evaluar la mecanosensibilidad de los tejidos neuroconectivos de la zona cervical y la extremidad superior, con una predilección hacia el nervio mediano (fig. 9-40).

> ### Componentes básicos
> - Abducción glenohumeral de 110°
> - Supinación del antebrazo
> - Extensión del carpo (muñeca) y los dedos
> - Rotación externa glenohumeral
> - Extensión del codo

> ### Componentes de sensibilización
Los componentes de sensibilización de la prueba neurodinámica del miembro superior 1 a aplicar para aumentar la solicitación mecánica de los tejidos valorados son:

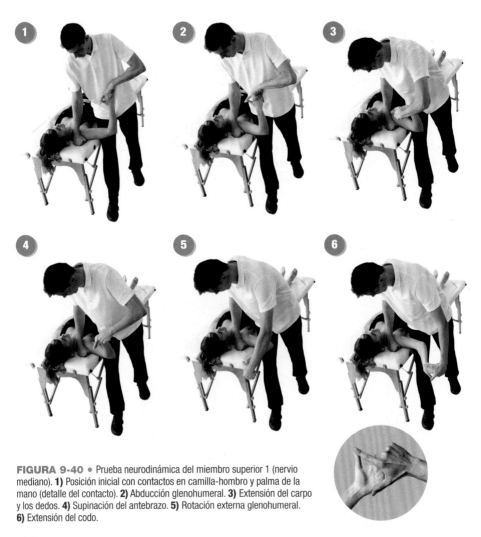

FIGURA 9-40 • Prueba neurodinámica del miembro superior 1 (nervio mediano). **1)** Posición inicial con contactos en camilla-hombro y palma de la mano (detalle del contacto). **2)** Abducción glenohumeral. **3)** Extensión del carpo y los dedos. **4)** Supinación del antebrazo. **5)** Rotación externa glenohumeral. **6)** Extensión del codo.

- **Flexión contralateral cervical**: aumenta la tensión y el deslizamiento proximal del nervio mediano en el carpo[76] (fig. 9-41).
- **Traslación contralateral cervical**: aunque su efecto tensor es equivalente en dirección a la lateroflexión cervical, su efecto neurodinámico se extiende más allá de la adición/sustracción de tensión a las raíces nerviosas. Aplicada a la articulación facetaria entre las vértebras cervicales quinta y sexta, en dirección homolateral, aumenta significativamente el componente de extensión del codo ULNT1 en personas asintomáticas. Se plantea la hipótesis de que dos mecanismos pueden conducir a este aumento: un cambio en la interfaz de la raíz nerviosa en el foramen intervertebral cervical, y una reducción del tono de los músculos inervados por el segmento movilizado, dando como resultado el aumento observado en la extensión del codo[77].
- **Depresión escapular**
- **Protracción escapular**
- **Aumento de la abducción glenohumeral**: en este componente de sensibilización es importante resaltar que, para una ejecución correcta de la ULNT1 básica, la abducción debe superar los 100°, para de este modo asegurar un incremento efectivo de la tensión neural. La abducción de 90° aumenta en un 4,2% la tensión del nervio mediano en el codo, mientras que, al llegar a los 110°, este incremento tensil alcanza el 9,1%. El efecto que el proceso coracoides supone de polea de reflexión del plexo braquial al superar los 90° de abducción glenohumeral, se relaciona con esta diferencia.
- **Abducción horizontal glenohumeral**
- **Extensión** y **abducción activa de los dedos extendidos**: el estudio ecográfico del efecto de este componente en el túnel del carpo ha demostrado una mayor excursión, a este nivel, del nervio mediano[78].

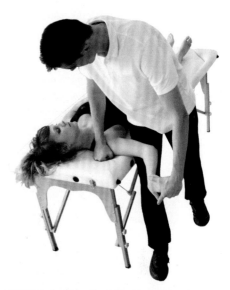

FIGURA 9-41 • Sensibilización de la prueba neurodinámica del miembro superior 1 con flexión contralateral cervical.

› Diferenciación estructural

La diferenciación estructural para relacionar la mecanosensibilidad neural con los síntomas del paciente reproducidos con la prueba neurodinámica se realiza mediante una de las siguientes maniobras:

- **Reducción de la abducción glenohumeral**: en caso de sintomatología distal, por ejemplo, en la mano. Si se ha implementado el componente de flexión contralateral cervical, la diferenciación se puede realizar mediante la retirada de este componente (fig. 9-42).
- **Reducción de la extensión del carpo**: en caso de sintomatología proximal, por ejemplo, en la zona cervical.

› Respuestas normales a la prueba en sujetos asintomáticos

- Amplitud de la extensión del codo: de -60° a 0° (fig. 9-43)
- Hormigueo de la mano y los dedos

Al valorar las respuestas normales a la ULNT1 en personas asintomáticas, se encuentran grandes diferencias individuales tanto en lo que respecta al rango de movilidad como en las respuestas sensoriales, lo que pone de relieve la necesidad de realizar una comparación bilateral para reforzar el significado de los hallazgos en un contexto clínico[79]. No obstante, existen diferencias en el rango de movilidad, frecuencia y naturaleza de respuesta sensorial entre el brazo

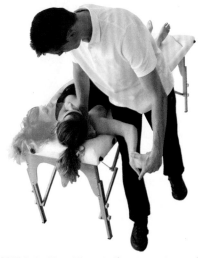

FIGURA 9-42 • Diferenciación estructural para síntomas distales al codo, mediante sustracción de la inclinación cervical contralateral.

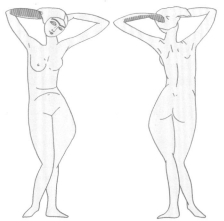

FIGURA 9-43 • Localización de los síntomas que se consideran respuesta normal en individuos asintomáticos a la prueba neurodinámica del miembro superior 1.

dominante y no dominante que algunos autores consideran normales[79], y otros clínicamente significativas[80]. La respuesta sensorial en personas sanas no solo se produce en el área de distribución del nervio mediano, sino también en otras áreas del brazo. La naturaleza de la respuesta en las personas sanas es principalmente de tensión-estiramiento y dolor[81].

> ### Análisis de la evidencia científica de la prueba

Pese a ser la principal prueba neurodinámica descrita para valorar mecánicamente las raíces cervicales, el plexo braquial y los nervios periféricos del brazo, la ULNT1 presenta tres limitaciones prácticas importantes:

- **No puede realizarse en pacientes con patología de hombro** con limitación de la movilidad glenohumeral, ante la restricción en la aplicación de la abducción glenohumeral, que es componente principal de este prueba.
- **Aprehensión en pacientes con sensación de inestabilidad glenohumeral**, al sumar los componentes de abducción y, sobre todo, rotación externa glenohumeral.
- Al no contar con la depresión escapular (principal componente tensor del tejido nervioso de la extremidad superior) como componente activo de la prueba, **resta funcionalidad a la prueba en dos aspectos**:
  - **Diagnóstico**: al despreciar la depresión/elevación escapular como maniobra de diferenciación estructural.
  - **Terapéutico**: al limitar las opciones de técnicas de movilización neural derivadas de la prueba.

La ULNT1 ha demostrado ser una prueba fiable (fiabilidad 0,98)[1,82-84] y válida de tensión en el nervio mediano, con tensión mínima en los nervios radial y ulnar[85]. También se ha estudiado su validez para abordar el diagnóstico del síndrome del túnel del carpo[86-90] y la radiculopatía cervical (sensibilidad 0,97, especificidad 0,22)[91]. No obstante, hay que recordar que la aportación de esta prueba al diagnóstico de esas patologías no es etiquetar patognomónicamente, sino aportar información relativa a la mecanosensibilidad neural relacionada[92].

> ### Variantes y aplicaciones prácticas

Aunque las tomas descritas para la principal prueba neurodinámica del miembro superior pueden aplicarse en todas las opciones de sensibilización de la prueba, en ocasiones aplicar una modificación de los contactos puede aportar más comodidad al fisioterapeuta, seguridad al paciente, o ambas cosas. La sustitución del apoyo del puño en la camilla por el apoyo del antebrazo, lo que permite la toma manual del codo del paciente con ese brazo, es una alternativa de contactos de uso habitual (fig. 9-44).

En la Tabla 9-13, en la página siguiente, se presentan algunas técnicas de autotratamiento basadas en la ULNT1, centradas en la automovilización del sistema nervioso del miembro superior y especialmente dirigidas al nervio mediano.

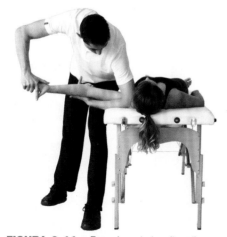

FIGURA 9-44 • Toma de contactos alternativa para el ULNT1, con estabilización de la escápula del paciente mediante la cara medial del codo del fisioterapeuta.

Prueba neurodinámica del miembro superior 2a (mediano): ULNT2a

La prueba neurodinámica del miembro superior 2a permite evaluar la mecanosensibilidad de los tejidos neuroconectivos de la zona cervical y de la extremidad superior, con predilección hacia el nervio mediano (fig. 9-45, p. 195).

> ### Componentes básicos

- Depresión escapular
- Extensión de codo
- Rotación externa glenohumeral
- Supinación del antebrazo
- Extensión del carpo y los dedos
- Abducción glenohumeral

> ### Componentes de sensibilización

Los componentes de sensibilización de la prueba a aplicar para aumentar la solicitación mecánica de los tejidos valorados son:
- **Flexión contralateral cervical** (fig. 9-46, p. 195)
- **Traslación contralateral cervical**

> ### Diferenciación estructural

La diferenciación estructural para relacionar la mecanosensibilidad neural con los síntomas del paciente reproducidos con la prueba neurodinámica se realiza mediante una de las siguientes maniobras:
- **Reducción de la depresión escapular**: en caso de sintomatología distal, por ejemplo, en el antebrazo o la mano.
- **Reducción de la extensión del carpo**: en caso de sintomatología proximal, por ejemplo, en la zona cervical o el hombro.

> ### Respuestas normales a la prueba en personas asintomáticas

- Amplitud de movimientos:
  - Extensión de codo completa
  - Abducción del hombro de 0° a 50°
- Hormigueo de la mano y los dedos (fig. 9-47, p. 196)

193

TABLA 9-13 ● Técnicas de autotratamiento basadas en ULNT1

1. Desde la posición de inclinación contralateral cervical, abducción glenohumeral de 90°, flexión de codo y posición neutra de carpo y dedos: esta técnica de movilización es una secuencia de movimientos en la que el componente sensibilizante proximal va reduciéndose conforme los componentes distales tensores van pronunciándose, añadiendo a la posición final un aumento de la abducción de hombro. El paciente repite de forma rítmica la secuencia de movimientos, dentro de su «ventana de seguridad para la movilización neural» determinada previamente, y por tanto, indolora

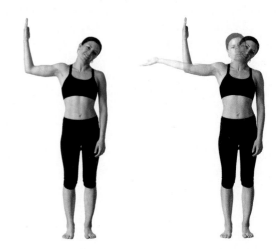

2. Manteniendo el codo en extensión y la abducción glenohumeral de 90°, se parte de una posición de extensión del carpo y los dedos, y una flexión homolateral cervical. Esta técnica de movilización es una secuencia de movimientos en la que el componente sensibilizante proximal va aumentando, al pasar de una inclinación cervical homolateral a contralateral, conforme el carpo pasa de una extensión a una flexión

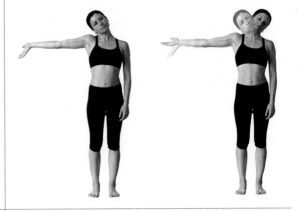

3. Esta secuencia es similar a la técnica descrita anteriormente, pero con una abducción glenohumeral de 12°, para así aumentar considerablemente la tensión del sistema nervioso del brazo y lograr unos efectos mecánicos de movilización neural más intensos

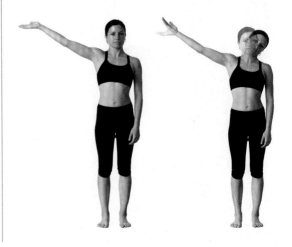

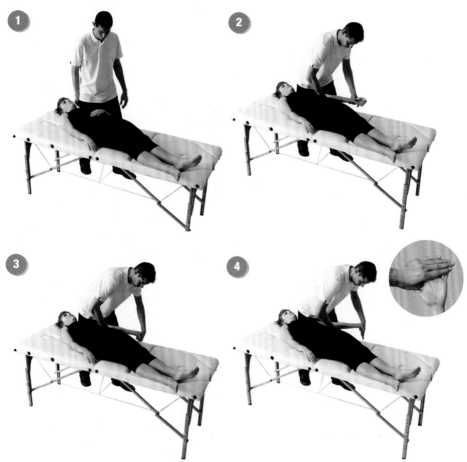

FIGURA 9-45 • Prueba neurodinámica del miembro superior 2a (nervio mediano). **1)** Posición inicial con contacto del muslo en el hombro del paciente. **2)** Depresión escapular, extensión de codo, rotación externa glenohumeral y supinación del antebrazo. **3)** Extensión del carpo y los dedos (detalle de contacto). **4)** Abducción glenohumeral.

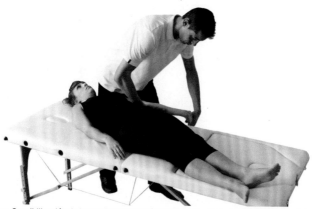

FIGURA 9-46 • Sensibilización de la prueba neurodinámica del miembro superior 2a con flexión contralateral cervical.

195

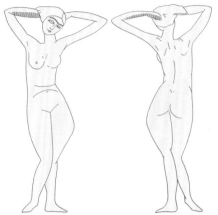

FIGURA 9-47 • Localización de los síntomas que, en personas asintomáticas, se consideran respuesta normal a la prueba neurodinámica del miembro superior 2a.

Las respuestas sensoriales provocadas en la posición final de la ULNT2a en personas sanas asintomáticas (mano y antebrazo lateral, fosa ulnar), aparecen en áreas compatibles con la distribución cutánea de los dermatomas C6 y C7, y el nervio mediano. La sensación de estiramiento-tensión es la descripción más común de las sensaciones experimentadas en el codo y el antebrazo, mientras que las combinaciones de tensión, ardor u hormigueo se informan con mayor frecuencia en la mano. El movimiento de inclinación lateral contralateral cervical aumenta las respuestas también en los sujetos asintomáticos[93]. Como ocurre con la ULNT1, se encuentran grandes diferencias individuales tanto en rango de movilidad como en las respuestas sensoriales a la ULNT2a[79].

> ### Análisis de la evidencia científica de la prueba

La ULNT2a ha demostrado ser una prueba fiable[93] de tensión en el nervio mediano. Esta prueba neurodinámica suple las principales limitaciones de la ULNT1 (patología glenohumeral, aprehensión y ausencia de depresión escapular como componente activo de la prueba). Su principal componente es la depresión escapular[29] y requiere escasa abducción

glenohumeral para realizarla con suficiente tensión hacia las estructuras neurales objeto de la exploración. Está indicada cuando el paciente presenta síntomas en el recorrido del nervio mediano, y sobre todo, cuando la abducción es un movimiento limitado, doloroso o inadecuado, y no se puede desarrollar la ULNT1. La provocación de los síntomas con movimientos de depresión escapular es también una indicación de la ULNT2a.

En lo que respecta a la aportación al diagnóstico de la radiculopatía cervical, los valores de la ULNT2a son de fiabilidad 0,83, sensibilidad 0,72 y especificidad 0,33[91], y en cuanto al síndrome del túnel del carpo son de fiabilidad 0,83, sensibilidad 0,64 y especificidad 0,30[94]. No obstante, estudios ulteriores sugieren, con un nivel de evidencia limitado, que la prueba del nervio mediano ULNT2a (pero no la prueba del nervio radial ULNT2b) ayuda a determinar si un paciente tiene radiculopatía cervical[92].

> ### Variantes y aplicaciones prácticas

MODIFICACIÓN DE LA TOMA DE CONTACTOS DE LA ULNT2a

El uso del muslo por parte del fisioterapeuta para la gestión de la depresión escapular del paciente, componente principal de esta prueba neurodinámica, determina en ocasiones una falta de minuciosidad en el control requerido. Se puede solventar esta situación con una posición en la que el explorador permanece sentado y la superficie flexora de su brazo toma contacto en el acromion del paciente. Es, además, una posición más cómoda para el fisioterapeuta, un aspecto a agradecer sobre todo en aplicaciones prolongadas de movilización a partir de esta posición (fig. 9-48).

TRASLACIÓN CERVICAL LATERAL

La técnica de traslación cervical lateral (CLG, *cervical lateral glide*) es una técnica de obligado conocimiento y buen uso por parte del fisioterapeuta en el tratamiento del dolor cervicobraquial[95,96]. Es frecuente que se cla-

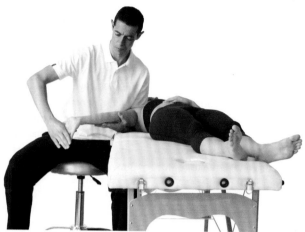

FIGURA 9-48 • Toma de contactos alternativa para el ULNT2a, con el fisioterapeuta sentado.

sifique como técnica neurodinámica por sus efectos a distancia sobre el sistema neurodinámico transversal, aunque básicamente se trata de una movilización pasiva intervertebral accesoria.

Se ha demostrado que, cuando una disfunción cervical puede considerarse la causa de un trastorno neurogénico o un factor contribuyente que impide la recuperación natural, la aplicación de la CLG tiene efectos positivos e inmediatos en pacientes subagudos (2 semanas a 6 meses después del inicio de los síntomas o recurrencia de episodio previo) con dolor neurogénico cervicobraquial.

Para una ejecución técnica correcta, se toma la cabeza y cuello del paciente, incluyendo en el contacto el nivel cervical a tratar, y con la otra mano se estabiliza el hombro del lado a tratar. Desde esta posición, realiza un movimiento de traslación lateral en sentido contrario al lado clínicamente involucrado, minimizando los componentes de flexión lateral y rotación cervical[97] (fig. 9-49).

Además de la aplicación aislada de la técnica, que como se observa ya cuenta con un efecto analgésico sobre el dolor neurogénico cervicobraquial, se puede combinar el CLG con una movilización del sistema nervioso[98], de forma que se asocie el movimiento más sensibilizante al movimiento de traslación

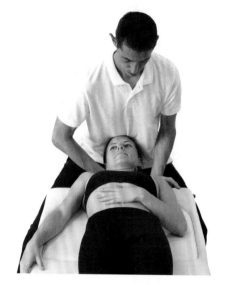

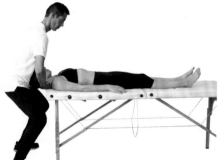

FIGURA 9-49 • Visión anterior y lateral de la toma de contactos para la realización de la técnica de traslación lateral cervical.

articular cervical. Aunque la biomecánica sugiere que, al abrir los forámenes contralaterales, la traslación generalmente aliviará a los pacientes con radiculopatía subaguda y, por tanto, se podrá aprovechar esta posición de apertura para extender el codo del paciente y aumentar la tensión neural, la realidad clínica sugiere atender más bien a las respuestas clínicas individuales, establecer con mesura la «ventana de seguridad para la movilización neural», y proceder con cada paciente conforme a lo que su especificidad permita.

Desde un punto de vista mecánico, las posibilidades más frecuentes son:

- Utilización del CLG contralateral como una maniobra de apertura del foramen intervertebral que disminuirá la mecánica compresiva desfavorable sobre el nervio, en la radiculopatía cervical especialmente. Se combina con un aumento de tensión neural mediante adición de componentes en el miembro superior. Esta situación representa un problema de disfunción neural relacionado con la exposición a la interfase mecánica como mecánica aversiva (fig. 9-50)
- Emplear CLG homolateral como una maniobra que disminuye la tensión neural al acortar la distancia entre las emergencias de las raíces cervicales y la clavícula. Se combina con posiciones del miembro superior que supongan mayor tensión neural. Esta situación representa un problema de disfunción neural relacionado con una mecanosensibilidad más asociada a la tensión neural.

Movilización del carpo

Asociación de la movilización pasiva que resulte más sensibilizante en carpo (en el ejemplo, una flexión horizontal del carpo [fig. 9-51A]) con el ascenso de la escápula, y la movilización que alivie los síntomas neurogénicos en carpo y mano (en el ejemplo, la extensión horizontal del carpo [fig. 9-51B]) con la depresión escapular.

En el caso de la movilización pasiva del carpo, especialmente, resulta atrevido hablar de técnica de apertura o cierre, ya que realmente la deformación que provoca la movilización pasiva en el canal del carpo no es biomecánicamente tan previsible como la imaginación sugiere. Así, como regla, es más prudente valorar primero en cada paciente la respuesta a cada uno de los componentes y no dar crédito a propuestas protocolizadas de movilización.

Movilización anteroposterior cervical

Asociación de la movilización pasiva cervical accesoria (PAIVM) en sentido anteroposterior a la movilización del sistema nervioso cervicobraquial. La PAIVM cervical anteroposterior es una técnica potente, que requiere una realización cautelosa, ya que el contacto con los pulgares en la cara anterior de los pilares formados por los procesos transversos cervicales suele ser sensible, doloroso incluso, sobre todo a nivel de C6, por la presencia del tubérculo carotídeo. Si el contacto provoca molestias, no se debe proceder a la compresión necesaria para la movilización.

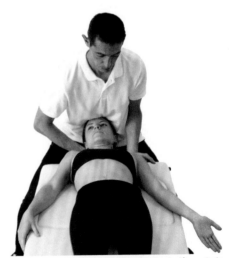

FIGURA 9-50 • Asociación de la traslación contralateral cervical a la extensión del codo, en una técnica dirigida a la mecánica adversa en el nivel intervertebral cervical sobre las raíces nerviosas.

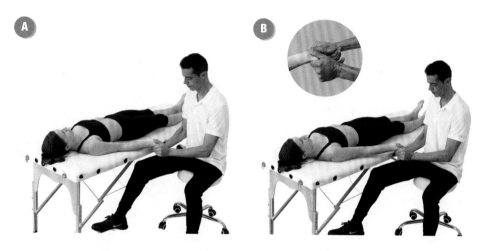

FIGURA 9-51 ● Técnica de movilización del carpo asociada a la depresión escapular. **(A)** Flexión horizontal del carpo con ascenso de escápula y **(B)** extensión horizontal del carpo con la depresión escapular.

Cuando, con una ejecución correcta, la técnica resulta indolora, su efecto de apertura de los forámenes homolaterales es muy potente y puede generar gran alivio en aquellos pacientescon radiculopatía cervical. Este alivio puede permitir evolucionar con la extensión del codo y la rotación externa de hombro hacia el aumento de la tensión neural (fig. 9-52).

ASOCIACIÓN DE TÉCNICAS DIRIGIDAS A LOS DESFILADEROS ESCAPULOTORÁCICOS CON TÉCNICAS DE MOVILIZACIÓN NEURAL

A continuación, se propone una combinación de técnicas de relajación del componente miofascial de los desfiladeros escapulotorácicos (escalenos y pectoral menor) y osteoarticular (primera costilla con clavícula), asociados a técnicas de movilización neural basadas en la ULNT2a. Por tanto, son técnicas dirigidas al nervio mediano principalmente.

En la práctica clínica, se observa con frecuencia la necesidad de su aplicación asociada a la ULNT3. Esto se debe a que los desfiladeros escapulotorácicos afectan mecánicamente a las zonas del plexo braquial en que quedan expuesta las raíces más inferiores (C8-D1), raíces que continúan formando el nervio ulnar (tabla 9-14).

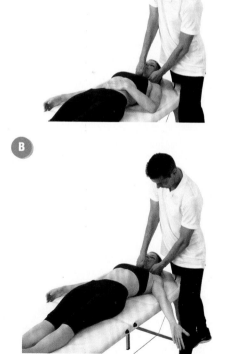

FIGURA 9-52 ● Técnica de movilización anteroposterior cervical asociada a la extensión del codo. **(A)** Movilización cervical suave con flexión de codo y **(B)** movilización cervical intensa con extensión de codo.

TABLA 9-14 • Técnicas de movilización y relajación de los componentes miofasciales y osteoarticulares de los desfiladeros escapulotorácicos.

Escalenos: las imágenes presentan diferentes posiciones en las que realizar el estiramiento o amasamiento transversal de los músculos escalenos, situados posteriormente al esternocleidooccipitomastoideo (ECOM) y anteriormente a la musculatura más profunda del cuello. Al requerir un componente de extensión cervical, las técnicas clásicas de estiramiento de estos músculos, de separación de origen-inserción, no suelen permitir una buena asociación a técnicas neurodinámicas

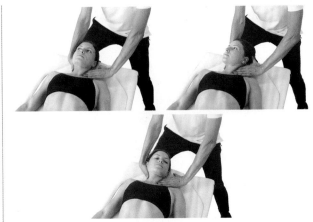

Desfiladero costoclavicular: asociación de una técnica pasiva de descenso de la primera costilla para separarla caudalmente de la clavícula, aplicando los contactos sobre la proyección craneal de la primera y la segunda costillas, con la flexoextensión activa del codo. Es importante optimizar el contacto manual para evitar comprimir contra la costilla el propio plexo braquial. La asociación del descenso de la costilla con la fase espiratoria hace de la técnica una movilización más fisiológica

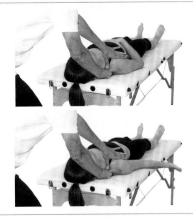

Pectoral menor: asociación del estiramiento del pectoral menor aplicando los contactos sobre la proyección anterior del proceso coracoides y de las costillas tercera a quinta, con la flexoextensión activa del carpo. El movimiento respiratorio del tórax puede añadir potencia a la técnica, aumentando el estiramiento durante la espiración, al descender las costillas implicadas

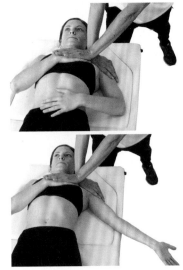

Prueba neurodinámica del miembro superior 2b (radial): ULNT2b

La prueba neurodinámica del miembro superior 2b es una prueba neurodinámica que permite evaluar la mecanosensibilidad de los tejidos neuroconectivos de la zona cervical y la extremidad superior, con una predilección hacia el nervio radial (fig. 9-53).

› Componentes básicos
- Depresión escapular
- Extensión de codo
- Rotación interna glenohumeral
- Flexión del carpo y los dedos
- Abducción glenohumeral

› Componentes de sensibilización
Los componentes de sensibilización de la prueba a aplicar para aumentar la solicitación mecánica de los tejidos valorados son:
- **Flexión contralateral cervical** (fig. 9-54)
- **Traslación contralateral cervical**
- **Inclinación ulnar del carpo**
- **Flexión/aducción del primer dedo**

› Diferenciación estructural
La diferenciación estructural, para relacionar la mecanosensibilidad neural con los síntomas del paciente reproducidos con la prueba neurodinámica, se realiza mediante una de las maniobras siguientes:
- **Reducción de la depresión escapular**: en caso de sintomatología distal, por ejemplo, en el antebrazo o la mano.
- **Reducción de la extensión del carpo**: en caso de sintomatología proximal, por ejemplo, en la zona cervical o el hombro.

› Respuestas normales a la prueba en personas asintomáticas
- Amplitud de movimientos:
  - Extensión completa del codo
  - Abducción glenohumeral de 45°

- Tensión y hormigueos en la región dorsal del antebrazo y el carpo (fig. 9-55, p. 203)

› Análisis de la evidencia científica de la prueba
La ULNT2b es una técnica que comparte la mayor parte de sus componentes con la técnica ULNT2a, pero con la rotación glenohumeral interna como elemento diferenciador principal y como componente básico de la prueba para llevar la tensión al nervio radial.

Hace años se pensaba que la ULNT2b, o prueba del radial, no era sensible ni específica de tensión del nervio radial, que realmente añadía más tensión al nervio mediano que al propio nervio radial y que, por tanto, para señalar a este nervio como fuente de síntomas, se requería explorar también el nervio mediano y comparar así la producción clínica[85]. No obstante, en estudios realizados en cadáveres, y posicionando el miembro superior según los componentes de las diferentes pruebas neurodinámicas, se ha demostrado que la prueba neurodinámica del nervio radial efectivamente sí tensa más el nervio radial que el nervio mediano[99].

La ULNT2b ha demostrado ser una prueba fiable[2,100]. En lo que respecta al dolor cervicobraquial, ha demostrado ser eficaz para valorar la mecanosensibilidad neural elevada, con diferencias en la respuesta entre personas sanas y sintomáticas[101]. Igualmente sucede con los síndromes de atrapamiento nervioso del radial, que pueden ocurrir cerca de la articulación húmero-radial, el canal de torsión humeral, la arcada de Frohse, el tendón del extensor radial corto del carpo y en el túnel radial[102].

Existen diversos estudios que han puesto de manifiesto la asociación entre el dolor persistente del tendón y la sensibilización del sistema nervioso[103].

Esta evidencia proviene principalmente de estudios de tendinopatías en el miembro superior y, dada la frecuencia de pacientes aque-

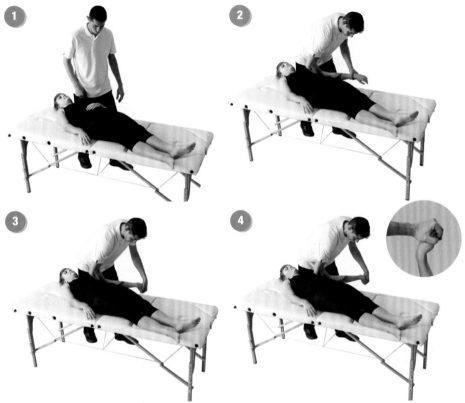

FIGURA 9-53 • Prueba neurodinámica del miembro superior 2b (nervio radial). **1)** Posición inicial con contacto del muslo en el hombro del paciente. **2)** Depresión escapular, extensión de codo y rotación interna glenohumeral. **3)** Flexión del carpo y los dedos (detalle de contacto). **4)** Abducción glenohumeral.

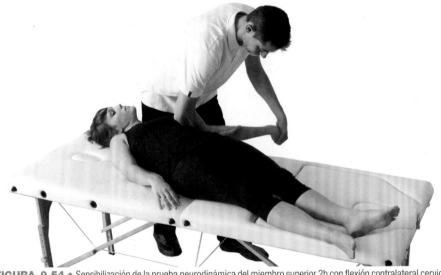

FIGURA 9-54 • Sensibilización de la prueba neurodinámica del miembro superior 2b con flexión contralateral cervical.

jados por epicondilalgias y dolor asociado a los tendones extensores y abductores del pulgar, el buen uso del ULNT2b se plantea como herramienta clínica fundamental.

> Variantes y aplicaciones prácticas

PRUEBA DEL RAMO SENSITIVO DEL NERVIO RADIAL

Combinando la flexión ulnar del carpo con flexión/aducción del pulgar (maniobra propuesta como prueba de Finkelstein o, con más propiedad, prueba de Eichhoff) con la ULNT2b[55], es posible valorar si la supuesta tendinopatía de De Quervain se asocia a (o es) una disfunción neural del ramo sensitivo del nervio radial o, en ocasiones, del nervio musculocutáneo (fig. 9-56).

Desde una posición de codo en extensión y depresión escapular, se lleva el carpo y la mano a una flexión ulnar del carpo con flexión/aducción del pulgar. Si los síntomas provocados en la cara radial del carpo se reducen al ascender la escápula, la diferenciación estructural sugiere una disfunción neural.

ULNT2b con variaciones[99]:
* Omisión de la flexión del carpo
* Flexión y aducción del pulgar
* Desviación ulnar del carpo

TÉCNICA DE MOVILIZACIÓN POSTEROANTERIOR DE LA CABEZA RADIAL

Técnica de movilización pasiva de la cabeza del radio asociada a diferentes posiciones de tensión neural del nervio radial. Para facilitar la movilización se modifica la posición inicial del fisioterapeuta para la ULNT2b, invirtiendo la toma de contacto: la mano externa (más alejada del paciente) es la que toma contacto en el codo, con el pulgar sobre la cabeza del radio, mientras la otra mano abraza el dorso del carpo y los dedos del paciente. La «ventana de seguridad para la movilización neural» se establece ajustando el grado de movilización pasiva accesoria articular radiohumeral con la posición que evoca más o menos mecanosensibilidad neural al progresar en la depresión escapular (fig. 9-57).

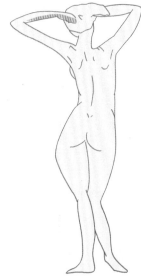

FIGURA 9-55 ● Localización de los síntomas considerados en personas asintomáticas como respuesta normal a la prueba neurodinámica del miembro superior 2b.

TÉCNICA DE MOVILIZACIÓN Y ESTIRAMIENTO DE PARTES BLANDAS DEL ÁREA POSTERIOR DE LA AXILA, DIRIGIDA ESPECIALMENTE AL MÚSCULO REDONDO MAYOR

La técnica persigue, en un primer momento, la identificación de la posición de ascenso-depresión escapular que desencadena una respuesta sintomática relacionada con la mecanosensibilidad neural elevada (en principio, relacionada con los nervios radial, axilar, o ambos). Una vez identificada, se establece la «ventana de seguridad para la movilización neural», al añadir tensión a las partes blandas que suponen una interfase mecánica a estos nervios. Al incrementar la abducción, y con eso la tensión del músculo redondo mayor así como del tejido neural, se permite o dirige una ligera elevación de la escápula para que la técnica resulte indolora en todo momento (fig. 9-58).

TÉCNICAS DE AUTOTRATAMIENTO

En la Tabla 9-15, en la página 205, se muestran las técnicas de automovilización del sistema nervioso del miembro superior basadas en la ULNT2b, dirigidas especialmente al nervio radial.

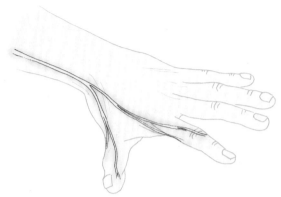

FIGURA 9-56 • Representación anatómica del ramo sensitivo del nervio radial.

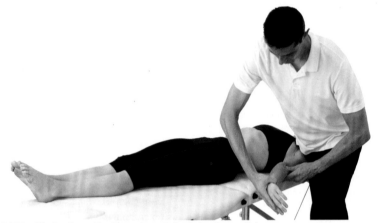

FIGURA 9-57 • Técnica de movilización posteroanterior de la cabeza radial.

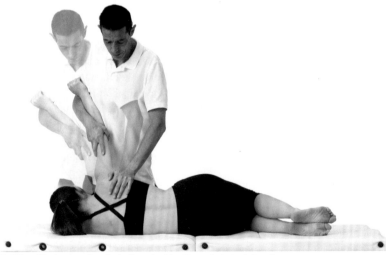

FIGURA 9-58 • Técnica de estiramiento de partes blandas posteriores de la axila.

TABLA 9-15 • Técnicas de automovilización del sistema nervioso del miembro superior basadas en la ULNT2b

1. Posición inicial de rotación interna de hombro, extensión de codo y flexión del carpo. Se asocia una rotación externa de hombro a la extensión del carpo. Es una técnica que está indicada especialmente en pacientes con dolor posterior de hombro, en los que el movimiento de rotación glenohumeral provoca un componente clínicamente relevante

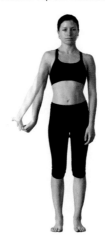

2. Posición inicial de rotación interna de hombro, extensión de codo, pronación del antebrazo y ligera flexión de la muñeca. Se asocia un ascenso de la escápula a un aumento de la flexión de la muñeca. Es una técnica que está indicada especialmente en pacientes con epicondilalgia lateral relacionada con mecanosensibilidad neural, en una fase en la que interesa evitar el movimiento local en el codo

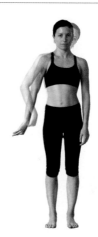

3. Posición inicial de rotación interna de hombro, extensión de codo y flexión de la muñeca. Se asocia la flexión del codo a la inclinación contralateral cervical. Es una técnica indicada especialmente en aquellos pacientes en los que la inclinación cervical contralateral sea la maniobra provocadora de síntomas neurogénicos especialmente

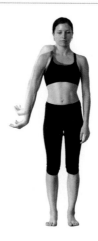

Prueba neurodinámica del miembro superior 3 (ulnar)

La prueba neurodinámica del miembro superior 3 (ULNT3) es un prueba neurodinámica que permite evaluar la mecanosensibilidad de los tejidos neuroconectivos de la zona cervical y la extremidad superior, con una predilección hacia el nervio ulnar (fig. 9-59, p. 207).

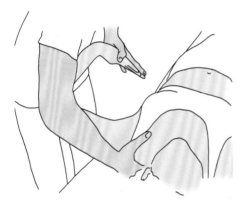

FIGURA 9-60 • Sensibilización de la ULNT3 sustituyendo la rotación externa glenohumeral por rotación interna.

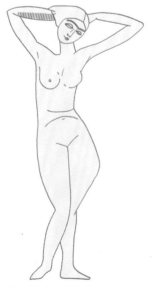

FIGURA 9-61 • Tensión y hormigueos en la región medial de codo, antebrazo, carpo y mano.

> ### Componentes básicos

- Extensión del carpo y los dedos
- Pronación del antebrazo
- Rotación externa glenohumeral
- Flexión del codo
- Abduccion glenohumeral
- Depresión escapular

> ### Componentes de sensibilización

Los componentes de sensibilización de la técnica ULNT3 a aplicar para lograr el aumento de la solicitación mecánica de los tejidos valorados son:

- **Flexión contralateral cervical**
- **Protracción escapular**
- **Abducción horizontal glenohumeral**
- **Extensión del quinto dedo**
- **Inclinación radial del carpo**
- **Sustitución de la rotación externa por rotación interna** (fig. 9-60)

> ### Diferenciación estructural

La diferenciación estructural, para relacionar la mecanosensibilidad neural con los síntomas del paciente reproducidos con la prueba neurodinámica, se realiza mediante una de las siguientes maniobras:

- **Reducción de la depresión escapular**: en caso de sintomatología distal, por ejemplo, en la mano. Si se ha incluido el componente de sensibilización de flexión lateral cervical contralateral, la diferenciación estructural puede realizarse sin problema con la sustracción de este componente.
- **Reducción de la extensión del carpo**: en el caso de sintomatología proximal, por ejemplo, en la zona cervical.

> ### Respuestas normales a la prueba en personas asintomáticas

- Amplitud de movimientos: abducción glenohumeral de 30° a 90°
- Tensión y hormigueos en la región medial de codo, antebrazo, carpo y mano (fig. 9-61)

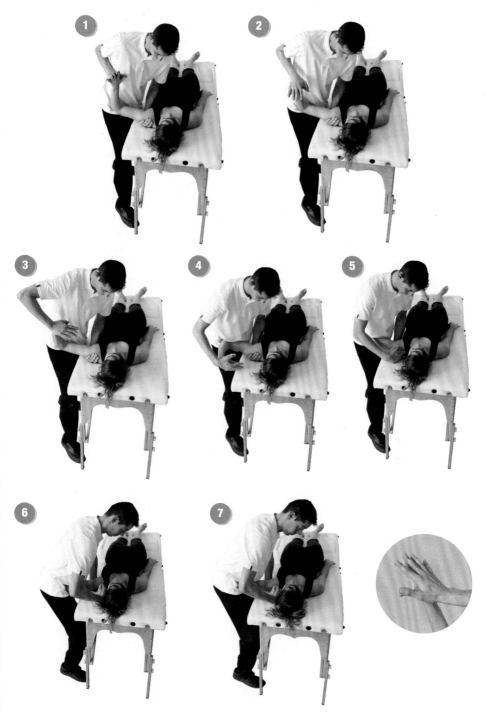

FIGURA. 9-59 • Prueba neurodinámica del miembro superior 3 (nervio ulnar). **1)** Posición inicial con contacto en hombro y palma de la mano (detalle de contacto). **2)** Extensión de muñeca y dedos. **3)** Pronación de antebrazo. **4)** Rotación externa glenohumeral. **5)** Flexión de codo. **6)** Abducción glenohumeral. **7)** Depresión escapular.

207

Al estudiar, en personas asintomáticas, las respuestas normales a la ULNT3, aparecen diferencias estadísticamente significativas en la intensidad del dolor y el ángulo de abducción del hombro entre los sexos. Asimismo, las mujeres perciben mayor dolor y presentan un menor ángulo de abducción que los hombres.

También existe una diferencia significativa de 6,6° en el ángulo de abducción del hombro durante la ULNT3. Se observa que este ángulo es menor en el brazo dominante respecto al no dominante[104]. Se acepta una variación normal del rango de movimiento entre los lados[105].

Los síntomas que se describen con más frecuencia durante la aplicación de la ULNT3 son el estiramiento (90 %), seguido por el dolor y la localización más frecuente de los síntomas es la zona anteromedial del antebrazo[104].

› Análisis de la evidencia científica de la prueba

Al contar con la flexión del codo como componente principal de la prueba, maniobra que reduce drásticamente la tensión en el resto de los troncos nerviosos salvo el nervio ulnar, la sensibilidad y especificidad de la ULNT3 para el nervio ulnar es elevada.

La ULNT3 se plantea como una técnica fiable[106], y las técnicas de movilización neural derivadas de la ULNT3 han demostrado su eficacia en el tratamiento del síndrome del túnel ulnar[107,108].

Estudios realizados con cadáver demostraron que la adición de abducción horizontal del hombro y la rotación interna a los componentes clásicos del prueba producían una tensión significativamente mayor del nervio ulnar[99,109]. Además, la adición de abducción horizontal a la ULNT3 demostró la mayor diferencia en la tensión entre el nervio ulnar y los nervios mediano y radial. Tratándose de un estudio efectuado en cadáveres, estos resultados se refieren solo a la plausibilidad biomecánica de la combinación de movimientos, y no tienen en cuenta otros factores que pueden afectar a la aplicación clínica de esta prueba.

La ULNT3 más abducción horizontal se plantea como una prueba biomecánicamente plausible para detectar el dolor neuropático periférico relacionado con el nervio ulnar. Y en situaciones en que el complejo del hombro no tolere la combinación de abducción y rotación externa (algo que, en la práctica clínica, resulta en repetidas ocasiones limitante al valorar la mecanosensibilidad neural del miembro superior), la realización de las pruebas neurodinámicas con rotación interna, en lugar de la rotación externa, es también una alternativa[110].

La experiencia clínica sugiere que el efecto de la abducción horizontal y, sobre todo, de la sustitución de la rotación externa por la rotación interna no se correlaciona con los resultados a partir de la versión clásica de la ULNT3. Por tanto, es prudente presentarlo como alternativa viable cuando los síntomas del paciente se relacionen con gestos que incluyan la rotación interna glenohumeral, como hacer flexiones de brazos en el suelo o la sujeción del manillar de la bicicleta. La ULNT3 se recomienda cuando los síntomas aparezcan en gestos con rotación externa, como lanzamientos o manipulación de objetos con las manos por encima de la cabeza.

› Variantes y aplicaciones prácticas

TÉCNICA DE MOVILIZACIÓN NEURAL DEL NERVIO ULNAR BASADA EN LA ULNT3 EN SEDESTACIÓN

Esta técnica de movilización del nervio ulnar (fig. 9-62) alterna una posición de mayor tensión neural proximal al inclinar contralateralmente el área cervical, con otra de mayor tensión en el codo, lo que aumenta su flexión. Es una técnica útil especialmente en lanzadores con epicondilalgia medial, siempre que no se relacione con una radiculopatía, en cuyo caso la inclinación contralateral, pese a aumentar la tensión del plexo braquial, sería un com-

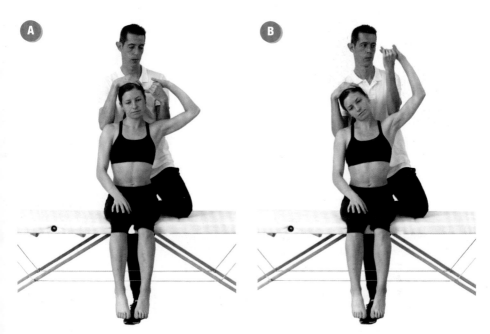

FIGURA 9-62 • **(A)** Técnica de movilización del nervio ulnar que asocia la inclinación contralateral cervical a la extensión del codo y **(B)** la vuelta a la posición neutra cervical con el aumento de la flexión de codo.

ponente de alivio, al provocar una apertura de los forámenes intervertebrales homolaterales.

La inclusión de la prensión del objeto cuya manipulación provoca los síntomas en la posición de elevación del hombro, en su caso, puede utilizarse para dotar de un carácter más funcional a la técnica; que es útil especialmente para lanzadores de peso o jabalina, y su progresión añade la participación del paciente, convirtiendo los componentes pasivos aplicados por el fisioterapeuta en componentes activos por parte del propio paciente, y más adelante, ejercicios activos a partir de esta posición con una aproximación gradual al gesto que lo provoca.

Asociación de la movilización pasiva accesoria **(PAIVM)** en sentido posteroanterior de los niveles correspondientes a la transición cervicotorácica con la movilización del sistema nervioso cervicobraquial. Los componentes para la movilización neural se relacionan con la ULNT3 para llevar el efecto tensor más analíticamente al nervio ulnar, formado por

las raíces más bajas constituyentes del plexo braquial principalmente, que emergen de esta zona de charnela cervicotorácica (fig. 9-63).

Asociación de la movilización pasiva accesoria pisopiramidal que influye mecánicamente sobre el canal de Guyon, y las diferentes posiciones osteoarticulares del miembro superior relacionadas con la ULNT3. La «ventana de seguridad para la movilización neural» relaciona la evocación clínica mediante adición de componentes sensibilizantes tensores del nervio ulnar y compresivos de esta misma estructura neural en el carpo (fig. 9-64).

Técnicas de autotratamiento
• Técnicas de automovilización del sistema nervioso del miembro superior, dirigidas especialmente al nervio ulnar, basadas en la ULNT3: el paciente parte de una posición de inclinación homolateral cervical, abducción glenohumeral de 90°, rotación externa glenohumeral, flexión máxima de codo, pronación, y extensión del carpo y los dedos. Esta técnica de movili-

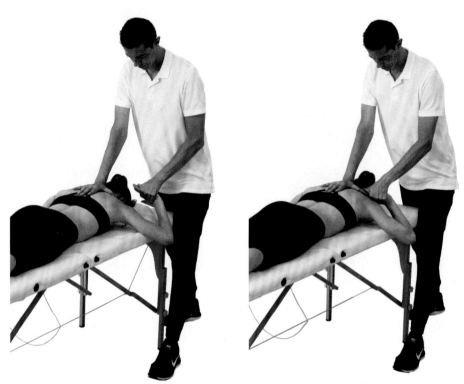

FIGURA 9-63 • Técnica de movilización pasiva cervicotorácica asociada a ULNT3 en decúbito prono.

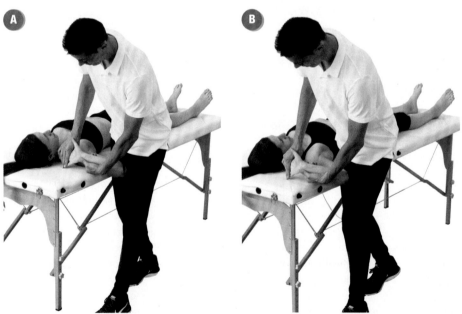

FIGURA 9-64 • **(A)** Técnica de movilización pasiva pisopiramidal que asocia la flexión del codo a una movilización suave del pisiforme y **(B)** la extensión del codo al aumento de intensidad en la movilización pisopiramidal.

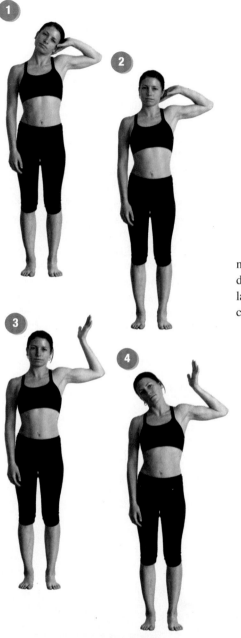

zación es una secuencia de movimientos en la que se incrementa progresivamente el componente sensibilizante proximal, al llevar la inclinación cervical de homolateral a contralateral, a medida que los componentes distales van reduciendo su contribución tensora del nervio ulnar, al extender el codo, supinar el antebrazo y devolver el carpo a una posición neutra. El paciente repite, de forma rítmica e indolora la secuencia de componentes dentro de su «ventana de seguridad para la movilización neural» establecida previamente (fig. 9-65).

La técnica de autotratamiento que se expone a continuación, es una maniobra bilateral de tensión de los nervios ulnares que adoptan la posición de máscara con las manos sobre la cara (fig. 9-66).

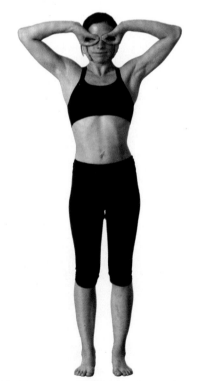

FIGURA 9-65 • Técnica de automovilización del nervio ulnar. **1)** Desde la posición de abducción glenohumeral de 90°, flexión de codo, pronación del antebrazo, extensión del carpo e inclinación cervical homolateral. **2)** Retorno del cuello a la posición neutra reduciendo la flexión de codo. **3)** Supinación del antebrazo y reducción de la flexión del codo. **4)** Retorno del carpo a la posición neutra e inclinación cervical contralateral.

FIGURA 9-66 • Técnica bilateral de adición de tensión a los nervios ulnares.

Otras pruebas del sistema neurodinámico transversal

› Nervio axilar

La prueba neurodinámica del nervio axilar se describe clásicamente en decúbito supino, con el hombro del paciente inicialmente en posición neutra y codo flexionado. El fisioterapeuta toma contacto con la mano interna en la cara medial del brazo del paciente y con su mano externa en la cabeza. Los componentes de la prueba son:

- Lateroflexión cervical contralateral
- Depresión escapular
- Rotación interna glenohumeral
- Abducción del hombro (fig. 9-67)

Como alternativa a esta prueba, propuesta por David Butler[29], se presenta una técnica que permite seguir la secuencia de componentes con mayor facilidad, y poder asociarla a las técnicas de interfase mecánica relacionadas, realizando la prueba en decúbito lateral[71]. El peso de la cabeza permite una flexión contralateral cervical que se controla con una mano, mientras que al colocar la mano del paciente detrás de su espalda, el componente de rotación interna glenohumeral, fundamen-

tal para llevar la tensión al nervio axilar[111], se acentúa en mayor grado (fig. 9-68).

› Nervio supraescapular

Aunque históricamente se ha considerado un diagnóstico de exclusión, la neuropatía supraescapular puede ser más habitual de lo que se creía como causa de dolor y debilidad importante en pacientes con y sin patología concomitante del hombro. La etiología más frecuente es la tracción repetitiva del nervio durante actividades deportivas, o lesiones por tracción que ocurren con la retracción de un gran desgarro del manguito de los rotadores[112].

La valoración neurodinámica del nervio (fig. 9-69) puede realizarse con el paciente en decúbito supino, con el hombro inicialmente en posición neutra y el codo flexionado. El fisioterapeuta toma contacto bimanual en la escápula del paciente intentando controlar con su antebrazo craneal la cabeza del paciente. Los movimientos que hay que sumar para realizar la prueba son:

- Aproximación horizontal de hombro
- Lateroflexión cervical contralateral
- Abducción de la escápula
- Depresión de la escápula
- Rotación de la escápula

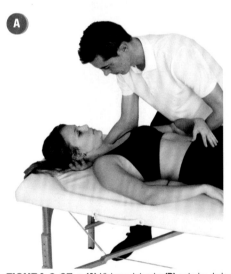
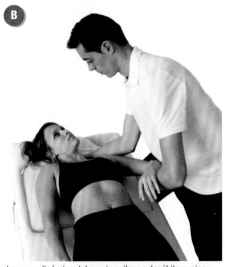

FIGURA 9-67 • **(A)** Visiones lateral y **(B)** anterior de la prueba neurodinámica del nervio axilar en decúbito supino.

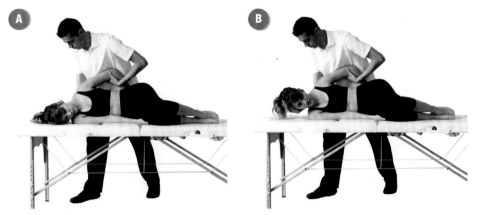

FIGURA 9-68 • Propuesta alternativa a la prueba neurodinámica del nervio axilar. **A)** Componentes de la prueba: inclinación contralateral cervical, depresión escapular, rotación interna y abducción glenohumeral. **B)** Devolución del cuello a posición neutra como maniobra de diferenciación estructural en caso de sintomatología en el miembro superior.

> Nervio musculocutáneo

La lesión aislada del nervio musculocutáneo (fig. 9-70) es poco frecuente. Se presenta con debilidad en la flexión del codo o el hombro, atrofia del bíceps braquial y dolor o parestesia en la parte lateral del antebrazo. La neuropatía puede aparecer después de una actividad extenuante, traumatismo, en deportes repetitivos o de contacto causada por anomalías anatómicas y después de una cirugía[113].

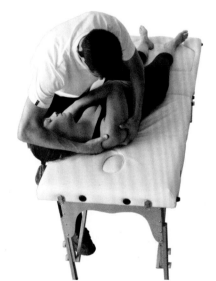

FIGURA 9-69 • Prueba neurodinámica del nervio supraescapular.

Para valorar las capacidades mecánicas y la mecanosensibilidad del nervio musculocutáneo existe una opción con bastantes similitudes con la ULNT2b. Desde la posición de decúbito supino, con el hombro en posición neutra y el codo flexionado, el fisioterapeuta toma los siguientes contactos:

- Muslo a acromion del paciente
- Mano interna a codo
- Mano externa a mano del paciente

A partir de esta posición y contactos, aplica los componentes siguientes:

- Depresión escapular
- Extensión del codo
- Extensión del hombro
- Desviación ulnar del carpo
- Flexión-oposición del pulgar

TÉCNICA DE AUTOMOVILIZACIÓN DEL NERVIO MUSCULOCUTÁNEO

Es una técnica que debe realizarse mediante movimientos de depresión escapular, extensión de hombro, extensión de codo y desviación ulnar del carpo con el primer dedo abrazado por el resto de los dedos dentro de la mano. Los componentes van combinándose, sin acentuarse todos al mismo tiempo, con movimientos rítmicos, como por ejemplo, dibujando círculos con la mano hacia delante y atrás (fig. 9-71).

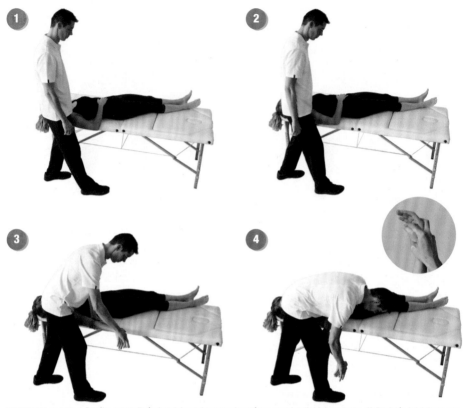

FIGURA 9-70 • Prueba neurodinámica del nervio musculocutáneo con detalle del contacto. **1)** Posición inicial con contacto del muslo en el hombro del paciente. **2)** Depresión escapular, extensión de codo, pronación del antebrazo, desviación ulnar del carpo y flexión-oposición del pulgar. **3)** Extensión glenohumeral.

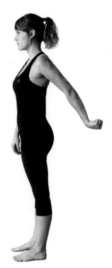

FIGURA 9-71 • Técnica de autotratamiento del nervio musculocutáneo.

REFERENCIAS BIBLIOGRÁFICAS

1. Coppieters MW, Stappaerts K, Janssens K, Jull G. Reliability of detecting «onset of pain» and «submaximal pain» during neural provocation testing of the upper quadrant. *Physiother Res Int*, 2002;7:146-156.

2. Schmid AB, et al. Reliability of clinical tests to evaluate nerve function and mechanosensitivity of the upper limb peripheral nervous system. *BMC Musculoskelet Disord*, 2009;10:11.

3. Richard Ellis, B. Re: Upper Limb Neural Tension and Seated Slump Tests: The False Positive Rate Among Healthy Young Adults without Cervical or Lumbar Symptoms' Daves et al. *J Man Manip Ther*, 2009;16:136-141.

4. Kuslich SD, Ulstrom CL, Michael CJ. The tissue origin of low back pain and sciatica: a report of pain response to tissue stimulation during operations on the lumbar spine using local anesthesia. *Orthop Clin North Am*, 1991;22:181.

5. Dilley A, Lynn B, Pang SJ. Pressure and stretch mechanosensitivity of peripheral nerve fibers following local inflammation of the nerve trunk. *Pain*, 2005;117:462-472.

6. Greening J, Dilley A, Lynn B. In vivo study of nerve movement and mechanosensitivity of the median nerve in whiplash and non-specific arm pain patients. *Pain*, 2005;115:248-253.

7. Herrington L, Bendix K, Cornwell C, Fielden N, Hankey K. What is the normal response to structural differentiation within the slump and straight leg raise tests? *Man Ther*, 2008;13:289-294.

8. Riley S P, et al. Reliability of elbow extension, sensory response, and structural differentiation of Upper Limb Tension Test A in a healthy, asymptomatic population. *Physiother Pract Res*, 2019;40:95-104.

9. Bueno-Gracia E, et al. Validity of the Upper Limb Neurodynamic Test 1 for the diagnosis of Carpal Tunnel Syndrome. The role of structural differentiation. *Man Ther*, 2016;22;190-195.

10. Butler DS, Jones MA. *Mobilisation of the Nervous System*. Londres: Churchill Livingstone; 1991.

11. Seacrist T, et al. Passive cervical spine flexion: The effect of age and gender. *Clin Biomech*, 2012;27:326-333.

12. Boyd BS, Wanek L, Gray AT, Topp KS. Mechanosensitivity of the lower extremity nervous system during straight-leg raise neurodynamic testing in healthy individuals. *J Orthop Sports Phys Ther*, 2009;39:780-790.

13. Sierra-Silvestre E, Torres Lacomba M, de la Villa Polo P. Effect of leg dominance, gender and age on sensory responses to structural differentiation of straight leg raise test in asymptomatic subjects: a cross-sectional study. *J Man Manip Ther*, 2017;25:91-97.

14. Das JM, Nadi M. *Lasegue Sign*. Treasure Island: StatPearls Publishing; 2021.

15. Tawa N, Rhoda A, Diener I. Accuracy of clinical neurological examination in diagnosing lumbo-sacral radiculopathy: a systematic literature review. *BMC Musculoskelet Disord*, 2017;18:93.

16. Deville WL, van der Windt DA, Dzaferagic A, Bezemer PD, Bouter LM. The test of Lasegue: systematic review of the accuracy in diagnosing herniated discs. *Spine (Phila Pa 1976)*, 2000;25:1140-1147.

17. Rabin A, et al. The sensitivity of the seated straight-leg raise test compared with the supine straight-leg raise test in patients presenting with magnetic resonance imaging evidence of lumbar nerve root compression. *Arch Phys Med Rehabil*, 2007;88:840-843.

18. Camino Willhuber GO, Piuzzi NS. *Straight Leg Raise Test*. Treasure Island: StatPearls Publishing; 2021.

19. Scaia V, Baxter D, Cook C. The pain provocation-based straight leg raise test for diagnosis of lumbar disc herniation, lumbar radiculopathy, and/or sciatica: A systematic review of clinical utility. *J Back Musculoskelet Rehabil*, 2012;25:215-223.

20. López-Cubas C. *Significado de la Positividad de las Pruebas Neurodinámicas. Neurodinámica y Lesiones Nerviosas Periféricas*. Madrid: Universidad Autónoma de Madrid; 2014:99-108.

21. Rade M, et al. Reduced Spinal Cord Movement With the Straight Leg Raise Test in Patients With Lumbar Intervertebral Disc Herniation. *Spine*, 2017;42:1117-1124.

22. Rade M, et al. Part 3: Developing Methods of: *In Vivo*: MRI Measurement of Spinal Cord Displacement in the Thoracolumbar Region of Asymptomatic Subjects With Unilateral and Bilateral Straight Leg Raise Tests. *Spine*, 2015;40:935-941.

23. Rade M, et al. 2014 young investigator award winner: In vivo magnetic resonance imaging measurement of spinal cord displacement in the thoracolumbar region of asymptomatic subjects: part 2: comparison between unilateral and bilateral straight leg raise tests. *Spine (Phila Pa 1976)*, 2014;39:1294-1300.

24. Hakelius A, Hindmarsh J. The comparative reliability of preoperative diagnostic methods in lumbar disc surgery. *Acta Orthop Scand*, 1972;43:234-238.

25. Spangfort EV. The lumbar disc herniation. A computer-aided analysis of 2,504 operations. *Acta Orthop Scand Suppl*, 1972;142:1-95.

26. Kosteljanetz M, Espersen JO, Halaburt H, Miletic T. Predictive value of clinical and surgical findings in patients with lumbago-sciatica. A prospective study (Part I). *Acta Neurochir Wien*, 1974;73:67-76.

27. Knutsson B. Comparative value of electromyographic, myelographic and clinical-neurological examinations in diagnosis of lumbar root compression syndrome. *Acta Orthop Scand Suppl*, 1961;49:1-135.

28. Kerr RS, Cadoux-Hudson T, Adams CB. The value of accurate clinical assessment in the surgical management of the lumbar disc protrusion. *J Neurol Neurosurg Psychiatry*, 1988;51:169-173.

29. Butler DS, Matheson J. *The Sensitive Nervous System*. Adelaida: Noigroup Publications, 2000.

30. Walsh J, Flatley M, Johnston N, Bennett K. Slump test: sensory responses in asymptomatic subjects. *J Man Manip Ther*, 2007;15:231-238.

31. Joshi KC, Eapen C, Kumar SP. Normal sensory and range of motion (ROM) responses during Thoracic Slump Test (ST) in asymptomatic subjects. *J Man Manip Ther*, 2013;21:24-32.

32. Maitland GD. The slump test: examination and treatment. *Aust J Physiother*, 1985;31:215-219.

33. Philip K, Lew P, Matyas TA. The inter-therapist reliability of the slump test. *Aust J Physiother*, 1989;35:89-94.

34. Cleland JA, Childs JD, Palmer JA, Eberhart S. Slump stretching in the management of non-radicular low back pain: a pilot clinical trial. *Man Ther*, 2006;11:279-286.

35. Lew PC, Briggs CA. Relationship between the cervical component of the slump test and change in hamstring muscle tension. *Man Ther*, 1997;2:98-105.

36. Majlesi J, Togay H, Unalan H,Toprak S. The sensitivity and specificity of the Slump and the Straight Leg Raising tests in patients with lumbar disc herniation. *J Clin Rheumatol*, 2008;14:87-91.

37. Pahor S, Toppenberg R. An investigation of neural tissue involvement in ankle inversion sprains. *Man Ther*,

1996;1:192-197.

38. Stankovic R, Johnell O, Maly P, Willner S. Use of lumbar extension, slump test, physical and neurological examination in the evaluation of patients with suspected herniated nucleus pulposus. A prospective clinical study. *Man Ther,* 1999;4:25-32.

39. Urban LM, MacNeil BJ. Diagnostic Accuracy of the Slump Test for Identifying Neuropathic Pain in the Lower Limb. *J Orthop Sports Phys Ther,* 2015;45:596-603.

40. Ellis R, Osborne S, Whitfield J, Parmar P, Hing W. The effect of spinal position on sciatic nerve excursion during seated neural mobilisation exercises: an in vivo study using ultrasound imaging. *J Man Manip Ther,* 2017;25:98-105.

41. Anikwe EE, Tella BA, Aiyegbusi AI, Chukwu SC. Influence of Nerve Flossing Technique on acute sciatica and hip range of motion. *Int J Med Biomed Res,* 2015;4:91-99.

42. Pourahmadi M, et al. Effectiveness of Slump Stretching on Low Back Pain: A Systematic Review and Meta-analysis. *Pain Med,* 2019;20:378-396.

43. Manikumar M, Shaju MF. Efficacy of slump stretching in combination with conventional therapy in non-radicular low back pain. *Int J Res Anal Rev,* 2019;6:356.360.

44. Horment-Lara G, Cruz-Montecinos C, Núñez-Cortés R, Letelier-Horta P, Henríquez-Fuentes L. Onset and maximum values of electromyographic amplitude during prone hip extension after neurodynamic technique in patients with lumbosciatic pain: A pilot study. *J Bodyw Mov Ther,* 2016;20:316-323.

45. Sharma S, Verma SK, Agarwal V. Effects of neural mobilization in posterior myofascial chain flexibility in normal subjects. *Int J Physiother Res,* 2015;3:1122-1125.

46. Magee DJ, Manske RC. *Orthopedic Physical Assessment.* Filadelfia: Elsevier; 2020.

47. von Piekartz HJ, Schouten S, Aufdemkampe G. Neurodynamic responses in children with migraine or cervicogenic headache versus a control group. A comparative study. *Man Ther,* 2007;12:153-160.

48. Vincent J, Thomas K, Mathew O. An improved clinical method for detecting meningeal irritation. *Arch Child,* 1993;68:215-218.

49. Cleland J, Durall C, Scott SA. Effects of slump long sitting on peripheral sudomotor and vasomotor function: a pilot study. *J Man Manip Ther,* 2002;10:67-75.

50. Slater H, Vicenzino B, Wright A. «Sympathetic Slump»: The Effects of a Novel Manual Therapy Technique on Peripheral Sympathetic Nervous System Function. *J Man Manip Ther,* 1994;2:156-162.

51. Tsirakis V, Perry J. The effects of a modified spinal mobilisation with leg movement (SMWLM) technique on sympathetic outflow to the lower limbs. *Man Ther,* 2015;20:103-108.

52. Christodoulides AN. Ipsilateral sciatica on femoral nerve stretch test is pathognomonic of an L4/5 disc protrusion. *J. Bone Joint Surg. Br,* 1989;71:88-89.

53. Vegstein K, Robinson HS, Jensen R. Neurodynamic tests for patellofemoral pain syndrome: a pilot study. *Chiropr Man Ther,* 2019;27:26.

54. Kobayashi S, Suzuki Y, Asai T, Yoshizawa H. Changes in nerve root motion and intraradicular blood flow during intraoperative femoral nerve stretch test: Report of four cases. *J Neurosurg Spine,* 2003;99:298-305.

55. Shacklock MO. *Clinical Neurodynamics: A New System of Musculoskeletal Treatment.* Oxford: Butterworth-Heinemann; 2005.

56. Lai WH, Shih YF, Lin PL, Chen WY, Ma HL. Normal neurodynamic responses of the femoral slump test. *Man Ther,* 2012;17:126-132.

57. Trainor K, Pinnington MA. Reliability and diagnostic validity of the slump knee bend neurodynamic test for upper/mid lumbar nerve root compression: a pilot study. *Physiotherapy,* 2011;97:59-64.

58. Huang BY, Shih YF, Chen WY, Ma HL. Predictors for Identifying Patients With Patellofemoral Pain Syndrome Responding to Femoral Nerve Mobilization. *Arch Phys Med Rehabil,* 2015;96:920-927.

59. Breig A. *Adverse Mechanical Tension in the Central Nervous System: An Analysis of Cause and Effect: Relief by Functional Neurosurgery.* Estocolmo Almqvist & Wiksell International; 1974.

60. Lang J. *Skull Base and Related Structures: Atlas of Clinical Anatomy.* Stuttgart: Schattauer Verlag; 2001.

61. Breig A, Turnbull I, Hassler O. Effects of mechanical stresses on the spinal cord in cervical spondylosis. A study on fresh cadaver material. *J Neurosurg,* 1966;25:45-56.

62. Barba D, Alksne JF. Success of microvascular decompression with and without prior surgical therapy for trigeminal neuralgia. *J Neurosurg,* 1984;60:104-107.

63. Ethunandan M, Weller RO, McVicar IH, Fisher SE. Localized hypertrophic neuropathy involving the inferior alveolar nerve. *J Oral Maxillofac Surg,* 1999;57:84-89.

64. Schmidt BL, Pogrel MA, Necoechea M, Kearns G. The distribution of the auriculotemporal nerve around the temporomandibular joint. *Oral Surg Oral Med Oral Pathol Oral Radiol Endodontology,* 1998;86:165-168.

65. Rosenquist B. Is there an anterior loop of the inferior alveolar nerve? *Int J Periodontics Restorative Dent,* 1996;16:40-45.

66. von Piekartz HJM, Coppieters MW, De Weerdt WJ. *A Proposed Neurodynamic Test of the Mandibular Nerve. Reliability and Reference Values.* Berlín: Thieme; 2002.

67. von Piekartz H. Assessment and treatment of cranial nervous tissue. *Craniofacial Pain Neuromusculoskel Assess Treat Manag,* 2007;439.

68. Fernández de las Peñas C, Von Piekartz H. Clinical Reasoning for the Examination and Physical Therapy Treatment of Temporomandibular Disorders (TMD): A Narrative Literature Review. *J Clin Med,* 2020;9:3686.

69. Caamaño-Barrios LH, et al. Evaluation of neurodynamic responses in women with frequent episodic tension type headache. *Musculoskelet Sci Pract,* 2019;44:102063.

70. Szikszay TM, Luedtke K, von Piekartz H Increased mechanosensitivity of the greater occipital nerve in subjects with side-dominant head and neck pain - a diagnostic case-control study. *I Man Manip Ther,* 2018;26:237-248.

71. López-Cubas C. *Neurodinámica en la Práctica Clínica.* Córdova: Zérapi Fisioterapia Avanzada; 2016.

72. Fülling C, Dinan TG, Cryan JF. Gut Microbe to Brain Signaling: What Happens in Vagus... *Neuron,* 2019; 101:998-1002.

73. Carta G, et al. Discovering the Vagus: Validation and Inter-Rater Reliability of the Vagus Nerve Neurodynamic Test Among Healthy Subjects. *Lancet,* 2020:10.2139/3529450.

74. de Brito VM. *Mobilização neural: efeito imediato na qualidade vocal de mulheres com disfonia.* Belo Horizonte: Universidade Federal de Minas Gerais; , 2021.

75. Pajnee K, Choteliya K. Comparison of the effect of spinal accessory nerve mobilization, integrated neuromuscular inhibition technique and conventional therapy on upper trapezius trigger point. *Indian J Physiother Occup Ther.* 2015;9:135.

76. Bueno-Gracia E, et al. Effect of cervical contralateral lateral flexion on displacement and strain in the median nerve and flexor digitorum superficialis at the wrist during the ULNT1 – Cadaveric study. *Musculoskelet Sci Pract,* 2020;50:102244.

77. Saranga J, Green A, Lewis J, Worsfold C. Effect of a Cervical Lateral Glide on the Upper Limb Neurodynamic Test 1: A blinded placebo-controlled investigation. *Physiotherapy*, 2003;89:678-684.

78. Meng S, et al. Longitudinal Gliding of the Median Nerve in the Carpal Tunnel: Ultrasound Cadaveric Evaluation of Conventional and Novel Concepts of Nerve Mobilization. *Arch Phys Med Rehabil*, 2015;96:2207-2213.

79. Lohkamp M, Small K. Normal response to Upper Limb Neurodynamic Test 1 and 2A. *Man Ther*, 2011;16:125-130.

80. Van Hoof T, Vangestel C, Shacklock M, Kerckaert I, D'Herde K. Asymmetry of the ULNT1 elbow extension range-of-motion in a healthy population: consequences for clinical practice and research. *Phys Ther Sport*, 2012;13:141-149.

81. Bhuchhada KV, Kota M, Sánchez ES, Barbero M, Falla D. A comparison of the extent, intensity and distribution of pain during upper limb neurodynamic tests. *Physiotherapy*, 2020;107:e146.

82. Oliver GS, Rushton A. A study to explore the reliability and precision of intra and inter-rater measures of ULNT1 on an asymptomatic population. *Man Ther*, 2011;16:203-206.

83. Schüßler B, Pfingsten A, Schöttker-Königer T. Intertester-Reliabilität des Upper Limb Neural Tension Tests (ULNT) 1. *Manuelle Therapie*, 2019;23:75-80.

84. Cei P. *Fiabilité et validité du test neurodynamique ULNT1 dans le diagnostic du syndrome du canal carpien: intérêt dans le bilankinésithérapique*, Marsella: Aix-Marseille Université; 2020.

85. Kleinrensink GJ, et al. Upper limb tension tests as tools in the diagnosis of nerve and plexus lesions. Anatomical and biomechanical aspects. *Clin Biomech*, 2000;15:9-14.

86. Vanti C, et al. The Upper Limb Neurodynamic Test 1: intra- and intertester reliability and the effect of several repetitions on pain and resistance. *J Manip Physiol Ther*, 2010;33:292-299.

87. Vanti C, et al. Relationship between interpretation and accuracy of the upper limb neurodynamic test 1 in carpal tunnel syndrome. *J Manip Physiol Ther*, 2012;35:54-63.

88. Vanti C, et al. Upper Limb Neurodynamic Test 1 and symptoms reproduction in carpal tunnel syndrome. A validity study. *Man Ther*, 2011;16:258-263.

89. Mahmud MA, Merlo AR, Gomes I, Becker J, Nora DB. Relationship between adverse neural tension and nerve conduction studies in patients with symptoms of the carpal tunnel syndrome. *Arq Neuropsiquiatr*, 2006;64:277-282.

90. Coppieters MW, Alshami AM, Hodges PW. An experimental pain model to investigate the specificity of the neurodynamic test for the median nerve in the differential diagnosis of hand symptoms. *Arch Phys Med Rehabil*, 2006;87:1412-1417.

91. Wainner RS, et al. Reliability and diagnostic accuracy of the clinical examination and patient self-report measures for cervical radiculopathy. *Spine (Phila Pa 1976)*, 2003;28:52-62.

92. Nee RJ, Jull GA, Vicenzino B, Coppieters MW. The validity of upper-limb neurodynamic tests for detecting peripheral neuropathic pain. *J Orthop Sports Phys Ther*, 2012;42:413-424.

93. Reisch R, Williams K, Nee RJ, Rutt RA. ULNT2 - Median Nerve Bias: Examiner Reliability and Sensory Responses in Asymptomatic Subjects. *J Man Manip Ther*, 2005;13:44-55.

94. Wainner RS, et al. Development of a clinical prediction rule for the diagnosis of carpal tunnel syndrome. *Arch Phys Med Rehabil*, 2005;86:609-618.

95. Rodríguez-Sanz D, et al. Cervical lateral glide neural mobilization is effective in treating cervicobrachial pain: a randomized waiting list controlled clinical trial. *Pain, Med*, 2017;18:2492-2503.

96. Muhsen A, et al. The association between conditioned pain modulation and manipulation-induced analgesia in people with lateral epicondylalgia. *Clin J Pain*, 2019;35:435.

97. Coppieters MW, Stappaerts KH, Wouters LL, Janssens K. The immediate effects of a cervical lateral glide treatment technique in patients with neurogenic cervicobrachial pain. *J Orthop Sports Phys Ther*, 2003;33:369-378.

98. Brochwicz P, von Piekartz H, Zalpour C. Sonography assessment of the median nerve during cervical lateral glide and lateral flexion. Is there a difference in neurodynamics of asymptomatic people? *Man Ther*, 2013;18:216-219.

99. Manvell JJ, Manvell N, Snodgrass SJ, Reid SA. Improving the radial nerve neurodynamic test: An observation of tension of the radial, median and ulnar nerves during upper limb positioning. *Man Ther*, 2015. doi:10.1016/j.math.2015.03.007.

100. Petersen SM, Covill LG. Reliability of the radial and ulnar nerve biased upper extremity neural tissue provocation tests. *Physiother Theory Pract*, 2010;26:476-482.

101. Petersen CM, et al. Upper limb neurodynamic test of the radial nerve: a study of responses in symptomatic and asymptomatic subjects. *J Hand Ther*, 2009;22:53;quiz 354.

102. Vij N, et al. Etiology Diagnosis and Management of Radial Nerve Entrapment. *Anesthesiol Pain Med*, 2021;11.

103. Plinsinga ML, Brink MS, Vicenzino B, van Wilgen P. Evidence of Nervous System Sensitization in Commonly Presenting and Persistent Painful Tendinopathies: A Systematic Review. *J Orthop Sports Phys Ther*, 2015;1-34.

104. Martínez MD, Cubas CL, Girbés EL. Ulnar nerve neurodynamic test: study of the normal sensory response in asymptomatic individuals. *J Orthop Sports Phys Ther*, 2014;44:450-456.

105. Tong MMY, Liu VCH, Hall T. Side-to-side elbow range of movement variability in an ulnar neurodynamic test sequence variant in asymptomatic people. *Hong Kong Physiother J* 2018;38:133-139.

106. Gracia EB, et al. Fiabilidad del test neurodinámico del nervio cubital en sujetos asintomáticos. *Cuest Fisioter*, 2016;45:169-178.

107. Oskay D, et al. Neurodynamic mobilization in the conservative treatment of cubital tunnel syndrome: long-term follow-up of 7 cases. *J Manip Physiol Ther*, 2010;33:156-163.

108. Coppieters MJ, Bartholomeeusen KE, Stappaerts KH. Incorporating nerve-gliding techniques in the conservative treatment of cubital tunnel syndrome. *J Manip Physiol Ther*, 2004;27:560-568.

109. Gugliotti M, et al. Impact of shoulder internal rotation on ulnar nerve excursion and strain in embalmed cadavers. A pilot study. *J Man Manip Ther*, 2016;24:111-116.

110. Gugliotti M, Cohen D, Hernández A, Hinrichs K, Osmundsen N. Impact of shoulder internal rotation on normal sensory response during ulnar nerve-biased neurodynamic testing of asymptomatic individuals. *J Man Manip Ther*, 2017;25:39-46.

111. Fox O, Lorentzos P, Farhat M, Kanawati A. The change in position of the axillary nerve with rotation of the arm. *Anat*, 2019;32:268-271.

112. Freehill MT, Shi LL, Tompson JD, Warner JJP. Suprascapular Neuropathy: Diagnosis and Management. *Phys Sportsmed*, 2012;40;72-83.

113. Kissel JA, Leonardelli C. Isolated musculocutaneous neuropathy: a case report. *J Can Chiropr Assoc*, 2019;63:162-170.

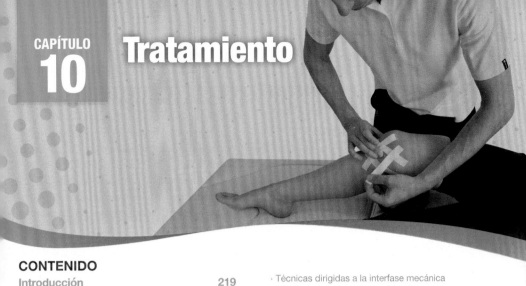

CONTENIDO

Introducción

En este capítulo se aborda la planificación y el desarrollo del tratamiento de las alteraciones de la mecanosensibilidad neural. Para ello, se sigue un enfoque que va desde la generalidad de las bases del tratamiento en fisioterapia hasta la especificidad del desarrollo de las diferentes modalidades terapéuticas. En la primera parte se desarrolla la optimización del sistema de movimiento como base del tratamiento de fisioterapia, con la optimización del movimiento como hilo conductor. En la segunda parte se detallan las distintas modalidades de tratamiento de la mecanosensibilidad neural: educación, terapia manual, ejercicio terapéutico y técnicas de vendaje.

Esta organización responde a la necesidad de comprender e integrar la neurodinámica como una parte del todo. Lamentablemente, en el aprendizaje y la práctica de la fisioterapia es habitual que las técnicas y métodos se estudien y apliquen como entidades independientes unas de otras, algo que, muchas veces, además de restar potencial terapéutico, condiciona una praxis desordenada, respaldada en una causalidad arbitraria y abocada a las preferencias del terapeuta.

Optimización del sistema de movimiento como base del tratamiento de fisioterapia

El sistema de movimiento

La orientación general del tratamiento de fisioterapia se basa en la optimización del **sistema de movimiento**, entendiendo el movimiento humano como un comportamiento complejo dentro de un contexto específico, y que está influenciado por factores sociales, ambientales y personales[1].

El reconocimiento y la validación del sistema de movimiento es esencial para comprender la estructura, la función y el potencial del cuerpo humano. Un «sistema» se refiere clásicamente a «un grupo de órganos o estructuras corporales que realizan juntos una o más funciones vitales». El sistema de movimiento se ha definido como la integración de los sistemas anatómicos y fisiológicos que interactúan para generar y mantener el movi-

miento en todos los niveles de la función corporal (fig. 10-1).

Los sistemas efectores primarios son el musculoesquelético y el nervioso; los sistemas de soporte primarios son el respiratorio, el cardiovascular, el endocrino y el tegumentario[2,3].

De una forma más operativa para el fisioterapeuta, la definición del sistema de movimiento puede fundamentarse en dimensiones de este que vinculan la ciencia del movimiento y la ciencia clínica. Los elementos primarios que son componentes esenciales de todo movimiento humano son la movilidad, la fuerza, la energía y el control[4] (fig. 10-2). Al centrarse en estos elementos, en lugar de en sistemas fisiológicos más amplios, el fisioterapeuta puede enfocarse más en los problemas de movimiento. El diagnóstico anatomopatológico y los mecanismos del dolor se ven así reforzados con la atención prestada a esta valoración del sistema de movimiento.

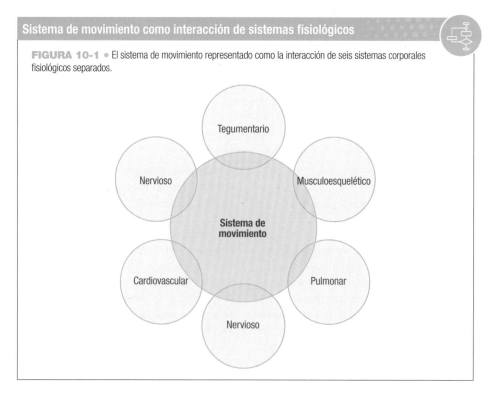

Sistema de movimiento como interacción de sistemas fisiológicos

FIGURA 10-1 ● El sistema de movimiento representado como la interacción de seis sistemas corporales fisiológicos separados.

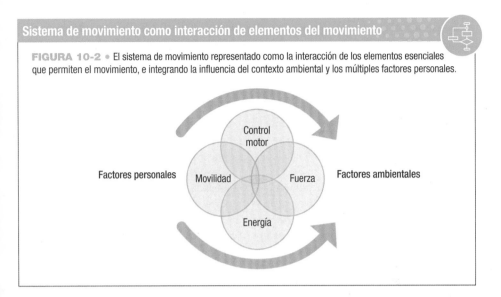

Sistema de movimiento como interacción de elementos del movimiento

FIGURA 10-2 • El sistema de movimiento representado como la interacción de los elementos esenciales que permiten el movimiento, e integrando la influencia del contexto ambiental y los múltiples factores personales.

› Movilidad

Para optimizar el sistema de movimiento, un elemento fundamental es la capacidad que tienen los tejidos de moverse y dejarse mover. El movimiento pasivo depende en gran medida de la longitud y las características mecánicas de los tejidos que rodean las articulaciones sinoviales. Estos tejidos pueden condicionar una resistencia al desplazamiento o rigidez relativa.

En términos generales, los tejidos que limitan con más frecuencia el movimiento pasivo incluyen estructuras periarticulares (p. ej., ligamentos, cápsula/sinovial, almohadillas adiposas, meniscos), estructuras miotendinosas, tejidos neurales y piel. Estos tejidos pueden restringir de manera física el movimiento mediante diversos mecanismos:

- Acortamiento adaptativo
- Formación de adherencias
- Mecanosensibilización y espasmo muscular protector

El tejido neural puede ser una fuente de movimiento pasivo limitado principalmente por alteración de su **mecanosensibilidad**. Generalmente relacionado con mecanismos inflamatorios, el sistema nervioso mecánicamente

sensibilizado condiciona un movimiento limitado por el dolor y muchas veces protegido por un espasmo muscular[5-8]. La formación de adherencias también es un mecanismo de limitación del movimiento del tejido neural[9-11].

Las intervenciones dirigidas a mejorar el movimiento pasivo limitado dependen de la naturaleza del problema. Si la movilidad está limitada por una restricción física atribuible al acortamiento adaptativo o a la formación de adherencias, el tratamiento generalmente implica aplicar tensión de tracción para inducir el crecimiento y una mayor longitud del tejido restrictivo. Son intervenciones útiles en casos de restricción articular[12,13], pero no están indicadas si existe restricción de la movilidad relacionada con el tejido neural.

Si un movimiento está limitado por un tejido doloroso sensibilizado y una protección muscular, el enfoque terapéutico inicial suele consistir en proteger ese tejido del estrés físico, lo que permite que el dolor y la inflamación se resuelvan. Las férulas y los vendajes son útiles para este fin[14], y existen modalidades específicas para proteger el sistema nervioso del paciente. Respetando la evolución clínica, el tratamiento avanza mediante una exposición progresiva a la mecánica aversiva; la terapia manual y el ejercicio terapéutico son las dos herramientas fundamentales para esto.

Las restricciones de origen articular y muscular se benefician de técnicas de estiramiento pasivo y activo, estiramiento combinado con activación muscular seguida de relajación (**relajación posisométrica**), movilización articular, técnicas de partes blandas y férulas de posicionamiento prolongado en carga baja[4].

Las restricciones de origen neural responden mejor a técnicas de movilización dentro de la ventana de seguridad de la movilización neural, en caso de alteración de la mecanosensibilidad neural, y a técnicas más amplias de deslizamiento cuando el problema es más patomecánico. Asimismo, las técnicas dirigidas a los tejidos circundantes ayudan en problemas neurales patomecánicos e isquémicos, al reducir la compresión y las adherencias, o ambas, que estos tejidos condicionan al sistema nervioso.

En el apartado dedicado a la «Terapia manual» se desarrollan con detalle las bases de la aplicación de movimiento al sistema nervioso como herramienta terapéutica; en el apartado dedicado a «Vendajes», se desglosan las aplicaciones más frecuentes de los vendajes para proteger el sistema nervioso del estrés físico.

› Fuerza

Dentro del sistema de movimiento, la **fuerza** es la capacidad de las estructuras contráctiles (músculos) y no contráctiles (tendones) para producir movimiento y proporcionar estabilidad dinámica a las articulaciones durante la realización de tareas estáticas y dinámicas. La pérdida de fuerza es habitual en pacientes con afecciones musculoesqueléticas, neurológicas y cardiovasculares.

La alteración de la fuerza puede estar relacionada con factores periféricos, centrales o de ambos tipos. Los factores periféricos relacionados con la composición muscular son la atrofia muscular, los cambios en el tipo de fibra, los cambios en el ángulo de penna-

ción, o ambos[15]. Los factores periféricos también pueden incluir lesión del nervio periférico o pérdida de la integridad del tendón. Los factores centrales relacionados con el impulso neural alterado incluyen el fallo de activación voluntaria, la inhibición de reflejos y la alteración de la excitabilidad cortical.

Las intervenciones dirigidas a las deficiencias de fuerza deben ser específicas para la deficiencia identificada. Por ejemplo, las recomendaciones de fortalecimiento isotónico incluyen el 60 % al 70 % de la fuerza máxima, 8 a 12 repeticiones, 2 a 3 días por semana; y las de fortalecimiento isométrico incluyen 8 a 10 contracciones de esfuerzo máximo durante 5 s en ángulos múltiples[16]. Otras deficiencias de fuerza detectadas con pruebas más dinámicas se abordan con movimientos de mayor velocidad y mayor número de repeticiones.

La neurodinámica se dirige generalmente a la resolución de signos neurológicos positivos, en concreto la mecanosensibilidad neural como componente del dolor neuropático. No obstante, dentro de la semiología de los pacientes con una afección del sistema nervioso que cursa con dolor, en ocasiones también aparecen signos neurológicos negativos. Así, en los síndromes de atrapamiento nervioso es habitual que el paciente, en casos de mayor gravedad o evolución cronológicamente más amplia, presente una pérdida de fuerza de los músculos inervados por los nervios afectados. Cada vez es mayor la evidencia del efecto de la neurodinámica en la recuperación de la pérdida de fuerza. En los síndromes de atrapamiento nervioso, la movilización del sistema nervioso llega incluso a tener efectos en la mejora de la función y la fuerza que son superiores a otras terapias de ejercicio[17]. El aumento de la fuerza se ha demostrado, no solo en personas con lesión del sistema nervioso periférico, sino también en personas sanas; la movilización neural aporta efectos positivos con relación al reclutamiento de fibras musculares, aumentando y manteniendo la fuerza[18,19]. Como ejemplo de mejora en gestos deportivos específicos, las técnicas neurodinámicas demostraron incrementar de forma inmediata el rendimiento del salto vertical en personas sanas asintomáticas[20].

> *Energía*

La **energía** se refiere a la capacidad de realizar movimientos sostenidos o repetidos y depende del funcionamiento integrado de los sistemas cardiovascular, pulmonar y neuromuscular. Además, está influenciada por otros sistemas, como el endocrino, y por factores psicológicos. El deterioro energético es frecuente en una serie amplia de patologías que afectan múltiples sistemas: enfermedades que afectan el corazón y los pulmones (insuficiencia cardíaca, enfermedad pulmonar obstructiva crónica [EPOC]), afecciones neuromusculares (esclerosis múltiple) y musculoesqueléticas (artritis reumatoide). Y es, a su vez, consecuencia importante del desacondicionamiento físico y de un estilo de vida sedentario.

La valoración de la energía se realiza evaluando la respuesta de un individuo a la ejecución de un movimiento sostenido o repetido. Para esto, durante el examen subjetivo se puede obtener información («¿Cuántas escaleras puedes subir antes de sentirte cansado?»), y también en el examen físico, realizando pruebas máximas y submáximas[21], como la de distancia caminada en 6 minutos.

Aunque el consumo máximo de oxígeno obtenido durante una prueba de ejercicio máximo es el criterio de referencia (*gold standard*) más aceptado para evaluar la capacidad aeróbica, la valoración de los resultados a estas pruebas funcionales más reproducibles (distancia, frecuencia cardíaca, presión arterial, percepción subjetiva de esfuerzo, disnea) aporta al fisioterapeuta información suficiente para establecer un programa de intervención[22-24].

El abordaje de las deficiencias en la energía se realiza a través del ejercicio, mediante la ejecución repetida o sostenida de una tarea relacionada con el movimiento. Los principios de especificidad, sobrecarga y progresión establecen que el movimiento realizado durante el ejercicio debe coincidir con las actividades en las que el individuo desea mejorar su rendimiento, que la dosis (intensidad, duración y frecuencia) debe ser mayor que aquella a la que está acostumbrado y que la carga debe incrementarse progresivamente para adaptarse a los requerimientos físicos cambiantes del paciente.

En comparación con el entrenamiento de fuerza, el ejercicio utilizado para mejorar la «energía» (es decir, el entrenamiento «aeróbico») generalmente requiere una carga menor, pero de duración más prolongada: 60% al 90% de la frecuencia cardíaca máxima durante un mínimo de 20 min por sesión, y un total semanal de al menos 150 min de actividad de intensidad moderada. Los cambios inducidos por el ejercicio en los sistemas cardiovascular, neuromuscular y otros contribuyen a mejorar el rendimiento y proporcionan beneficios adicionales para la salud. Entre estos destacan la mejora del estado de ánimo y el bienestar emocional, una mayor longevidad y, notablemente, una disminución del dolor.

En las personas sanas, el ejercicio aeróbico de intensidad suficiente, en concreto de alrededor de 200 W o del 70% de $VO_{2máx}$ (cantidad máxima de oxígeno que el organismo puede absorber, transportar y consumir en un tiempo determinado), activa la inhibición del dolor, lo cual contribuye a incrementar la duración del efecto analgésico hasta 30 min después de la práctica del ejercicio[25]. Es, de hecho, su potencial analgésico lo que hace del trabajo aeróbico una herramienta importante en el tratamiento del paciente con dolor neuropático. El ejercicio aeróbico progresivo tiene un efecto antiinflamatorio[26], mejora la recuperación en lesiones de los nervios[27,28], y constituye una forma de terapia segura y rentable en diversos estados de dolor neuropático[28,29]. Otros programas específicos de ejercicio han demostrado resultar útiles en diferentes formas de dolor neuropático, como el radicular cervical[30].

› Control motor

El **control motor** se refiere a la capacidad de planificar, ejecutar y adaptar movimientos dirigidos a objetivos, de forma que sean precisos, coordinados y eficientes. El control del movimiento depende de recibir y procesar entradas sensoriales relevantes para la tarea a partir de los sistemas visual, somatosensorial y vestibular, y luego seleccionar, planificar y ejecutar la acción para lograr los objetivos de la tarea[31].

El control motor se examina mediante la observación del inicio, la ejecución y la finalización del desempeño de la tarea, atendiendo a la calidad, la coordinación y la precisión del movimiento. Las evaluaciones estandarizadas de la marcha, el equilibrio y la función de las extremidades superiores proporcionan una evaluación cuantitativa del control motor. Desde el punto de vista cualitativo, existen herramientas clínicas específicas para la valoración del control del movimiento basadas en pruebas que permiten identificar, en diferentes direcciones de movimiento, la susceptibilidad a mover determinados segmentos corporales de una forma incontrolada. Son pruebas desarrolladas especialmente en la valoración del movimiento de la columna lumbar[32] y cervical[33,34].

La evaluación del control motor también implica el examen de las respuestas adaptativas a perturbaciones inesperadas. Estas respuestas adaptativas son particularmente críticas para determinar la integridad de los mecanismos de control de retroalimentación. Finalmente, la evaluación del control motor incluye examinar la manera en que los déficits sensoriales y cognitivos, las demandas cambiantes de la tarea y las instrucciones modulan el desempeño motor.

El tratamiento de los déficits de control motor requiere un enfoque que combina la restitución del deterioro en otros componentes del sistema de movimiento (como la movilidad) con una práctica intensiva orientada a la tarea. Por ejemplo, la mecanosensibilidad

neural puede suponer una limitación del movimiento por dolor y espasmo muscular, o los dos, condicionando una modificación en los patrones de movimiento y su control. La reducción de la mecanosensibilidad neural mediante neurodinámica asociada a las estrategias para mejorar el control motor optimizará los resultados terapéuticos[35]. Igualmente, un control motor deficiente de un segmento corporal puede sumar estrés al sistema nervioso, provocando una mecanosensibilización de este, y requiriendo, por tanto, un enfoque prioritario del control del movimiento para reducir ese estrés.

Para mejorar el control motor es fundamental que la práctica de la tarea sea intensa y proporcione un desafío óptimo a través de la exploración y la retroalimentación para mejorar la retención a largo plazo. El desafío durante la práctica se optimiza al alterar las demandas de la tarea y el entorno, cambiar la cantidad de retroalimentación y asistencia, y modificar el esfuerzo cognitivo (p. ej., la adición de una tarea dual).

La intensidad de la práctica se puede medir subjetivamente según la dificultad o el esfuerzo percibido.

Modalidades de tratamiento de la mecanosensibilidad neural

Educación

La **educación del paciente** es una herramienta fundamental de la fisioterapia como profesión sanitaria. La fisioterapia constituye una estrategia de comunicación, un vehículo más de la relación terapéutica.

Ayudar al paciente a entender qué le ocurre proporciona grandes beneficios terapéuticos. Es así en cualquier cuadro clínico, pero aún con más razón en las situaciones de dolor patológico[36]. Tanto el dolor neuropático como el disfuncional se asocian a una gran discapacidad, y su presentación es percibida por el paciente como extraña, atípica y desagradable, muchas veces desde la incomprensión y el desánimo.

La mecanosensibilidad neural característica de los pacientes con afecciones del sistema nervioso, como los síndromes de atrapamiento nervioso, tiene un comportamiento poco predecible. En ocasiones, la relación con la mecánica de provocación y alivio es clara, aunque generalmente se acompaña de síntomas espontáneos que son confusos para el paciente. Y al desconcierto se añade la aparición de síntomas a distancia del supuesto origen de la lesión, así como la asociación del dolor a otros síntomas neurológicos (parestesias, pérdidas de sensibilidad y fuerza, etc.). Son aspectos que hay que atender y dudas que el paciente agradece resolver, para poder así reducir el estrés, el temor y la percepción de amenaza.

Acompañar y guiar al paciente en la asimilación de los conceptos relacionados con los mecanismos del dolor también le ayudará a entender la naturaleza y la variabilidad de su dolor, algo que en sí va a constituir una herramienta analgésica[37-43]. La educación en neurofisiología del dolor ha demostrado ser beneficiosa para los pacientes con dolor crónico[44]. Un **programa de educación** que ayude al paciente a entender cómo funciona su sistema nervioso al producir una experiencia de dolor, respaldado en los avances en neurociencia y la evidencia científica, consigue mejorar las cogniciones, el umbral del dolor, el catastrofismo, la hipervigilancia y las creencias erróneas sobre el dolor (tabla 10-1). Con esto, la educación en neurofisiología del dolor consigue mejorar el dolor, la actividad y el afrontamiento de los pacientes con dolor crónico[40,45,46].

Atendiendo a la fisiopatología del dolor neuropático y, en concreto, a la participación de la desorganización somatosensorial de la que es principal responsable el sistema nervioso central, se justifica el potencial terapéutico, además de la educación, de otras modalidades de tratamiento dirigidas a reorganizar la desestructuración de los circuitos neuronales im-

plicados. Dentro de estas modalidades destacan las técnicas dirigidas a mejorar la salud representacional, como el **protocolo de imaginería motora graduada** (GMI, *graded motor imagery*) descrito por Lorimer Moseley[48-53], las técnicas dirigidas a la reeducación sensitiva[54] y la exposición gradual a la intolerancia específica[55].

> ### Salud representacional

La anatomía y la función están mapeadas (cartografiadas) en nuestro sistema nervioso central con base en los procesos de **somatotopía** (el cuerpo está representado en el sistema nervioso ordenado según las relaciones de las diferentes partes del cuerpo) y **neuroplasticidad** (capacidad del sistema nervioso para adaptarse a los cambios, modificando las rutas que conectan a sus neuronas). En condiciones normales, el sistema nervioso es capaz de proyectar con acierto y mesura sus productos clínicos; los síntomas son el resultado de la interpretación del cerebro de lo que está ocurriendo. Se podría pensar en el dolor como un indicador de la «asustabilidad» del cerebro proyectada en al área que entiende que debe proteger. Esta opinión cerebral solo es acertada si existe una buena salud representacional, algo que no ocurre en los pacientes con desorganización somatosensorial como principal exponente del dolor neuropático.

Existen diferentes estrategias dirigidas a la estimulación del cuerpo virtual para la corrección de la neuroplasticidad central maladaptativa. Los mecanismos que se encuentran detrás de esas técnicas son la reconciliación entre las respuestas motoras y la información sensorial, la activación del sistema de las neuronas espejo[56] y la activación gradual de los circuitos motores corticales. Entre las estrategias dirigidas a mejorar la salud representacional destacan el uso de los movimientos imaginados, la reeducación mediante el uso de espejos y el GMI[57]. Son técnicas que pretenden sorprender al sistema nervioso, y

TABLA 10-1 • Conceptos relevantes para trabajar dentro de la educación en neurofisiología del dolor[47]

El dolor es normal, personal y siempre real	Todas las experiencias de dolor son normales y son una respuesta excelente, aunque desagradable, a lo que el cerebro considera una situación amenazante. Todo el dolor es real
Hay sensores de peligro, no sensores de dolor	El sistema de alarma de peligro es solo eso. No hay sensores de dolor, vías de dolor ni terminaciones de dolor
El dolor y el daño tisular rara vez se relacionan	El dolor es un indicador poco fiable de la presencia o la extensión del daño tisular; tanto el dolor como el daño pueden existir uno sin el otro
El dolor depende del equilibrio entre peligro y seguridad	Habrá dolor cuando el cerebro concluya que existe más evidencia creíble de peligro que de seguridad relacionada con el cuerpo y, por tanto, infiere la necesidad de protegerse
El dolor implica actividad cerebral topográficamente repartida	No existe un solo «centro de dolor» en el cerebro. El dolor es una experiencia consciente que necesariamente implica a muchas áreas del cerebro a lo largo del tiempo
El dolor depende del contexto	El dolor puede estar influenciado por las cosas que la persona ve, oye, huele, saborea y toca, por las cosas que dice, las cosas que piensa y cree, las cosas que hace, los lugares a los que va, las personas en su vida y las cosas que suceden en su cuerpo
El dolor es una de las muchas salidas protectoras	Cuando está amenazado, el cuerpo es capaz de activar múltiples sistemas de protección, incluidos los inmunitarios, endocrinos, motores, autonómicos (neurovegetativos), respiratorios, cognitivos, emocionales y el dolor. Cualquiera de estos sistemas, o todos, pueden volverse sobreprotectores
Somos bioplásticos; el dolor cambia	Si bien todos los sistemas de protección pueden volverse activos e irritables, la noción de bioplasticidad sugiere que pueden volver a cambiar a lo largo de la vida útil. Es biológicamente inverosímil sugerir que el dolor no puede cambiar
Aprender sobre el dolor puede ayudar al individuo y a la sociedad	Aprender sobre el dolor es terapia. Cuando se entiende por qué duele, duele menos. Si se tiene un problema de dolor, no se está solo, sino que hay millones de personas más. Por eso, muchos investigadores y médicos trabajan para encontrar formas de ayudar
Las estrategias de tratamiento activo promueven la recuperación	Una vez que se comprende el dolor se puede empezar a hacer planes, a explorar diferentes formas de moverse, a mejorar el estado físico, comer mejor, dormir mejor, demoler fuentes de peligro, encontrar fuentes de seguridad y, gradualmente, hacer más cosas

hacerle imaginar y revalorar información cinestésica y motora con estímulos novedosos y desafiantes.

- **Movimientos imaginados**: «imaginar movimientos» de la parte del cuerpo donde el paciente percibe el dolor activa las mismas redes corticales que los movimientos reales gracias al sistema de neuronas espejo[56]. Se dispone, por tanto, de acceso a la restauración ideomotriz necesaria para la representación de movimientos sin dolor. En fases iniciales o cuadros clínicos de dolor especialmente intenso asociado a los movimientos, se puede graduar la técnica invitando al paciente a imaginar solo algunos componentes del gesto[55]. También se puede solicitar el movimiento activo dentro del rango indoloro e imaginar, sin realizarlo activamente, el resto de movimiento que está asociado a dolor. Por ejemplo, un paciente con accesos de dolor eléctrico y desproporcionado en el antebrazo durante la rotación interna del hombro, con relación a una lesión del nervio radial, puede iniciar el movimiento de rotación interna y, anticipándose a la aparición del dolor, cerrar los ojos e imaginar, manteniendo el brazo inmóvil, la continuación del movimiento hasta su máxima expresión de rango.

- **Reeducación en espejo y virtual**: implica la simulación, visualización e imaginación del movimiento del lado afectado mediante la observación del reflejo del lado sano[55]. El paciente genera una ilusión de movimiento normal del lado afectado, lo que inicia al sistema nervioso central un procesamiento de alto valor representacional. Los sistemas de realidad virtual se basan en los mismos principios y obtienen efectos idénticos. Estas técnicas han demostrado su efectividad en pacientes con síndrome de dolor regional complejo tipo I[58], dolor posterior a la avulsión del plexo braquial o durante la reparación de un nervio periférico, reeducación tras transferencia tendinosa, dolor de miembro fantasma[59] y recuperación motora después de hemiplejía.
- **Imaginería motora graduada**: el protocolo de GMI se basa en una secuencia específica de entrenamiento de la discriminación de la lateralidad (derecha/izquierda)[60-62], ejercicios con representaciones motoras y terapia con espejo[48-53]. Aunque la propuesta es administrar secuencialmente las técnicas, su aplicación práctica requiere un enfoque flexible por parte del paciente y el fisioterapeuta para adaptarse a cada situación concreta.

› Reeducación sensitiva

La aplicación de estímulos sobre la piel se puede utilizar para reeducar la capacidad de discriminación sensorial. Se ha demostrado la relación existente entre la intensidad del dolor y la disminución de las destrezas sensoriales; las personas con dolor crónico tienen una menor capacidad para discriminar la localización y las características de un estímulo aplicado sobre la piel de la región del cuerpo donde refieren dolor[63-66]. Asimismo, los estudios realizados en pacientes amputados con dolor de miembro fantasma[67] y en pacientes con síndrome doloroso regional complejo[68] han obtenido resultados positivos al mejorar el dolor mediante el reentrenamiento de la discriminación sensorial.

La estimulación táctil sobre la piel, de forma gradual y controlada, se plantea a su vez como una técnica dirigida a los componentes hipoestésicos o alodínicos del dolor neuropático por lesiones de los nervios periféricos. El objetivo de esta **reeducación sensitiva**, también denominada rehabilitación somatosensorial, es aumentar la calidad del tacto o incluso normalizarla, mediante la aplicación progresiva de estímulos de presión creciente. La reeducación de la zona cutánea hipoestésica parte de la premisa de que reducir esta área de hipoestesia conlleva una reducción del dolor neuropático[69,70].

› Exposición gradual a la intolerancia específica

La orientación terapéutica de la intolerancia a un determinado estímulo o movimiento se basa, de forma similar al abordaje de las fobias, en una exposición gradual a ese estímulo o movimiento. Para desencadenar una reactivación del dolor es fundamental una buena planificación y respetar un inicio muy por debajo del estímulo necesario[55].

Como ejemplo: un paciente refiere, desde hace meses, un dolor lancinante en el brazo y el cuello cuando agarra con fuerza una herramienta en un gesto de elevación del brazo para apretar una pieza en una cadena de montaje. La función prensil y la posición de elevación del brazo pueden ser los componentes determinantes de la intolerancia, y su exposición gradual empezaría trabajando, por un lado, funciones prensiles de baja intensidad con la herramienta en posiciones de menor elevación del brazo.

El incremento en la estimulación debe ser lento, pero obligatoriamente progresivo. Así, en el paciente del ejemplo, se plantearía un aumento semanal de intensidad en la fuerza de prensión y una elevación paulatinamente mayor, hasta normalizar el gesto laboral. Es posible que en algunos momentos durante el proceso aparezca dolor, pero, siempre y cuando este no permanezca después de la estimulación (no sea irritable), y que la exposición haya sido gradual, se debe mantener la progresión.

Terapia manual

La **terapia manual** es una de las herramientas básicas de la fisioterapia. Actualmente, el enfoque de fisioterapia para el dolor musculoesquelético apunta más hacia un manejo sin intervención manual de los pacientes, mediante la educación y la terapia con ejercicios. Sin embargo, las técnicas de terapia manual representan un elemento central de la práctica de la fisioterapia musculoesquelética apreciada por los pacientes, con aspectos analgésico, afectivo y somatoperceptual a tener en cuenta.

Las técnicas de terapia manual se basan en las propiedades físicas del estímulo proporcionado, que requiere conocimientos de anatomía, biomecánica y neurofisiología, pero también en las propiedades emocionales que surgen del contacto establecido con el paciente, y las habilidades comunicativas y relacionales que lo propician[71].

Posiblemente, el abandono creciente de la terapia manual como herramienta fisioterapéutica ha ido en paralelo con una malinterpretación del modelo biopsicosocial, en el que se ha menospreciado la patoanatomía y el diagnóstico biomédico. La terapia manual se ha asociado más a la reparación del tejido, mientras que la educación del paciente se ha presentado como la clave para reorganizar trastornos neurofisiológicos relacionados con el dolor. Quizás la reconceptualización de los modelos diagnósticos como base de la fisioterapia, y un mejor conocimiento de los efectos después de la aplicación de la terapia manual y su potencial en la modificación de síntomas, inviten a una readaptación del enfoque. Un

paso en esta dirección lo ofrece la propuesta de Adriaan Louw de un enfoque educativo en neurociencia del dolor para la terapia manual[39].

La terapia manual se define como un método de intervención terapéutica que supone la aplicación habilidosa de movimiento al cuerpo. Esta aplicación se realiza generalmente mediante contactos manuales.

La terapia manual se refiere habitualmente al movimiento aplicado al paciente más que al generado por él. Es, por tanto, una técnica pasiva: movilizaciones, y estiramientos o masaje, entre otros. Sin embargo, existen técnicas en las que el paciente participa de forma activa, y que también se consideran bajo el término de terapia manual. En estas, el fisioterapeuta no solo aporta movimiento al paciente, sino que además guía, modifica o resiste el movimiento del paciente.

Los objetivos que persigue el fisioterapeuta mediante el uso de la terapia manual son:

- **Mejorar la extensibilidad tisular**: es decir, conseguir, por medio de la movilización, que los tejidos sean menos rígidos. Este objetivo es especialmente útil después de procesos de reparación tisular. Son situaciones clínicas en las que la cicatrización y la inmovilización conllevan una retracción de las partes blandas.
- **Aumentar los rangos de movimiento**: aunque el mejor método para mejorar el movimiento del paciente es fomentar el movimiento activo, en ocasiones es útil la aplicación pasiva de movilizaciones.
- **Movilizar o manipular tejidos blandos y articulaciones**: puede perseguir un aumento de los rangos pasivos de movimiento, proporcionar analgesia, aportar seguridad, reducir la resistencia pasiva de los tejidos que van a ser estirados, etcétera.
- **Inducir relajación**: determinadas técnicas de terapia manual persiguen básicamente la relajación, un objetivo que puede ser especialmente útil por su ac-

ción en los mecanismos de generación de síntomas en algunos pacientes.

- **Cambiar la función muscular**: el fisioterapeuta puede guiar el movimiento, asistiéndolo o resistiéndolo manualmente, para modificar la forma en que se comporta la función muscular para producir movimiento.
- **Proporcionar estabilidad a complejos articulares**: los contactos manuales pueden, de forma pasiva, aportar seguridad y estabilidad a determinadas relaciones articulares, influyendo con ello en la cantidad y la calidad del movimiento.
- **Modular el dolor**: diversas formas de terapia manual tienen la capacidad de reducir la mecanosensibilidad del paciente. Pueden ayudar a que el movimiento no resulte molesto o, incluso, reducir el dolor en reposo mediante su modulación en el sistema nervioso central.
- **Reducir la edematización o la inflamación**: las técnicas de masaje dirigidas al drenaje linfático y venoso tienen una acción directa sobre los tejidos edematizados después de una lesión.

La terapia manual es responsable de varios efectos biomecánicos, pero sobre todo de efectos neurofisiológicos que determinan la reducción del dolor. Las formas de aplicación de terapia manual que conllevan esta analgesia son diversas, así como los mecanismos relacionados.

Las técnicas de aplicación suave sobre la piel, de baja presión y amplitud pequeña resultan analgésicas al reducir el fenómeno de sumación temporal[72]. Las técnicas de alta velocidad y amplitud corta también resultan de utilidad para reducir el dolor por este mismo mecanismo, es decir, una mediación inhibidora del sistema nervioso central[73].

Las técnicas aplicadas con cierta intensidad, mediante mayor presión, como en masajes profundos o movilizaciones articulares en rangos finales de movimiento, activan el área orbitofrontal asociada al placer[74,75]. Las técnicas aún más intensas, de carácter incluso nociceptivo, generan una hipoalgesia sistémica por una acción sobre áreas superiores del sistema nervioso central que procesan una interpretación del disconfort no amenazante como placentero[46,76].

Las diferentes formas de terapia manual llegan a provocar una respuesta simpático-excitadora, con lo que se reduce la percepción de las aferencias nociceptivas locales e incluso sistémicas[77].

Otro efecto, en el nivel neuroendocrino, es la reducción de mediadores inflamatorios como las citocinas, junto con varios neuropéptidos. Estos mecanismos se relacionan en especial con la respuesta del sistema nervioso periférico al estímulo mecánico[78].

Por último, la terapia manual es, además de analgésica, motivadora del movimiento por un efecto neurofisiológico cuya atención tiene especial interés en la progresión de la terapia manual al ejercicio terapéutico. La reducción del dolor lograda con la terapia manual, principalmente si es inesperada, es interpretada por el cerebro como una recompensa. Contribuye así con el mismo proceso de hipoalgesia y suma la motivación para volver a buscar esa recompensa. Esta motivación para repetir el movimiento conforma una exposición gradual que va a conllevar una habituación al estímulo nociceptivo y la consiguiente reducción del dolor[79].

La terapia manual influye sobre la salud de los tejidos corporales por medio de la aplicación de modificaciones mecánicas. Muchos de estos efectos son inherentes al movimiento que termina llegando a las células y la matriz extracelular, por lo que el movimiento activo comparte estos efectos tisulares.

Los tejidos y las células traducen las cargas mecánicas en procesos bioquímicos y señales eléctricas. De este modo, conectan o desconectan acciones celulares como inflamación, proliferación y migración celular, diferenciación y maduración celular, y remodelación y reparación tisular. Este proceso mediante el cual las células responden a los cambios mecánicos de su entorno físico, dando pie a fenómenos bioquímicos y eléctricos, se denomina **mecanotransducción**[80]. Los diferentes tejidos emplean este proceso de mecanotransducción de diferente manera y en respuesta a distintas formas de mecánica.

El hueso, por ejemplo, reduce la pérdida ósea asociada a la osteoporosis en respuesta al ejercicio vigoroso. El cartílago responde a los cambios compresivos y tensiles no muy intensos produciendo sustancias químicas proinflamatorias, elevando la producción de colágeno de tipo II y aumentando la lubricación articular mediante la proliferación de lubricina[81].

El tejido conectivo responde de distintos modos a diferentes cargas mecánicas: la tensión moderada induce la remodelación morfológica y del citoesqueleto del fibroblasto, lo que le permite reducir su tensión en reposo, y puede condicionar en el nivel articular un aumento en el rango de movimiento. También incrementa la proliferación y la renovación de constituyentes de la matriz extracelular[82].

El tendón mejora la producción de células madre y su diferenciación en tenocitos ante una mecánica «conveniente»[83], porque no toda mecánica tiene el mismo efecto. Los estiramientos cíclicos de alrededor del 4 % son antiinflamatorios, lo que reduce la expresión genética de citocinas proinflamatorias; sin embargo, los aumentos del estiramiento de hasta el 8 % promueven la expresión de estas citocinas. Las cargas de estiramiento mecánico excesivas conducirán a una diferenciación de las células madre en células que no son tenocitos, como adipocitos, condrocitos u osteocitos.

La frecuencia de aplicación de cargas mecánicas también tiene un efecto importante. Los aumentos agudos en la tensión, condicionantes de un estrés mecánico súbito, pueden provocar fallos en los mecanismos de homeostasis de la tensión celular, y dar lugar a una rigidificación y fibrosis de la matriz extracelular.

En conclusión, se ha observado que la mecanotransducción es un proceso fundamental en la regulación de la salud tisular. La administración de mecánica mediante terapia manual y ejercicio, con una dosificación correcta de cargas, es un medio para ayudar a las células a mejorar sus capacidades biomecánicas y regular la inflamación.

En un contexto terapéutico, los criterios para la aplicación práctica de la movilización del sistema nervioso han sufrido diversas revisiones, y todavía existen hoy modelos de administración y progresión de las técnicas neurodinámicas basadas en conceptos estrictamente mecánicos. El concepto inicial de «tensión neural adversa», propuesto por Adolf Breig, aún perdura en la praxis de muchos clínicos que pretenden dar solución a la mecanosensibilidad neural mediante la aplicación progresiva de tensión a los elementos neuroconectivos[84-86].

Aceptando la falta de plausibilidad de estos modelos mecanicistas, esta obra desarrolla una propuesta eminentemente clínica basada en la búsqueda de los movimientos que desencadenan una mecanosensibilidad neural elevada, para acotarla y reducirla mediante un acercamiento prudente a lo que se puede describir como «ventana de seguridad de la movilización neural»[87]. No obstante, pretendiendo consensuar la propuesta con los criterios y la terminología de uso más frecuente en el terreno de la neurodinámica, mantiene y revisa los conceptos clásicos de la movilización del sistema nervioso:

- Técnicas dirigidas a la interfase mecánica
- Técnicas dirigidas a la movilización del tejido neural
  - Deslizamiento
  - Tensión

> *Técnicas dirigidas a la interfase mecánica*

El concepto de **interfase mecánica** hace referencia a los tejidos circundantes al tejido neural. Como tal, y debido a lo genérico del término, se incluyen los tejidos musculares, óseos y cualquier otro tegumento que pueda condicionar, por su morfología y función, o ambos, una interferencia en el transcurso del tejido nervioso.

Los forámenes intervertebrales (emergencias de raíces nerviosas; fig. 10-3), los arcos musculotendinosos (arco del sóleo al nervio tibial), el ligamento de Osborne al nervio ulnar (cubital), el conducto de Hunter al nervio femoral, el desfiladero interescalénico al plexo braquial), los túneles osteofibrosos (túnel del carpo al nervio mediano, el surco epitrócleoolecraniano al nervio ulnar), las escotaduras óseas (receso supraescapular al nervio supraescapular) y las perforaciones aponeuróticas (emergencias de nervios cutáneos, perforando la aponeurosis superficial en su transcurso hacia la inervación de la piel) son ejemplos de espacios anatómicos que, en condiciones normales, ofrecen paso y protección al sistema nervioso, pero que, en determinadas condiciones, pueden condicionar una mecánica adversa. Un hematoma, o cualquier otra colección de fluidos, endógenos o exógenos, potencialmente neurotóxicos, pueden influir de forma química, además de mecá-

nicamente, a irritar el nervio y aumentar con ello su mecanosensibilidad.

En cualquier caso, se considera una interfase mecánica relevante aquella que, al aumentar la mecanosensibilidad neural, provoca un elemento de interés clínico. Es en estas ocasiones en las que el tratamiento debe dirigir su atención a mejorar el estado de estos tejidos colindantes al sistema nervioso. Los síndromes canaliculares o de atrapamiento nervioso responden a esta situación patoanatómica y clínica[88].

Generalmente, cuando un tejido musculoesquelético comprime o irrita el sistema nervioso, las técnicas empleadas pretenden aumentar y flexibilizar el espacio por el que discurre el nervio. Para reducir la presión que estos tejidos circundantes ejercen sobre el tejido neural se utilizan diferentes formas de movilización activa y pasiva. Desde un punto de vista mecánico, se pretende mejorar las condiciones mecánicas que permitan una mayor capacidad de deslizamiento neural: con base en un criterio más clínico, las técnicas se justifican por su contribución a la reducción de la mecanosensibilidad neural. El objetivo y la aplicación de la técnica

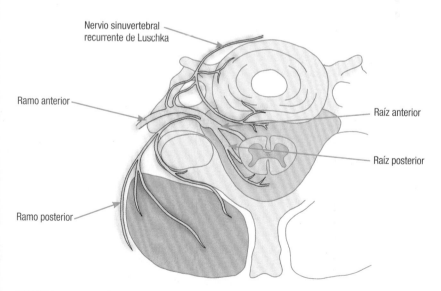

Nervio sinuvertebral recurrente de Luschka

Ramo anterior

Raíz anterior

Raíz posterior

Ramo posterior

FIGURA 10-3 • El foramen intervertebral como interfase mecánica del complejo radicular.

dependen del tejido concreto que está afectando el sistema nervioso: reducir el tono y la susceptibilidad de contracción de los músculos hipertónicos o sobreactivados, flexibilizar las estructuras aponeuróticas tensas o combinar movimientos articulares que redunden en una apertura de los canales osteofibrosos.

Cuando los tejidos que conforman una interfase mecánica contribuyen, a su vez, a la clínica del paciente aportando nocicepción, estos tejidos deben recibir atención específica y tratamiento dirigido al mecanismo por el que resultan clínicos. De hecho, es frecuente encontrar en el paciente una concatenación de tejidos y mecanismos involucrados que requieren un estudio pormenorizado y un análisis de su relevancia en el conjunto del producto clínico del paciente.

A lo largo del capítulo dedicado a «Pruebas neurodinámicas» se hace referencia a este concepto con ejemplos de técnicas dirigidas a diferentes interfases mecánicas, en ocasiones combinadas con técnicas de movilización del sistema nervioso.

> Técnicas dirigidas a la movilización del tejido neural

En condiciones normales, la disposición del sistema nervioso es de relajación o aflojamiento en su curso por el lecho neural o continente anatómico que le ofrecen el resto de los tejidos. Los nervios no se sitúan estrictamente paralelos a las palancas óseas, sino que presentan un trayecto sinusoidal que permite una gran variedad de posiciones y movimientos corporales sin llegar a alterar el estado de tensión del tejido neural[89-95].

Esta cualidad biomecánica es de especial utilidad para proteger la fisiología del sistema nervioso, un tejido que no asume bien los excesos de tensión. Hay que recordar cómo la circulación sanguínea intraneural se bloquea al estirar durante 30 min el nervio con una tensión del 15 %[96,97]. La conducción nerviosa también se afecta al añadir tensión, de forma que 1 h de estiramiento mantenido del nervio

del 12 % llega a bloquear completamente la conducción nerviosa[98]. Además, pese a la función de protección de los excesos de tensión que, en condiciones normales, cubren el endoneuro y el perineuro[99,100], si se llega a un estiramiento del 18-22 %, el nervio, literalmente, se romperá.

Al adoptar posturas en las que aumenta la distancia lineal entre los extremos de un nervio periférico, este deja de estar relajado y, sobre todo al principio, cambia su disposición hacia una situación más paralela a las palancas óseas. Esta reubicación, que permite un acomodamiento del nervio a la nueva situación musculoesquelética, se debe a los movimientos de deslizamiento del tejido neural, en dirección tanto longitudinal como transversal. El nervio mantiene sus funciones gracias a esta capacidad para rehuir la sumación excesiva de tensión.

Como ejemplo, se ha observado que, desde la posición de flexión del carpo (muñeca) y el codo, a la extensión de estos, el nervio mediano se adapta a un 19 % de aumento de longitud. La quinta parte de esta adaptación se debe a la elongación elástica del nervio, lo que resulta en alrededor de un 4 %, una adición de tensión neurofisiológicamente inocua. El resto se debe a un reacomodo del nervio mediante diferentes deslizamientos y «desenroscamientos»[94].

Estas reflexiones llevan a reconocer que, en la mayoría de los movimientos, la biomecánica más funcional se nutre de los deslizamientos del sistema nervioso con respecto a sus tejidos contiguos. El deslizamiento neural es un componente fisiológicamente frecuente y necesario, y no resulta extraño que su solicitación controlada constituya la principal técnica terapéutica de movilización del sistema nervioso.

Las técnicas de adición progresiva de tensión pueden aplicarse, en menor medida, en casos más evolucionados, en los que restan hallazgos neuromecánicos disfuncionales poco sintomáticos y siempre que la irritabilidad del trastorno sea escasa. En fases agudas, la inversión de los componentes de adición de tensión puede constituir una técnica antiálgica de reducción máxima de la tensión.

a. Técnicas de deslizamiento neural

Las técnicas de deslizamiento neural se deducen de los componentes de movimiento que modifican la tensión de las diferentes partes del sistema nervioso y que constituyen las pruebas neurodinámicas. Son maniobras dirigidas a la movilización del sistema nervioso que producen un movimiento de deslizamiento de las estructuras neurales con relación a sus tejidos circundantes (tabla 10-2). Estas suponen la aplicación de movimiento/tensión al sistema nervioso proximalmente, mientras se libera el movimiento/estrés distalmente[101]. Posteriormente, se invierte la secuencia, continuando de forma rítmica con una frecuencia de unos 20 a 40 movimientos por minuto, aproximadamente, en función de la amplitud de estos. Se puede considerar también técnica de deslizamiento a los movimientos de aplicación de tensión desde solo uno de los extremos cuando se parte de una posición de relajación, y siempre que no se llegue a una posición de gran estiramiento. Sus indicaciones se resumen en la Tabla 10-3.

Como ejemplo, la siguiente secuencia presenta una técnica de deslizamiento neural a partir de la posición de *slump* (fig. 10-4). Los componentes activos son el área cervical, y la rodilla y el tobillo derechos. En la primera posición, la tensión sobre el neuroeje la aporta la flexión cervical, mientras que los miembros inferiores permanecen flexionados y, por tanto, relajados en el nivel neural. En la segunda posición, la extensión cervical se asocia a la extensión de la rodilla, a la cual se suma la flexión dorsal del tobillo para añadir más tensión en el nivel caudal. Desde un punto de vista mecánico, el neuroeje sufriría un

TABLA 10-2 ● Dosificación de las técnicas de deslizamiento neural

- Grandes amplitudes de movimiento

- 3 a 4 series, 5 a 20 repeticiones

- No debe reproducir síntomas; si se presentan, deben remitir inmediatamente una vez finalizada la técnica

TABLA 10-3 ● Indicaciones de las técnicas de deslizamiento neural

- **Reducción del dolor y mejora de la movilidad neural**: los deslizamientos del tejido neuroconectivo proporcionan nuevas entradas sensoriales en el sistema nervioso central procedentes de múltiples tejidos, no dolorosas, que provocan en el paciente una reducción del temor al movimiento

- **Fases iniciales del tratamiento**

- **Después de técnicas neurodinámicas más avanzadas para reducir los efectos secundarios de estas**

- **Autotratamiento**: no se deben recomendar como autotratamiento después de la primera sesión debido a que es frecuente la aparición de síntomas posteriores a la movilización del tejido neural, con gran latencia (a veces de hasta 48 h)

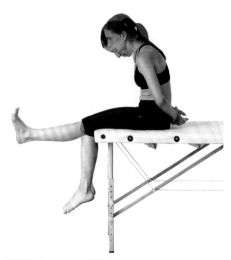

FIGURA 10-4 ● Técnica de deslizamiento neural a partir de la posición de *slump*.

deslizamiento craneal en la primera posición, para pasar en la segunda a un deslizamiento caudal.

b. Técnicas de adición de tensión neural

Son maniobras dirigidas a la movilización del sistema nervioso que producen un incremento en la tensión (sin llegar al estiramiento, es decir, sin superar las capacidades viscoelásticas del tejido) en las estructuras neurales. El movimiento/tensión se aplica en el sistema nervioso proximal y distalmente a la vez, para liberarse posteriormente (tabla 10-4). También pueden aplicarse por medio del mantenimiento de uno de los extremos fijo y el aumento de la tensión desde el otro. En cualquier caso, se considera una técnica de adición de tensión una vez que se supera la fase de deslizamiento o cambio de disposición del sistema nervioso de relajado a estado de tensión. En la Tabla 10-5 se resumen sus indicaciones.

A modo de ejemplo, la siguiente secuencia presenta una técnica de tensión neural a partir de la posición de *slump*. Los componentes activos son el área cervical y el tobillo derecho. En la primera posición, la tensión sobre el neuroeje queda disipada por la extensión cervical y la flexión plantar del tobillo derecho. En la segunda posición, se asocia la flexión cervical a la flexión dorsal del tobillo, sumando simultáneamente tensión al neuroeje y al nervio ciático desde los componentes craneal y caudal (fig. 10-5).

c. Técnicas de reducción de la tensión neural

La inversión de los componentes que constituyen las pruebas neurodinámicas consigue reducir al máximo la tensión neural en todo el trayecto de la región movilizada. Por tanto, estas técnicas poseen un carácter analgésico, y son especialmente aplicables en situaciones agudas. Las posiciones antiálgicas que adopta el paciente con disfunción suelen perseguir tres objetivos:

- Reducción de la tensión neural mediante componentes de distensión del sistema nervioso.
- Descompresión del sistema nervioso por la apertura de las interfases

---

TABLA 10-4 • Dosificación de las técnicas de tensión neural

- Amplitudes de movimiento pequeñas

- 2-3 series de 5-10 repeticiones

- No debe reproducir síntomas o, si los reproduce, deben remitir inmediatamente después de terminada la técnica

---

TABLA 10-5 • Indicaciones de las técnicas de tensión neural

- Actuar sobre la rigidez en disfunciones neurales más duraderas en las que aparece disfunción neuromecánica, pero poco sintomática y de irritabilidad baja, al ayudar en la mejora de la viscoelasticidad de las estructuras neuroconectivas

---

- Ayudar al tejido neural a soportar mejor, mecánica y clínicamente, los incrementos de tensión

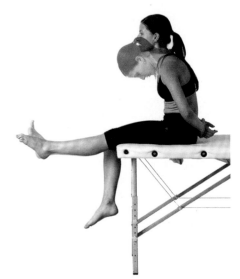

FIGURA 10-5 • Técnica de tensión neural a partir de la posición de *slump*.

mecánicas implicadas en la clínica del paciente.

- Exoneración de las áreas anatómicas susceptibles de irritación neuromecánica del sistema de movimiento.

En algunos casos, la reducción de tensión es el objetivo más relevante, mientras que en otros lo es la reducción de la compresión o la permanencia sin movimiento. Una valoración clínica correcta aporta la información necesaria para identificar la estructura responsable dentro del propio sistema nervioso, los tejidos circundantes, o ambos, en presentaciones clínicas similares en apariencia, pero sujetas a procesos diferentes.

Los casos que se ilustran a continuación representan situaciones en las que la opción de reducir la compresión en el foramen intervertebral es primordial, y de forma secundaria, pero más en el nivel distal, también se opta por reducir la tensión neural. La primera es la postura que habitualmente adopta un paciente con radiculopatía lumbar aguda (fig. 10-6). Las figuras posteriores muestran las posiciones de reposo neural recomendadas para pacientes con radiculopatía lumbar y cervical (figs. 10-7 y 10-8).

> ### Actualización de la graduación de la neurodinámica

La terapia manual requiere una graduación exquisita de sus técnicas para lograr con

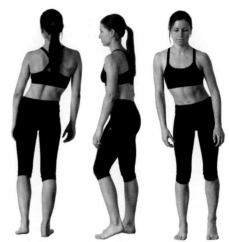

FIGURA 10-6 • Posición de traslación lateral derecha (*lateral shift*) toracolumbar, flexión lumbar, flexión de cadera y rodilla izquierda. Esta posición es característica de los pacientes con presentación aguda de dolor en la región lumbar y en el miembro inferior asociado a radiculopatía lumbar izquierda.

eficacia los objetivos diagnósticos y terapéuticos planteados después del examen subjetivo. Históricamente, se encuentran varias propuestas de graduación por parte de diferentes autores que han contribuido a una terapia manual más rigurosa, controlada y realmente conducida de forma prioritaria a los objetivos terapéuticos. Por su gran aceptación y uso frecuente, se adoptará aquí la graduación de Maitland[102], que clasifica en cinco grados las técnicas según la amplitud y el acercamiento a la resistencia al movimiento (tabla 10-6).

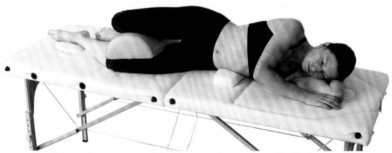

FIGURA 10-7 • Posición de reposo en decúbito lateral derecho, con abducción, flexión y rotación externa de cadera izquierda (mantenida por un cojín), y flexión de rodillas, indicada para pacientes con presentación aguda de dolor lumbar y en el miembro inferior asociado a radiculopatía lumbar izquierda.

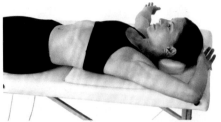

FIGURA 10-8 ● Posición de ligera protracción cervical y brazo derecho con ascenso de la escápula, elevación del hombro y flexión del codo, característica de los pacientes con presentación aguda de dolor cervical y en el miembro superior asociado a radiculopatía cervical derecha. La abducción del hombro izquierdo y la extensión del codo izquierdo pueden proporcionar un alivio adicional, al traccionar las raíces nerviosas cervicales izquierdas (contralaterales), condicionando un desplazamiento caudal del neuroeje, que reduce la tensión de las raíces nerviosas cervicales homolaterales.

La aparición de síntomas durante el movimiento condiciona el tipo de técnica a aplicar, de forma que, si el movimiento es doloroso, el objetivo principal es restar estos síntomas, quedando la ganancia mecánica de recorrido en un segundo plano. Cuando existe sensibilidad al movimiento, se observa una forma de mecanosensibilidad, ya que es esta condición mecánica (el movimiento) la que condiciona la aparición de síntomas. Para reducir la mecanosensibilidad dolorosa se cuenta con las técnicas de grado I y II.

Dado que los síntomas relacionados con la disfunción neural se relacionan con la mecanosensibilidad neural, se acepta que, si se opta por la aplicación de movimiento como

TABLA 10-6 ● Graduación de los técnicas de Matiland[102]

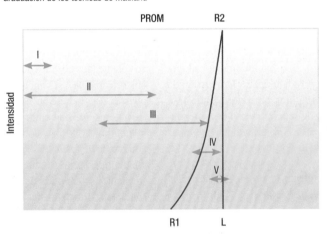

Grado	Descripción
I	Técnica de baja amplitud al inicio del rango de movilidad pasiva (PROM o *passive range of motion*) o en cualquier caso lejos de la primera resistencia al movimiento percibida (R1)
II	Técnica de gran amplitud a lo largo del PROM libre de resistencia. Junto al grado I, es una aplicación técnica con carácter analgésico
III	Técnica de gran amplitud, sobrepasando R1 y, en consecuencia, incluyendo la zona de resistencia, en ocasiones cerca del límite del PROM (R2)
IV	Técnica de baja amplitud en zona de resistencia (entre R1 y R2) o cerca del límite del PROM
V	Técnica de alta velocidad y corta amplitud, generalmente cerca del límite del PROM. Supone un empuje rápido y corto a R2, en principio aplicada para ganar PROM cuando no existe dolor en la aplicación de los grados anteriores

técnica de tratamiento, será oportuno el uso de esta graduación. En concreto, la técnica de grado II será, por su mayor amplitud, la técnica de elección para la movilización del sistema nervioso.

> Ventana de seguridad de la movilización neural

Las pruebas neurodinámicas brindan al fisioterapeuta la posibilidad de progresar, de forma cautelosa y controlada, mediante la adición de tensión al sistema nervioso. La diferenciación estructural se presenta como maniobra de diferenciación tisular al señalar hacia el tejido neural como fuente de síntomas, a la vez que acota los límites de la aplicación de la movilización, con base en el atento respeto de la subjetividad del paciente. El procedimiento más prudente propuesto para realizar la movilización continuará con los pasos siguientes:

1. Aplicación progresiva de tensión a la parte del sistema nervioso que se va a valorar, preferentemente mediante el uso de una prueba neurodinámica científicamente validada y plausiblemente relacionada con la presentación clínica del paciente.

2. Si ninguna herramienta estandarizada (prueba neurodinámica) consigue reproducir los síntomas con concreción, se puede seleccionar una combinación de movimientos basada en la posición sintomática descrita por el paciente, o bien utilizar componentes de sensibilización, es decir, aquellos movimientos que añaden más tensión al sistema nervioso a partir de la posición basal de la prueba neurodinámica cuando esta se declara insuficiente para producir la clínica del paciente.

3. Se progresa en la movilización, componente tras componente y sin perder la posición de los componentes establecidos al añadir uno nuevo, hasta el punto de la primera aparición de síntomas (P1), en el que se detiene la prueba. Este es el primer extremo de la «ventana de seguridad para la movilización neural»[87].

4. Se realiza la diferenciación estructural, con un movimiento a distancia, pero con una amplitud baja, la suficiente para eliminar los síntomas, pero no más. Será relativamente sencillo si, anteriormente, el punto de detención de la prueba ha sido exactamente en P1.

5. En esta posición, se aumenta la amplitud del último componente de adición de tensión (el previo a realizar la diferenciación estructural), y se busca el nuevo P1, es decir, se acentúa el componente hasta volver a reproducir síntomas. Lo más habitual es que sea necesario aumentar este componente en mayor rango que anteriormente. Con esto, queda definido el segundo extremo de la «ventana de seguridad para la movilización neural».

6. La técnica de movilización consistirá en una combinación de movimientos a modo de barrido alrededor de la «**ventana de seguridad para la movilización neural**», siempre sin aparición de dolor. Se asocia la acentuación de un componente (el utilizado para la diferenciación estructural) a la liberación del otro (el último componente añadido a la prueba al producir el primer P1) y se invierte la asociación de forma oscilatoria rítmica. Cuando se añade sensibilización desde un componente, se libera el otro, y así consecutivamente, manteniendo la movilización entre los extremos definidos por el primer y el segundo P1.

En muchas ocasiones, esta aplicación conducirá a lo que clásicamente se ha definido como **técnica de deslizamiento neural**. Es posible que, desde el punto de vista mecánico, sea eso lo que suceda con el tejido neuroconectivo respecto al resto de tejidos musculoesqueléticos. No obstante, en un contexto clínico, esto no es tan relevante cuando el objetivo es reducir la mecanosensibilidad neural. La aplicación del concepto de «ventana de seguridad de la movilización neural» permite, además, ampliar el procedimiento al tratamiento combinado de las interfases mecánicas con la movilización del sistema nervioso.

En caso de que sea una interfase mecánica determinada la condicionante de la mecanosensibilidad neural, relacionada, por ejemplo, con fenómenos compresivos, la selección de los grados a aplicar dependerá de la contribución de esa interfase a la clínica del paciente. A continuación, se desarrollan varias posibilidades que pueden plantearse en la práctica clínica, con la observación de la contribución de la interfase mecánica a la producción de síntomas como denominador común.

- Si la movilización de los tejidos que establecen una interfase mecánica, con independencia del estado de tensión neural (y, por tanto, de la sumación por parte del componente tensil a la mecanosensibilidad neural), reproduce los síntomas del paciente, esos tejidos requieren una atención y un tratamiento específicos. Habrá que utilizar los grados de movilización I y II y evolucionar progresivamente hacia el grado III cuando se llegue a sobrepasar R1 de forma asintomática y, por tanto, con seguridad.

- Si la movilización de los tejidos que establecen una interfase mecánica no reproduce los síntomas, se procede a aumentar la tensión neural hasta provocar la respuesta neurogénica. En ese P1 se aplica una movilización de los tejidos de la interfase mecánica, preferentemente para intentar proporcionar un alivio mediante la relajación, apertura o distensión de los tejidos musculoesqueléticos, y se valora la respuesta. La existencia de un cambio, idealmente una reducción de los síntomas, significa que estos tejidos participan en la disfunción neural, y se acepta esa movilización como opción terapéutica. A partir de aquí, esta movilización de la interfase mecánica en el sentido del alivio se considera como una maniobra de diferenciación estructural (a efectos prácticos de tratamiento, sin extrapolar los resultados con fines diagnósticos), y se establece la «ventana de seguridad para la movilización neural», combinando los componentes de adición de tensión neural con la movilización de la interfase mecánica.

- En el caso de que la movilización de la interfase mecánica, en situación de tensión neural, agrave la clínica del paciente, pero, acorde con los objetivos terapéuticos, se pretenda mejorar la movilidad de esa interfase (p. ej., recuperar la rotación cervical porque esa restricción de movilidad resulte especialmente discapacitante para el paciente, o en el caso de que la contracción muscular de la musculatura posterior de la pierna aumente los síntomas neurogénicos en un síndrome del arco del sóleo), la opción óptima es la reducción progresiva de la tensión neural, disminuyendo los componentes sensibilizantes distales y la adaptación de la graduación de la movilización de la interfase a esta nueva situación. En el primer ejemplo, se aumenta el rango de movilización cervical en rotación mediante la reducción de la tensión en el nervio mediano; en el segundo caso, se aumenta la intensidad de la contracción muscular de los gastrocnemios retirando tensión del nervio tibial.

Bajo estas premisas, se asume que el tratamiento neurodinámico persigue reducir la mecanosensibilidad accediendo desde los diferentes componentes, neurales y no neurales, involucrados. Desde el punto de vista práctico, se evalúan las diversas posibilidades de tratamiento mediante combinaciones de movimientos relevantes, seleccionando para ello los que están más probablemente relacionados con la presentación clínica del paciente.

El tratamiento evoluciona mediante una aproximación progresiva a las posiciones y gestos disfuncionales en cada paciente, acotando parcialmente y totalmente estas situaciones mediante movilizaciones en las diferentes «ventanas de seguridad para la movilización neural» halladas durante la exploración.

> ### Neurodinámica y patomecánica neural asintomática

En el caso menos frecuente, pero posible, de que el paciente presente un problema de características más patomecánicas, y no tanto de mecanosensibilidad, los enfoques más mecanicistas pueden tener más cabida, pero siempre con una graduación correcta. Un problema predominantemente patomecánico es aquel que, sin manifestación clínica de dolor, presenta una limitación del movimiento debido a una restricción mecánica impuesta por el tejido neural. Un ejemplo habitual de esta situación son los procesos cicatriciales importantes que engloban y restringen el movimiento de los nervios periféricos.

Al no contar con la guía de la respuesta del paciente en cuanto a la imposición de los límites de la movilización, el tratamiento es más bien una progresión desde las técnicas clásicas de deslizamiento a las técnicas de tensión neural. Aunque todo depende de la singularidad del caso clínico del paciente, a modo de recomendación se puede evolucionar respetando esta secuencia:

1. Técnicas de **deslizamiento neural de baja amplitud**.

2. Técnicas de **deslizamiento neural con mayor amplitud** en el componente articular más *alejado* de la zona de tensión.

3. Técnicas de **deslizamiento neural con gran amplitud** en los dos componentes articulares, craneal y caudal, a la zona de tensión.

4. Técnicas de **tensión neural**, de forma oscilatoria y rítmica, dejando estático el componente más *cercano* a la zona de tensión y movilizando el otro componente.

5. Técnicas de **tensión neural**, de forma oscilatoria y rítmica, dejando estático el componente más *alejado* a la zona de tensión y movilizando el otro componente.

6. **Modificación de los ejercicios dinámicos** de estiramiento muscular para incluir progresivamente tensión en el tejido neural anatómicamente relacionado.

7. **Modificación de los gestos técnicos** para exponer, de forma progresiva pero cuidadosa, la tensión en el tejido neural anatómicamente relacionado.

8. **Normalización del gesto técnico** una vez resuelta la susceptibilidad biomecánica impuesta por la patomecánica neural.

La Tabla 10-7 resume las precauciones y las contraindicaciones en el tratamiento de la mecanosensibilidad neural.

TABLA 10-7 • Precauciones y contraindicaciones en el tratamiento de la mecanosensibilidad neural

- Radiculopatía aguda-subaguda
- Lesión o anomalía importante en tejidos de interfases mecánicas
- Dolor neuropático por sensibilización central
- Estados inflamatorios, infecciosos y víricos
- Empeoramiento de signos neurológicos positivos
- Empeoramiento o aparición de signos neurológicos negativos
- Lesión con posibilidad de causar déficit neurológico rápido (bloqueo de conducción axónica). De este punto y del anterior se deduce la importancia de la exploración neurológica

> ### Otras formas de aplicación de movimiento pasivo

a. **Masaje neural.** La bibliografía científica presenta referencias moderadas a la técnica de masaje neural. El masaje suave aplicado directamente sobre el nervio periférico parece tener un efecto positivo sobre la clínica neuropática, según un estudio realizado sobre el nervio ulnar[103]. Los mismos resultados beneficiosos se han encontrado al aplicar masaje sobre el nervio mediano en pacientes con síndrome del túnel del carpo[104]. El masaje en dirección transversal del nervio tibial también ha demostrado modificar los umbrales de percepción de vibración y de percepción térmica en sujetos asintomáticos. A pesar de que estos cambios revierten en 5 min, por lo que su relevancia clínica es mínima, y a pesar de la baja calidad metodológica del estudio (emplea la pierna contralateral del paciente en el nivel comparativo, algo que no es válido, ya que modifica los resultados de la exploración por efecto de sumación en el nivel medular), los resultados pueden señalar una relación entre la técnica y la fisiología del nervio periférico[105]. Desde el punto de vista práctico, la aplicación del masaje neural se basa en:

- **Maniobras profundas** de amasamiento y fricción en tejidos circundantes al nervio, en dirección longitudinal y transversal, preferentemente evitando la compresión o la torsión intensa del tejido neural.
- **Maniobras superficiales** de amasamiento y fricción en el recorrido de los troncos nerviosos, con el objetivo de:
  - ~ Mejorar la dinámica de líquidos intraneurales (*vasa nervorum*, circulación axoplásmica, exudado inflamatorio).
  - ~ Desensibilizar progresivamente el nervio a la palpación-compresión.
- **Maniobras suaves de drenaje manual** en los casos en los que la colección de líquidos, por disfunción venolinfática o de naturaleza inflamatoria, resulte irritante para el tejido neural.

b. **Movilización del tejido cutáneo.** Los nervios cutáneos, ramificaciones superficiales de los plexos y nervios más profundos, proporcionan inervación a la piel y el tejido subcutáneo como órgano diana. Esta inervación cubre las necesidades tróficas, termorreguladoras, de protección y de comunicación de la piel, por medio de fibras sensitivas y motoras autonómicas. Inmediatamente por debajo de la piel, en su cara profunda se encuentra la **fascia superficial**, también denominada subcutánea o hipodermis. Esta capa está tabicada y conecta piel, tejido celular subcutáneo y músculos. Los vasos sanguíneos y linfáticos, y los nervios se ramifican en el espesor de esta fascia, a la que perforan para proporcionar los requerimientos de vascularización e inervación de las capas más superficiales de la piel. Los nervios cutáneos se distribuyen distal y extensamente por debajo o por dentro de esta capa fascial externa pasiva y diseminan múltiples ramificaciones hacia la superficie a través de los ligamentos tubulares de la piel. También difunden hacia el interior y proveen inervación a los tejidos conectivos subyacentes como tendones, capas fasciales y aponeurosis[106-108].

Los nervios cutáneos son tan susceptibles a la deformación mecánica, como cualquier nervio más profundo. La compresión, y sobre todo la movilización cutánea, susceptible de aumentar el estado de tensión de estos ramos, conllevan estímulos que pueden evocar un estado de mecanosensibilidad neural, tanto fisiológico como disfuncional.

Tal como se reconocen diferentes componentes articulares con capacidad para añadir tensión a los grandes troncos nerviosos, cuya combinación da forma a las pruebas neurodinámicas[89,90,109,110], es posible utilizar la tracción o movilización de la propia piel para movilizar los nervios cutáneos.

La fisioterapeuta canadiense Diane Jacobs, quien desarrolló la dermoneuromodulación como propuesta para acceder a la regulación de los mecanismos del dolor del paciente a través de la estimulación directa de la piel, atribuye la presencia de zonas sensibles en diferentes partes de la superficie del cuerpo a aquellas localizaciones donde el nervio emerge a la superficie desde la profundidad, perforando la fascia superficial o ramificándose a medida que se aleja de los nervios situados proximalmente y en profundidad. Sugiere que arrastrar manualmente la piel lejos de esos puntos, de la forma que resulte más cómoda para el paciente, genera una **tracción cutánea** que deforma longitudinalmente tanto las estructuras mecanosensibles neuroconectivas como cualquier elemento vascular conectado a este o que lo atraviesa.

La aplicación de tracción cutánea como componente de sensibilización de las pruebas neurodinámicas resulta de especial utilidad en el tratamiento del dolor radicular relacionado con los ramos dorsales del nervio espinal. En estos casos, el alivio de la clínica del paciente se obtiene mediante la tracción de la piel inervada por los ramos cutáneos de los ramos dorsales afectados (área posterior del cuello, espalda o nalgas), generalmente en dirección oblicua craneal y hacia la línea media. También se puede utilizar la tracción cutánea asociada a las pruebas neurodinámicas en el manejo de la disfunción neural asociada a los nervios fibulares (peroneos) superficial, sural, cutáneo femoral lateral y nervio de Arnold.

Como ejemplo, se ofrece una propuesta de tratamiento para el dolor en la cara medial del muslo y la rodilla relacionado con la mecanosensibilidad neural alterada del nervio safeno. A partir de la prueba neurodinámica del nervio safeno se puede aplicar una tracción caudal del tejido cutáneo inervado por el safeno, principalmente por sus ramos infrapatelares, a modo de componente de sensibilización (fig. 10-9):

1. Progresión inicial de adición de tensión al nervio safeno, mediante los componentes que constituyen su prueba neurodinámica:

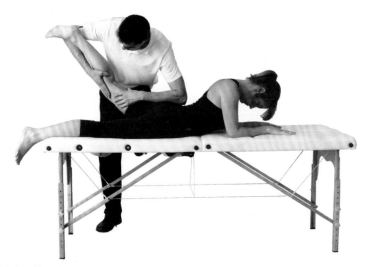

FIGURA 10-9 ● Tratamiento para el dolor en la cara medial del muslo y la rodilla a partir de la prueba neurodinámica del nervio.

a. Extensión y rotación interna de la cadera.

b. Flexión de 90° y rotación externa de la rodilla.

c. Dorsiflexión del tobillo.

2. Toma de contacto bimanual amplia sobre la piel del área medial del muslo y la rodilla.

3. Extensión progresiva de la rodilla y tracción caudal de la piel hasta la obtención de la sintomatología del paciente.

4. Confirmación mediante la maniobra de diferenciación estructural, retirando la flexión cervical, de la presencia de una mecanosensibilidad neural alterada.

5. Siguiendo los principios descritos en el apartado dedicado al tratamiento de la disfunción neural, se utiliza el componente de tracción cutánea para desarrollar las técnicas de tratamiento, asociando por ejemplo la extensión cervical a la intensificación de la tracción cutánea caudal.

c. **Técnicas instrumentadas de movilización.** Ciertas modalidades de tratamiento en fisioterapia se sirven de diferentes utensilios ingeniados para modificar la mecánica que da lugar a la movilización de tejidos. Estas variaciones o prolongaciones de los contactos manuales pueden ser útiles para aplicar movimiento pasivo al tejido neural o sus interfases mecánicas. Entre estos utensilios se encuentran herramientas que persiguen un acceso en mayor profundidad, como los ganchos utilizados en la fibrólisis diacutánea, o generar un estímulo mecánico distinto al que se puede ejercer mediante los contactos manuales, como la presión negativa generada por las ventosas.

La **fibrólisis diacutánea** es una técnica no invasiva, desarrollada por el fisioterapeuta sueco Kurt Ekman, a partir de los principios del masaje de fricción transversa profunda de James Cyriax. Tam-

bién conocida como **técnica de ganchos** o «*crochetage*», se propone su uso para tratar el dolor mecánico o inflamatorio del sistema musculoesquelético. La instrumentalización de la fricción mediante ganchos metálicos ofrece la ventaja de permitir una aplicación más profunda y, según los defensores de la técnica, más precisa que la desarrollada manualmente.

Se cree que el mecanismo de acción es mecánico, desgarrando las fibras de tejido conectivo que forman las adherencias, con el fin de recuperar el deslizamiento normal entre las diferentes capas de tejidos neuromusculoesqueléticos[111,112]. La fibrólisis diacutánea ha demostrado proporcionar efectos positivos sobre la movilidad activa en el hombro doloroso[113] y el síndrome de *impingement* subacromial[114].

Entre las indicaciones propuestas de la técnica de fibrólisis diacutánea se encuentra el tratamiento de neuralgias consecutivas a una irritación mecánica de los nervios periféricos, destacando su acción sobre el nervio de Arnold, el nervio ciático y los nervios intercostales.

Por el efecto de succión-descompresión, que genera un efecto de despegamiento del tejido cutáneo respecto a los planos tisulares profundos, el uso de ventosas puede ser una técnica de alivio de la irritación mecánica de nervios cutáneos posiblemente adheridos o comprimidos. No se ha investigado su administración en el tratamiento del dolor neuropático, y la selección del estímulo ejercido por la presión negativa mediante ventosas como forma de tratamiento debe limitarse a aquellos pacientes en los que aporte un alivio efectivo de los síntomas.

Ejercicio terapéutico

La selección y dosificación correctas de las diferentes formas de ejercicio pueden ser de utilidad terapéutica en los pacientes con disfunción neural. Entre las diversas opciones destacan las siguientes aplicaciones de técnicas activas o basadas en ejercicio para el paciente con alteración de la mecanosensibilidad neural:

a. **Ejercicios basados en las técnicas pasivas de movilización neurodinámica**

Las propuestas de ejercicios de autotratamiento derivadas de las técnicas neurodinámicas aplicadas por el fisioterapeuta aportan efectos terapéuticos que pueden incluso superar a las aplicaciones pasivas de las técnicas de movilización.

Los ejercicios basados en técnicas de deslizamiento neural realizados por pacientes con ciática (fig. 10-10) han demostrado no solo mejorar la mecanosensibilidad neural[115], sino que, además, también mejoran la hiperactividad protectora de los músculos erectores espinales[116]. Los ejercicios activos de neurodinámica han demostrado servir de ayuda en el control del dolor no solo en pacientes con dolor neuropático, sino también en aquellos con entidades clínicas diversas, como dolor cervical[117], diabetes[118] o fibromialgia[119].

La selección de los ejercicios a indicar al paciente debe combinar, por un lado, ejercicios como continuación y adaptación activa de las técnicas pasivas con las que más éxito analgésico se ha obtenido en consulta, y por otro, técnicas con menos exigencia de exactitud y más orientación funcional, siempre respetando la amplitud libre de dolor[120].

La cantidad de repeticiones y series a realizar, tanto en la movilización pasiva como en la activa, depende de muchos factores; sin embargo, un buen punto de partida sería realizar 3 series de 6 repeticiones. Como sucede con cualquier estímulo mecánico, lo importante es incrementar de manera gradual la cantidad de repeticiones y series con el objetivo de

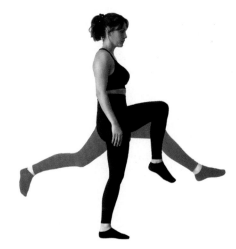

FIGURA 10-10 • Ejercicio de patada circular como propuesta de movilización del nervio ciático.

desensibilizar progresivamente el movimiento mecanosensible.

Una buena aceptación por parte del paciente de estas primeras repeticiones puede ir seguida, en el caso de dosis de ejercicios diarios, por 3 series de 10 repeticiones al día siguiente, a continuación, 4 series de 12 repeticiones y, más adelante, 5 series de 15 repeticiones.

Es importante que el paciente aprecie la mejoría que le aporta el ejercicio mediante la autoevaluación con signos comparables. Si el paciente percibe cómo el ejercicio aumenta el rango libre de dolor en un gesto determinado, tendrá una retroalimentación muy positiva y reducirá el temor al movimiento (fig. 10-11).

Con la optimización del movimiento como objetivo final del tratamiento, la aplicación de las diferentes técnicas de fisioterapia sigue una progresión o transición en la que la terapia manual se solapa e incluso combina con el ejercicio terapéutico. En la Tabla 10-8 se describen algunos ejemplos de esta transición en la que la terapia manual se mantiene durante la participación del paciente en el ejercicio.

b. Adecuación de la tensión neural a las diferentes bases de ejercicio

El conocimiento de la biomecánica del sistema nervioso permite identificar aquellos componentes articulares que suman tensión a determinadas porciones del sistema nervioso. A partir de esta información, se deducen las pruebas neurodinámicas como herramientas diagnósticas, en las que la adición progresiva de tensión al sistema nervioso permite evaluar la mecanosensibilidad neural del paciente. Además, este conocimiento es útil para saber cómo proteger al sistema nervioso de los incrementos de tensión asociados a estas posiciones.

Durante la realización de diferentes modalidades habituales de ejercicio, los gestos promueven una tensión sobre el sistema nervioso que, si existe una mecanosensibilidad neural elevada, provocan

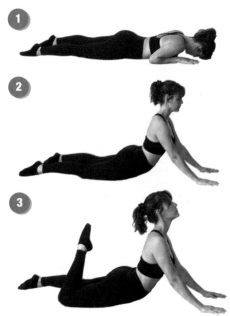

FIGURA 10-11 ● Propuesta de movilización del nervio femoral.

TABLA 10-8 ● Transición de la terapia manual al ejercicio terapéutico

1.	Movilización pasiva para favorecer la movilidad de los diferentes componentes del movimiento para aumentar su amplitud, aportar analgesia y presentar la capacidad de movimiento ayudando a una mejor representación y confianza en su ejecución
2.	Terapia de partes blandas y estiramiento para reducir la rigidez activa de tejidos contráctiles y, con ello, la resistencia al movimiento activo
3.	Progresión en la movilización pasiva, activa asistida —libre— resistida durante el movimiento
4.	Reposicionamientos para permitir un movimiento más amplio y sin dolor como, por ejemplo, la acentuación de la posición antiálgica[87] o las técnicas de reposicionamiento manual de la escápula antes del movimiento del tren superior en casos de discinesia escapular[121,122]
5.	Movilización con movimiento, como técnica propuesta por Bryan Mulligan, en la que el aporte pasivo de un movimiento accesorio articular o de partes blandas facilita la ejecución del movimiento activo con más amplitud libre de dolor[123,124]
6.	Reducción de la tensión neural mediante la adición de un componente, de forma pasiva, que reste tensión al sistema nervioso y reduzca su participación en la resistencia al movimiento[125,126]
7.	Uso del contacto manual para focalizar la atención y, con ello, aportar seguridad y confianza, focalizar la contracción y mejorar el control del movimiento, guiar el orden de componentes articulares, y establecer objetivos o topes de rangos
8.	Terapia manual como aprovechamiento del tacto y la presentación del movimiento, por su efecto psicológico, además de biomecánico y neurofisiológico. Las condiciones que mejoran las expectativas del paciente brindan apoyo a la autonomía y promueven un foco externo de atención (centrado en el resultado, más que en los componentes del movimiento) dan como resultado un círculo virtuoso de mejora del aprendizaje motor[127]

síntomas. Mediante pequeñas modificaciones, la realización de estos ejercicios, que persiguen objetivos como la ganancia de fuerza o la resistencia a la fatiga, puede seguir estando indicada sin riesgo de agravar el dolor neurogénico.

A modo de ejemplos, en la Tabla 10-9 se encuentran estas bases de ejercicio que pueden ilustrar el procedimiento de reducción de tensión neural para permitir la ejecución del gesto sin provocación neural.

c. **Ejercicios de control motor para reducir la susceptibilidad biomecánica irritativa**

El alcance clínico de las disfunciones de control motor sigue siendo hoy en día tema de controversia y discusión. El hecho de que el movimiento difiera respecto a baremos normativos, que haya musculatura con función estabilizadora débil o que el orden de reclutamiento no coincida con el de la mayoría parece relacionarse con una mayor susceptibilidad para es-

TABLA 10-9 • Bases de ejercicio para la reducción de tensión neural

Ejercicio	Descripción	Ilustración
Buenos días o *good morning*	Desde la posición de pie, con las piernas separadas a la anchura de los hombros y la barra detrás de la cabeza apoyada en la parte posterior de estos, se realiza una reverencia anterior. Bajando el tronco hacia delante, siempre recto, se intenta llegar a la horizontal con una ligera flexión de rodillas, para desde ahí regresar a la posición de inicio. En caso de mecanosensibilidad del nervio ciático, las correcciones que se sugieren para reducir la tensión sobre el nervio son: • Aumentar la separación de las piernas • Ligera rotación externa de caderas • Elevación de los talones mediante escalón o cuñas • Pronunciar la flexión de las rodillas • Reducir la cantidad de flexión de cadera (menor desplazamiento del tronco)	
Peso muerto o *dead lift*	Desde la posición de pie, con las piernas separadas a la anchura de las caderas, se agarra la barra (que permanece en el suelo) con las manos a la altura de los hombros. Manteniendo el tronco recto, se levanta la barra tirando hacia la parte delantera de las piernas, conduciendo con las piernas el movimiento. Si existe mecanosensibilidad del nervio ciático, las correcciones que se sugieren para reducir la tensión sobre el nervio son: • Empezar el movimiento desde una posición de la barra más elevada • Mantener la mirada dirigida al frente, y no al suelo • Aumentar ligeramente la separación de las piernas • Elevar los talones mediante escalón o cuñas	

Continúa...

Ejercicio	Descripción	Ilustración
Zancada hacia adelante o *anterior lunge*	Desde la posición de pie, con las piernas separadas a la anchura de los hombros, dar zancada hacia adelante de forma que la pierna de delante quede con la tibia vertical, y la tibia de la pierna retrasada, horizontal. Si existe mecanosensibilidad del nervio femoral, las correcciones sugeridas para reducir la tensión sobre el nervio en la pierna retrasada son: • Disminuir la distancia del paso • Reducir el desplazamiento inferior de la rodilla retrasada • Añadir una ligera flexión hacia delante del tronco al final de la zancada	
Pirámide	Desde la posición boca abajo, con apoyo de las manos a la anchura de los hombros y los pies a la anchura de la cadera, elevar la pelvis formando un ángulo recto entre tronco y piernas, con el vértice en las nalgas. Si existe mecanosensibilidad del nervio ciático, las correcciones que se sugieren para reducir la tensión sobre el nervio son: • Añadir una ligera flexión de caderas y rodillas • Mantener la mirada dirigida al suelo y no a los pies • Separar el apoyo de los pies (abducción de las caderas) • Realizar el apoyo de los pies en puntas (elevar los talones)	
Flexión de brazos o *push up*	Desde la posición boca abajo con apoyo de las manos a la anchura de los hombros, levantar el cuerpo únicamente con los brazos y bajar de nuevo al suelo. Si existe mecanosensibilidad del nervio ulnar, las correcciones que se sugieren para reducir la tensión sobre el nervio son: • Uso de asas en el apoyo de las manos para evitar la extensión de los carpos (muñecas) • Separar el apoyo de las manos para limitar la flexión del codo • Ampliar la distancia entre el torso y el suelo al final del descenso • Adelantar el cuerpo al descender, implicando así a los hombros para no flexionar demasiado los codos • Mantener la mirada dirigida ligeramente hacia delante y con retracción cervical	

tresar mecánicamente los componentes neuromusculoesqueléticos y provocar dolor. Pero, lejos de constituir una realidad generalizable, estos hallazgos deben concretar su relevancia clínica dentro de la suma de toda la información obtenida a partir del examen subjetivo y físico del paciente, ya que, como queda demostrado, hay pacientes con dolor de espalda y espalda débil, pero también hay pacientes con dolor de espalda y espalda muy fuerte.

De cualquier forma, en lo que respecta a la irritación mecánica del sistema nervioso, analizando determinados patrones de movimiento adaptativos se observa cómo pueden someter, a determinadas partes del sistema nervioso, a una mayor tensión o compresión. Es el caso, por ejemplo, de una discinesia escapular que mantiene descendida en exceso la escápula en los movimientos habituales del miembro superior, lo que condiciona una tensión excesiva del plexo braquial.

Así pues, siempre con prudencia, y sin caer en preferencias o estandarizaciones, resulta interesante atender, en el diagnóstico de movimiento del paciente, a los movimientos con control deficiente responsables de una mayor susceptibilidad biomecánica y, si se pueden relacionar estas incapacidades para controlar el movimiento de segmentos corporales en determinadas direcciones, invertir en un programa de ejercicio para corregirlas.

Los programas de ejercicio específicamente dirigidos a la activación de los músculos estabilizadores han demostrado mejorar no solo el control motor, sino también el dolor y la discapacidad[128]. No obstante, y pese a la evidencia científica de la eficacia de la reeducación del control motor[129-131], actualmente no existe unanimidad de opiniones acerca de cuál es el mejor protocolo de intervención (variabilidad en la duración de los ejercicios, progresión, etc.). La inespecificidad en la selección y la clasificación en subgrupos de los pacientes de los diferentes estudios es un factor que ha mermado la calidad de los resultados[132,133]. Así, por ejemplo, la efectividad de los programas es significativa solo en pacientes con un patrón mecánico de dolor lumbopélvico que sigue un plano específico de movimiento o tarea funcional[134].

En los programas de ejercicio para mejorar el control motor destaca la importancia de dirigir los ejercicios a los músculos estabilizadores, evadiendo la actividad de los movilizadores, mediante actividades que difieren del trabajo de fortalecimiento muscular convencional[135].

Los ejercicios reclaman una contracción no demasiado intensa. Se trata de ejercicios de baja carga, en los que el esfuerzo del paciente se aproxima al 25 % de la contracción máxima voluntaria. La posición del paciente debe asegurar una baja actividad de los músculos movilizadores y no ser en ningún momento dolorosa. Dado que se dirige a las fibras tónicas, la contracción debe ser prolongada (10 repeticiones de 10 s) y de forma prácticamente isométrica. El paciente debe repetir los ejercicios varias veces al día, durante unos 10 min a 15 min, vigilando las sustituciones por activación de los músculos movilizadores. Una vez conseguida la contracción aislada de los músculos estabilizadores en posiciones controladas, la progresión en el programa requiere un aumento de la exigencia de los ejercicios. Para ello, el paciente va adaptándolos a situaciones en las que se siente inestable, o experimenta o anticipa dolor. El trabajo se hace más funcional, y paulatinamente se van asociando movimientos en las extremidades, con lo que se trabaja la coordinación entre músculos estabilizadores y movilizadores. El siguiente paso, y continuando con una orientación funcional, es la integración de los ejercicios en las actividades de la vida diaria hasta lograr su automatización. Un último paso, sobre todo relacionado con los programas de reincorporación a la actividad deportiva, son los ejercicios de alta carga con contracción previa de estabilizadores. Los psicólogos Paul Morris Fitts y Michael Posner presentaron, en 1967, una propuesta de progresión en fases aplicable a los aprendizajes de nuevas habilidades[136]. Su aportación defiende un proceso de aprendizaje secuencial, en el que se avanza superando unas fases específicas. Estas premisas son adaptables a cualquier nuevo aprendizaje a nivel cognitivo-intelectual, perceptual (interpretación de la información presentada) y motor-perceptual (pensamiento, interpretación y control del movimiento).

Esta sistematización del aprendizaje motor se ha tenido en cuenta para establecer las etapas en la progresión de los programas de ejercicio de control motor. A modo de ejemplo, las fases propuestas para mejorar el control motor lumbar[137-139] son:

- **Fase cognitiva**: la primera fase, de identificación y desarrollo de los componentes de la habilidad, implica la formación de una imagen mental de la habilidad, en este caso la contracción aislada de los músculos estabilizadores. El objetivo de la primera etapa es el entrenamiento de la co-contracción específica isométrica de los músculos transverso y multífido, con un bajo porcentaje de la contracción voluntaria máxima y con control de la respiración en bipedestación manteniendo una lordosis neutra.
- **Fase asociativa**: la siguiente fase persigue la vinculación de los componentes en una acción sencilla. Consiste en la práctica de la habilidad y el uso de la retroalimentación para perfeccio-

narla. Para conseguir depurar la técnica, en el reentrenamiento de la musculatura lumbar se identifican dos o tres patrones de movimiento incorrectos o dolorosos y se busca descomponerlos en movimientos sencillos y controlados, para repetirlos hasta mejorar su ejecución.
- **Fase autónoma**: la última fase busca el desarrollo de la habilidad aprendida hasta hacerla automática, e implica no prestar atención, o pensamiento consciente, durante la realización de la habilidad. En esta fase, objetivo final del programa de entrenamiento de los músculos estabilizadores, los pacientes deben poder estabilizar de forma dinámica su columna lumbar de forma automática durante las demandas funcionales de la vida diaria.

d. Neurodinámica para ganar flexibilidad

La movilización del sistema nervioso, en concreto a partir de la prueba de *slump*, ha demostrado mejorar la flexibilidad de la musculatura posterior del muslo y la pierna[9,140,141]. Aunque esta ganancia de flexibilidad no tiene por qué entrar dentro de los objetivos terapéuticos en un paciente con dolor neuropático, en estos hallazgos subyacen aplicaciones que sí pueden ser de ayuda.

Si mediante la movilización del sistema nervioso, una técnica sencilla e indolora, se consigue aumentar los rangos de movimiento del paciente, la mejoría funcional consiguiente constituirá un hecho importante. En un paciente en el que la resolución de los síntomas vaya a requerir un tiempo, sobre todo en casos de dolor patológico, es habitual que la adquisición de capacidades funcionales vaya a priorizarse frente a la analgesia como objetivo. Es en este contexto en el que una capacidad de movimiento mayor y una rigidez activa menor al moverse resulta útil. Si el paciente sigue con dolor, pero consigue volver a ponerse los calcetines sin ayuda, el ejercicio habrá sido beneficioso.

e. Ejercicio aeróbico

El ejercicio aeróbico progresivo es una opción de primera mano a tener en cuenta en el manejo del dolor neuropático. Tanto por su potencial antiinflamatorio[26] como por el efecto positivo en la recuperación de lesiones de los nervios[27,28], constituye una herramienta fundamental en pacientes con dolor neuropático[28-30].

La evidencia preclínica sugiere que el ejercicio puede reducir el dolor neuropático por varios mecanismos:

- **Normalizar la activación de la microglía:** la activación de la microglía en respuesta al daño neuronal puede estimular una cascada de acontecimientos que conducen a un aumento de la excitabilidad neuronal nociceptiva y, finalmente, a la experiencia de dolor neuropático[142,143].

- **Equilibrar las respuestas proinflamatorias y antiinflamatorias:** el ejercicio puede conducir a una disminución del dolor neuropático al prevenir la regulación positiva de citocinas proinflamatorias y promover la liberación de citocinas antiinflamatorias[144].

- **Producir alteraciones en los sistemas neurotransmisores y neuromoduladores:** el ejercicio puede facilitar el crecimiento sano de los nervios en las vías sensoriales del dolor dañadas al influir en las proteínas neurotróficas[145-147]. Existe, además, evidencia que respalda la participación de varios neurotransmisores (dopamina, adrenalina, ácido gammaaminobutírico, serotonina) en la atenuación de la nocicepción neuropática después del entrenamiento físico[148,149].

Los estudios preclínicos apoyan la hipótesis de que el ejercicio reduce la hiperalgesia y la alodinia en modelos animales de dolor neuropático. En la investigación en humanos, los estudios observacionales sugieren que los individuos más activos físicamente tienen un menor riesgo de desarrollar dolor neuropático, en comparación con aquellos que son menos activos[150].

Los estudios de ejercicio sugieren que el entrenamiento con ejercicios aeróbicos (p. ej., 16 semanas), una combinación de entrenamiento con ejercicios aeróbicos y de resistencia (p. ej., 10 a 12 semanas) o entrenamiento en intervalos de alta intensidad (p. ej., 15 semanas) reduce aspectos del dolor neuropático como el peor dolor durante el último mes, el dolor durante las últimas 24 h, las puntuaciones de dolor o la interferencia del dolor.

Se considera ejercicio aeróbico aquel en el que la vía predominante de obtención de energía es el metabolismo aeróbico. Esta es la vía energética principal en esfuerzos con duraciones por encima de 60 s y se caracteriza por ejercicios cíclicos de intensidad media-baja. Su escasa intensidad y el bajo requerimiento de grandes habilidades de coordinación en los gestos cíclicos lo hacen asequible a cualquier persona.

La selección del programa de ejercicio aeróbico depende de múltiples factores, entre los que destacan la situación clínica y física del paciente, las regiones del cuerpo que interese proteger en las fases iniciales de movimientos repetitivos, las preferencias del paciente y sus experiencias anteriores con ejercicios de carácter aeróbico. Si la alianza terapéutica con el paciente es buena, y el paciente confía en el criterio del fisioterapeuta, el compromiso con esta medida de autoayuda tendrá éxito.

A modo de ejemplo, una propuesta de programa de ejercicio aeróbico para un paciente con ciática podría constar de 15 sesiones de marcha a buen ritmo realizadas durante un período de 3 semanas (5 sesiones semanales). El tiempo de cada sesión sería de 15 min, y no debe provocar ni aumentar los síntomas del paciente durante su realización[151].

Para garantizar la intensidad del esfuerzo, se puede utilizar como medida la percepción subjetiva de esfuerzo. La escala más utilizada es la escala de Borg, que relaciona, en una escala numérica de 6 a 20, la intensidad del ejercicio en función de la percepción de esfuerzo del propio sujeto. Se ha demostrado una relación con la frecuencia cardíaca, el consumo de oxígeno, la producción de lactato y los umbrales ventilatorios como principales indicadores del control de la intensidad del esfuerzo[152-154].

El ejercicio aeróbico se corresponde con intensidades en la escala Borg de 11 a 13 en personas menos entrenadas, y de 13 a 15 en personas con más entrenamiento[152]. La instrucción verbal al paciente sería: «…anda a buen ritmo durante 15 minutos, de forma que la intensidad del esfuerzo sea moderada. Imagina que estar descansando en la cama es un 6 y el máximo esfuerzo que llegarías a hacer alcanzaría una intensidad de 20. Vas a andar a una intensidad de entre 11 y 15…». La mejoría clínica del paciente debe permitir mayores intensidades de esfuerzo con menor percepción subjetiva de este, por lo que el principio de progresividad del ejercicio estaría garantizado.

Vendaje

La aplicación de un vendaje sobre una parte del cuerpo, con fines preventivos y terapéuticos, o ambos, persigue generar y mantener un efecto de compresión, contención o corrección. Los materiales, las técnicas y los métodos sobre la aplicación de vendajes son múltiples, y destacan las aportaciones de Jenny McConnell[155] y Brian Mulligan[156].

La bibliografía científica presenta diversas funcionalidades y beneficios de las aplicaciones de vendajes, que se resumen en la Tabla 10-10.

TABLA 10-10 ● Funcionalidades y beneficios de los vendajes

- Limitan el movimiento doloroso y ayudan en la recuperación del movimiento libre de dolor[157-161]
- Aportan soporte mecánico y estabilización articular[158,162-164]
- Permiten una corrección postural y la alineación articular[158,163,165,166]
- Permiten el retorno temprano a la actividad deseada y a la función[167-169]
- Mejoran la propiocepción[169,170]
- Colaboran en la facilitación o la inhibición muscular[171-174]
- Ayudan en el manejo y el tratamiento de los síndromes de hipermovilidad articular[175]
- Son una extensión de las técnicas de terapia manual, y mejoran la movilidad articular accesoria[165,168,169,176]

Dentro del tratamiento de la disfunción neural se propone la aplicación de vendajes con dos objetivos principales[87]:

1. Estimular la corrección postural:
   - Fomentar y mantener las posturas antiálgicas o de reposo neural
   - Estimular la corrección de posturas condicionantes de disfunción neural

2. Descargar partes blandas:
   - Reposicionar partes blandas que actúan como interfase mecánica o son clínicamente desfavorables para el tejido neural.
   - Traccionar la piel para reducir la irritación de los nervios cutáneos.

Siguiendo esta clasificación, a continuación se desarrollan a modo de ejemplos las siguientes aplicaciones de vendaje, utilizando esparadrapo adhesivo inextensible de 4 cm de ancho.

> Vendajes que pretenden estimular la corrección postural

VENDAJE DE ASCENSO DE LA ESCÁPULA

El uso de cintas de vendaje inextensible para estimular el reposicionamiento relativo de la escápula se ha estudiado en el contexto de las disfunciones glenohumerales, en concreto el *impingement* glenohumeral anterior[177-179]. También se ha descrito un vendaje con efecto de ascenso de la escápula usando vendaje neuromuscular o *kinesiotaping* en pacientes con dolor de hombro[180].

Los mecanismos por los que el vendaje de reposicionamiento escapular induce efectos positivos sobre el dolor del paciente se han atribuido a su acción sobre el control neuromuscular y a los factores de retroalimentación propioceptiva[181].

El vendaje que se propone a continuación se basa en estas aplicaciones, pero prestando atención especial a la posición relativa de la escápula respecto al tórax. La posición de ascenso o depresión escapular tiene un efecto significativo sobre el estado de tensión de las raíces nerviosas cervicales y el plexo braquial, una tensión transmitida al sistema neurodinámico trasversal[182]. Son dos las situaciones en las que un vendaje que aporte un estímulo mecánico y propioceptivo de ascenso escapular pueden ser beneficiosas para los pacientes con disfunción neural.

- La *postura de hombros caídos*, en relación con una depresión escapular mantenida, puede condicionar un estado de constante tensión sobre las raíces nerviosas cervicales y el plexo braquial, con consecuencias potencialmente clínicas. El vendaje de ascenso de la escápula puede provocar una estimulación de la corrección de esta postura condicionante de la disfunción neural. La aplicación del vendaje pretende aportar un estímulo mantenido de normalidad cutánea en la posición de escápula elevada, de manera que el paciente evite dejar que la escápula descienda; en ese caso, el aumento de tracción cutánea ejercida por el vendaje inextensible adherido a la piel supone una incomodidad que promueve la corrección activa, generalmente de forma inconsciente.

- Por otro lado, en pacientes con radiculopatía cervical es frecuente el hallazgo durante la inspección de una *escápula ascendida*. El comportamiento aberrante de los músculos periescapulares (principalmente, el trapecio superior y el angular de la escápula) logra de este modo su cometido antiálgico de protección. El vendaje propuesto de elevación escapular puede ser útil al fomentar y mantener esta postura antiálgica o de reposo neural, sustituyendo la acción disfuncional neuromuscular. Esto proporciona el efecto de relajación o distensión del tejido neural, a la vez que permite la relajación de la musculatura periescapular al ahorrarles su función de contracción/protección.

La aplicación del vendaje comienza con la colocación activa de la escápula en elevación, o toma de conciencia de esa postura si constituye la actitud antiálgica (fig. 10-12).

A partir de la posición de elevación de la escápula aplicada al paciente mediante el contacto manual, pero nunca por medio de tracción asistida por la cinta de esparadrapo adherida a la piel, se aplica el vendaje.

El procedimiento habitual a seguir al aplicar las cintas empieza con el anclaje o adhesión de un extremo de venda. Después, por medio de un contacto manual, se desplaza el tejido hacia la posición deseada; en ocasiones, el contacto promotor de este desplazamiento incluye el anclaje de la cinta, y en otras, la zona sobre la que se aplicará el resto de esta. Por último, se deja caer la cinta, sin tensión adicional ni buscando desplazar los tejidos a partir del anclaje de la venda, en la dirección deseada, asegurando una buena adhesión sin pliegues en la piel o el esparadrapo.

El vendaje de ascenso de la escápula requiere la disposición de las cintas en tres direcciones (tabla 10-11).

VENDAJE PROPIOCEPTIVO INTERESCAPULAR

Los pacientes con síndrome escapulotorácico que produce un estrechamiento del espacio tóraco-córaco-pectoral a menudo presentan una postura de protracción de la cabeza y unos hombros estéticamente redondeados, por su disposición caída y adelantada. La corrección postural se plantea como objetivo en el tratamiento de estos pacientes. Fomentar una retracción relativa de los hombros aumenta el espacio tóraco-córaco-pectoral, con el consiguiente alivio mecánico sobre el plexo braquial, además de los vasos subclavios.

Una tira de cinta adhesiva de esparadrapo inextensible aplicada horizontalmente a través de las escápulas puede proporcionar una señal táctil y propioceptiva que estimule la corrección postural (fig. 10-13)[183].

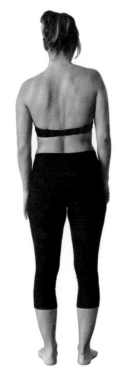

FIGURA 10-12 • Posición inicial con la escápula en elevación activa para el inicio de la aplicación del vendaje de ascenso de la escápula.

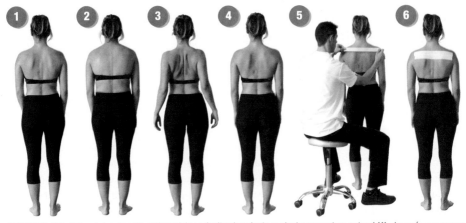

FIGURA 10-13 • Antes de aplicar el vendaje, se invita al paciente a adoptar su postura natural (**1**), después a exagerar la protracción de las escápulas (**2**) y, por último, a sobrecorregir esa tendencia postural (**3**). Estos movimientos trabajan la conciencia postural y ayudan a advertir del componente que se pretende fomentar para su corrección. Una vez reconocida la postura conveniente, el paciente la adopta (**4**) y se aplica la tira transversal de esparadrapo, anclando los extremos del vendaje en las espinas de cada escápula (**5**). Se puede reforzar el vendaje con una tira adicional (**6**). Con esta aplicación, se consigue proporcionar una señal táctil de comodidad con relación a la postura conveniente retraída, mientras que cuando los hombros comienzan a caer el estímulo de tracción cutánea advierte al paciente para prevenirle del efecto nocivo de su mantenimiento prolongado.

TABLA 10-11 • Disposición de las cintas en el vendaje de ascenso de la escápula

1.	Anclaje en la proyección cutánea del ángulo inferior de la escápula, desplazamiento craneal de los tejidos mediante el contacto manual y aplicación final de la tira en dirección craneal y medial hasta la proyección cutánea de las apófisis espinosas de las vértebras dorsales 4ª a 5ª	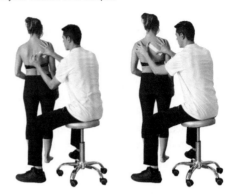
2.	Anclaje en la proyección cutánea de la cara posterior del acromion y la espina de la escápula, desplazamiento craneal de los tejidos mediante el contacto manual, y aplicación final de la tira en dirección craneal y medial hasta la proyección cutánea de las apófisis espinosas de las últimas vértebras cervicales y la primera dorsal	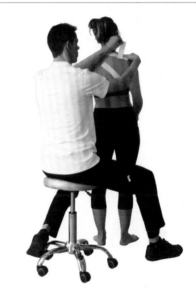
3.	Anclaje en la proyección cutánea de la espina de la escápula, desplazamiento craneal y anterior de los tejidos mediante el contacto manual (pulgar del fisioterapeuta inmediatamente superior al anclaje del vendaje), y aplicación final de la tira en dirección craneal y anterior hasta la proyección cutánea de la clavícula	
4.	El vendaje puede reforzarse con otra serie de tres tiras colocadas sobre las anteriores, siguiendo los mismos principios de aplicación	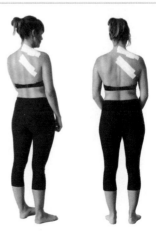

Puede que sea conveniente enseñar al paciente a retirar progresivamente el vendaje, para reducir así su efecto y, por tanto, la «ayuda propioceptiva» que proporciona. Es conveniente sugerirle que, a lo largo de la semana, cada día retire una de las cintas, manteniendo el resto del vendaje adherido. Ello aporta información sobre la efectividad del vendaje, e indica hasta qué punto (cantidad de tiras y de estímulo corrector aplicado) es útil en el paciente, con el beneficio adicional de evitar una dependencia prolongada del vendaje como asistencia antiálgica.

VENDAJE DE TRASLACIÓN LATERAL TORACOLUMBAR

La posición de traslación lateral toracolumbar (*lateral shift*) es la posición antiálgica más característica de los pacientes con presentación aguda de dolor lumbar y en el miembro inferior asociado con relación a una radiculopatía lumbar (fig. 10-14).

El mantenimiento de esta posición se relaciona con un comportamiento neuromuscular aberrante que determina la actitud antiálgica de protección. El vendaje propuesto de traslación lateral toracolumbar pretende promover y preservar esta posición antiálgica, o de reposo neural, supliendo la acción disfuncional neuromuscular.

Para la colocación del vendaje, el fisioterapeuta mantiene la traslación lateral toracolumbar del paciente con un contacto manual lateral al tórax que imprime fuerza hacia el fisioterapeuta, mientras con la pelvis y el muslo hace contrapresión y proporciona estabilidad a la pelvis del paciente (fig. 10-15).

El mantenimiento de esta posición mediante cintas de esparadrapo requiere la aplicación de un grupo de tres o cuatro tiras en la misma dirección que, en el caso de una traslación toracolumbar derecha, se disponen de la siguiente manera: anclaje en la proyección cutánea de las últimas costillas izquierdas, desplazamiento lateral toracolumbar mediante los contactos contrapuestos, y aplicación final de la tira por la parte posterior, en dirección oblicua caudal y hacia la proyección cutánea de la espina ilíaca anterosuperior (fig. 10-16).

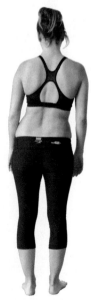

FIGURA 10-14 • Posición antiálgica característica de *lateral shift* o traslación lateral toracolumbar.

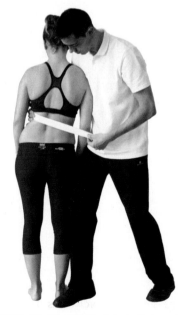

FIGURA 10-15 • Vendaje de traslación toracolumbar.

Vendaje de sostén lumbar

Los principios de aplicación y el razonamiento en que se basa esta propuesta de vendaje son sencillos. La disposición trasversal y cruzada de cintas de esparadrapo tapizando la proyección cutánea posterior de la zona lumbar ejerce un efecto de sostén, que puede proporcionar alivio a los pacientes en quienes la afección clínica se relaciona con la aparición de síntomas con pequeños movimientos de flexión o rotación lumbar.

Este vendaje, algo similar a una faja, pero sin compresión abdominal, debe aplicarse con el paciente en sedestación ya que, si se coloca en bipedestación, la tracción cutánea resultante al sentarse será excesiva y, además de incómoda, podrá lesionar la piel.

El vendaje de sostén lumbar requiere la disposición de las cintas en tres direcciones, tal como se muestra en la Tabla 10-12, en la página 257.

› Vendajes de descarga de partes blandas

Vendaje de descarga de partes blandas circundantes al nervio

El vendaje propuesto pretende reposicionar las partes blandas que actúan como interfase mecánica o resultan clínicamente desfavorables para el tejido neural. La técnica de descarga de tejidos utilizando esparadrapo no extensible ha sido especialmente desarrollada por Jenny McConnell[155], y la bibliografía científica ofrece un ejemplo de su aplicación sobre los tejidos que suponen una interfase mecánica para el nervio ciático, en la propuesta de Guy Almog[184].

En la Tabla 10-13 (p. 258) se presenta se presenta una aplicación de vendaje de descarga de músculos gastrocnemios en el supuesto de que su estado de tensión, contracción, edema o inflamación pueda resultar irritante para el tejido neural anatómicamente relacionado. Para aplicar el vendaje, se utilizan tres tiras.

Las direcciones propuestas de desplazamiento de las partes blandas se basan en los

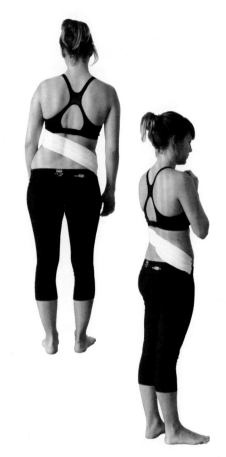

FIGURA 10-16 • Anclaje del vendaje de traslación toracolumbar.

hallazgos clínicos más frecuentes, en los que reunir las partes blandas hacia el área clínicamente comprometida resulta más eficaz. No obstante, el desplazamiento craneal de partes blandas propuesto en la aplicación transversal de la última tira suele resultar clínicamente más atenuante para el paciente, en comparación con un desplazamiento hacia el centro del vendaje, como las otras tiras (fig. 10-17).

Vendajes de distracción cutánea superficial

Este vendaje se basa en la técnica de diamante, para la que se utilizan «cintas de tape» en forma de rombo o diamante dispuestas sobre la piel. La colocación de las cintas conlleva la

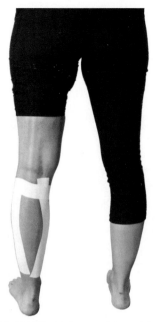

FIGURA 10-17 • Visión general del vendaje del gastrocnemio (gemelo).

aplicación simultánea de una fuerza de tracción sobre los tejidos blandos hacia el centro del vendaje, en una dirección perpendicular a la línea de cada cinta. Las tiras se superponen en sus extremos y se refuerzan con la aplicación de cuatro tiras de cinta adicionales, lo que genera un efecto de distracción cutánea superficial. Esta técnica se ha descrito como opción analgésica en pacientes con epicondilalgia lateral[185,186] y síndrome femoropatelar relacionado con la afectación de la grasa de Hoffa[187]. El efecto impuesto por el vendaje puede provocar un estímulo que, mediante la presión negativa por la elevación o despegamiento de la piel, produzca analgesia por medio de la reducción de la irritación de los nervios cutáneos.

El vendaje propuesto a modo de ejemplo puede servir de continuación del tratamiento de la técnica descrita anteriormente de movilización del tejido cutáneo inervado por el nervio safeno. Esta aplicación pretende focalizar la descompresión en los ramos cutáneos infrapatelares del nervio safeno. El primer paso consiste en definir el área cutánea cuya movilización es especialmente irritativa; en el ejemplo, la proyección cutánea del borde posterior de la interlínea femorotibial medial, cerca del punto de ángulo posterointerno (PAPI) de la rodilla. Esta zona constituirá el centro del vendaje, hacia el que se desplazará manualmente el tejido cutáneo en cada aplicación transversal de las tiras de esparadrapo (tabla 10-14, en la p. 259).

VENDAJE DE DISTRACCIÓN DE RAMOS CUTÁNEOS DORSALES

La movilización del tejido cutáneo puede constituir un componente de sensibilización de las pruebas neurodinámicas, o un componente activo como parte de una maniobra de movilización del sistema nervioso dirigida a reducir la mecanosensibilidad neural relacionada con los nervios cutáneos. Considerando esta variante neurodinámica, la tracción de la piel mantenida por un vendaje puede reducir la irritación de los nervios cutáneos. La justificación de ese efecto puede explicarse por la ampliación del contenedor neural o por la reducción de la tensión neural al acercar el tejido cutáneo inervado a los puntos en que los nervios cutáneos perforan la fascia superficial.

Desde el punto de vista técnico el procedimiento del vendaje es similar al descrito previamente para el reposicionamiento de tejidos hacia una posición antiálgica. El vendaje comienza con el anclaje, o adhesión de un extremo de venda, seguido de un desplazamiento del plano cutáneo en la dirección antiálgica por medio de un contacto manual, para finalmente dejar caer la cinta sin tensión adicional.

A modo de ejemplo, se sugiere una técnica para un paciente con dolor periescapular relacionado con la afectación de los ramos cutáneos dorsales cervicotorácicos. En el caso supuesto, la movilización craneal y medial del tejido cutáneo que tapiza la parte superior del borde medial de la escápula conlleva un estímulo analgésico. Con varias tiras de esparadrapo se intenta mantener esta disposición (tabla 10-15, al final del capítulo).

TABLA 10-12 • Secuencia de aplicación del vendaje de sostén lumbar

1.	Cintas trasversales, superando en el anclaje la proyección cutánea de las espinas ilíacas posterosuperiores. Las cintas se aplican tensas, dejándolas caer simultáneamente hasta anclar los laterales, y adhiriendo posteriormente el resto de la cinta frotándola manualmente. Siguiendo este principio, se aplican tiras sucesivas cubriendo la zona lumbar	
2.	Cintas diagonales, superando en el anclaje la esquina superior del vendaje de un lado y la inferior del otro. La aplicación de otra tira cruzada en la diagonal opuesta refuerza el vendaje y aporta una protección adicional ante los movimientos de flexión-rotación lumbar	
3.	Cintas verticales, cubriendo los bordes laterales del vendaje, a modo de refuerzo y para evitar que se despeguen los extremos de las cintas	

TABLA 10-13 • Secuencia de aplicación del vendaje de descarga de partes blandas en la musculatura posterior de la pierna

1.	Anclaje en la proyección cutánea de la cara lateral del tendón calcáneo (de Aquiles), desplazamiento medial de los tejidos mediante el contacto manual y aplicación final de la tira en dirección craneal hasta la proyección cutánea posterolateral del arco del sóleo	
2.	Anclaje en la proyección cutánea de la cara medial del tendón calcáneo, desplazamiento lateral de los tejidos mediante el contacto manual y aplicación final de la tira en dirección craneal hasta la proyección cutánea posteromedial del arco del sóleo	
3.	Anclaje en la proyección cutánea de la cara lateral del arco del sóleo, desplazamiento craneal de los tejidos mediante el contacto manual y aplicación final de la tira en dirección transversal hasta la proyección cutánea medial del arco del sóleo	

TABLA 10-14 • Secuencia de aplicación del vendaje de distracción cutánea superficial para el nervio safeno.

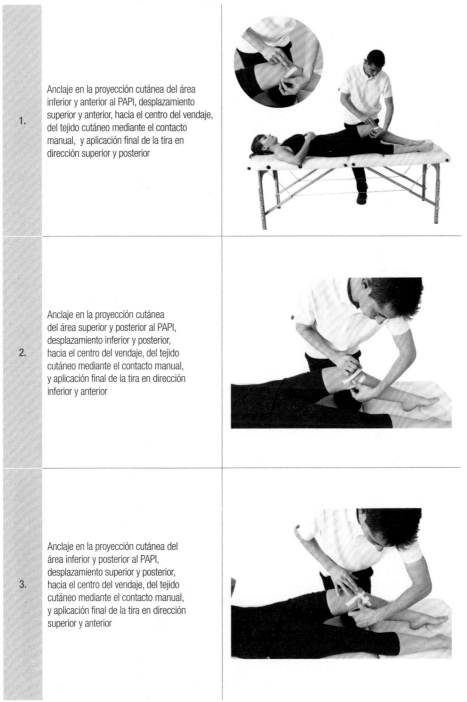

1.	Anclaje en la proyección cutánea del área inferior y anterior al PAPI, desplazamiento superior y anterior, hacia el centro del vendaje, del tejido cutáneo mediante el contacto manual, y aplicación final de la tira en dirección superior y posterior	
2.	Anclaje en la proyección cutánea del área superior y posterior al PAPI, desplazamiento inferior y posterior, hacia el centro del vendaje, del tejido cutáneo mediante el contacto manual, y aplicación final de la tira en dirección inferior y anterior	
3.	Anclaje en la proyección cutánea del área inferior y posterior al PAPI, desplazamiento superior y posterior, hacia el centro del vendaje, del tejido cutáneo mediante el contacto manual, y aplicación final de la tira en dirección superior y anterior	

Continúa...

4.	Anclaje en la proyección cutánea del área superior y anterior al PAPI, desplazamiento inferior y anterior, hacia el centro del vendaje, del tejido cutáneo mediante el contacto manual, y aplicación final de la tira en dirección inferior y posterior	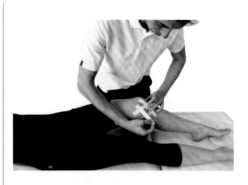
5.	El vendaje puede reforzarse con cuatro tiras de esparadrapo adicional siguiendo los mismos principios. El aspecto protruido de la piel contenida en el centro del vendaje confirma el efecto mecánico deseado de distracción cutánea superficial	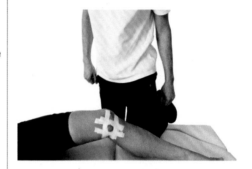

TABLA 10-15 • Secuencia de aplicación del vendaje de distracción cutánea superficial para el nervio safeno

1.	Anclaje en la proyección cutánea de la escápula, desplazamiento craneal y medial del tejido cutáneo mediante el contacto manual, y aplicación final de la tira, en dirección craneal y medial, hasta la proyección cutánea de la columna vertebral, a un nivel superior al anclaje	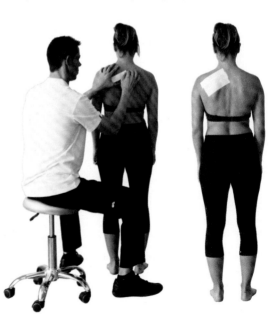

REFERENCIAS BIBLIOGRÁFICAS

1. Guccione AA, Neville BT, George SZ. Optimization of movement: A dynamical systems approach to movement systems as emergent phenomena. *Phys Ther*, 2019;99:3-9.

2. Sahrmann SA. The Human Movement System: Our Professional Identity. *Phys Ther*, 2014;94:1034-1042.

3. Hedman LD, et al. White paper: movement system diagnoses in neurologic physical therapy. *J Neurol Phys Ther*, 2018;42:110-117.

4. McClure P, et al. The 4-Element Movement System Model to Guide Physical Therapist Education, Practice, and Movement-Related Research. *Phys Ther*, 2021;101.

5. Schmid AB, Coppieters MW, Ruitenberg MJ, McLachlan EM. Local and remote immune-mediated inflammation after mild peripheral nerve compression in rats. *J Neuropathol Exp Neurol* 2013;72:662-680.

6. Dilley A, Lynn B, Pang SJ. Pressure and stretch mechanosensitivity of peripheral nerve fibers following local inflammation of the nerve trunk. *Pain*, 2005;117:462-472.

7. Jaberzadeh S, Zoghi M. Mechanosensitivity of the median nerve in patients with chronic carpal tunnel syndrome. *J Body Mov Ther*, 2013;17:157-164.

8. Urban LM, MacNeil BJ. Diagnostic Accuracy of the Slump Test for Identifying Neuropathic Pain in the Lower Limb. *J Orthop Sports Phys Ther*, 2015;45:596-603.

9. Sharma S, Verma SK, Agarwal V. Effects of neural mobilization in posterior myofascial chain flexibility in normal subjects. *Int J Physiother Res*, 2015;3:1122-1125.

10. Gilbert KK, et al. Effects of simulated neural mobilization on fluid movement in cadaveric peripheral nerve sections: implications for the treatment of neuropathic pain and dysfunction. *J Man Manip Ther*, 2015;23:219-225.

11. Boudier-Revéret M, et al. Effect of neurodynamic mobilization on fluid dispersion in median nerve at the level of the carpal tunnel: A cadaveric study. *Musculoskelet Sci Pract*, 2017;31:45-51.

12. Donatelli R, Ruivo RM, Thurner M, Ibrahim MI. New concepts in restoring shoulder elevation in a stiff and painful shoulder patient. *Phys Ther Sport*, 2014;15:3-14.

13. Alpayci M, Ozkan Y, Yazmalar L, Hiz O, Ediz L. A randomized controlled trial on the efficacy of intermittent and continuous traction for patients with knee osteoarthritis. *Clin Rehabil*, 2013;27:347-354.

14. McClure PW, Blackburn LG, Dusold C. The use of splints in the treatment of joint stiffness: biologic rationale and an algorithm for making clinical decisions. *Phys Ther*, 1994;74:1101-1107.

15. Noehren B, et al. Cellular and Morphological Alterations in the Vastus Lateralis Muscle as the Result of ACL Injury and Reconstruction. *J Bone Joint Surg Am*, 2016;98:1541-1547.

16. American College of Sports Medicine, et al. American College of Sports Medicine position stand. Exercise and physical activity for older adults. *Med Sci Sports Exerc*, 2009;41:1510-1530.

17. Hamzeh H, Madi M, Alghwiri AA, Hawamdeh Z. The long-term effect of neurodynamics vs exercise therapy on pain and function in people with carpal tunnel syndrome: A randomized parallel-group clinical trial. *J Hand Ther*, 2020. doi:10.1016/j.jht.2020.07.005.

18. Santos FM, et al. The neural mobilization technique modulates the expression of endogenous opioids in the periaqueductal gray and improves muscle strength and mobility in rats with neuropathic pain. *Behav Brain Funct*, 2014;10:19.

19. dos Santos ACN, Petto J, de Souza Oliveira S, Tenório MCC, Sá CKC. Electromyography activity and muscle strength after treatment with neural mobilization: a systematic review. *Man Ther Posturology Rehabil J*, 2016;1-5.

20. Aksoy CC, Kurt V, Okur İ, Taspınar F, Taspinar B. The immediate effect of neurodynamic techniques on jumping performance: A randomized double-blind study. *J Back Musculoskelet Rehabil*, 2020;1-6.

21. Noonan V, Dean E. Submaximal exercise testing: clinical application and interpretation. *Phys Ther*, 2000;80:782-807.

22. Chen S-Y, et al. Six-minute walk test among heart transplant recipients. *Transplant Proc*, 2014;46:929-933.

23. Jenkins S, Čečins N. Six-minute walk test: observed adverse events and oxygen desaturation in a large cohort of patients with chronic lung disease. *Intern Med J*, 2011;41:416-422.

24. Regan E, et al. The six-minute walk test as a fall risk screening tool in community programs for persons with stroke: a cross-sectional analysis. *Top Stroke Rehabil*, 2020;27:118-126.

25. Daenen L, Varkey E, Kellmann M, Nijs J. Exercise, not to exercise, or how to exercise in patients with chronic pain? Applying science to practice. *Clin J Pain*, 2015;31:108-114.

26. Chen YW, Li YT, Chen YC, Li ZY, Hung CH. Exercise training attenuates neuropathic pain and cytokine expression after chronic constriction injury of rat sciatic nerve. *Anesth Analg*, 2012;114:1330-1337.

27. Kuphal KE, Fibuch EE, Taylor BK. Extended swimming exercise reduces inflammatory and peripheral neuropathic pain in rodents. *J Pain*, 2007;8:989-997.

28. Shen J, Fox LE, Cheng J. Swim therapy reduces mechanical allodynia and thermal hyperalgesia induced by chronic constriction nerve injury in rats. *Pain Med*, 2013;14:516-525.

29. Guo J, et al. Meta-Analysis of the Effect of Exercise on Neuropathic Pain Induced by Peripheral Nerve Injury in Rat Models. *Front Neurol*, 2019;10.

30. Cohen SP, Hooten WM. Advances in the diagnosis and management of neck pain. *BMJ*, 2017;358:3221.

31. Sibley KM, Beauchamp MK, Van Ooteghem K, Straus SE, Jaglal SB. Using the systems framework for postural control to analyze the components of balance evaluated in standardized balance measures: a scoping review. *Arch Phys Med Rehabil*, 2015;96:122-132.e29.

32. Luomajoki H, Kool J, de Bruin ED, Airaksinen O. Reliability of movement control tests in the lumbar spine. *BMC Musculoskelet Disord*, 2007;8:90.

33. Falla D, O'Leary S, Farina D, Jull G. Association between intensity of pain and impairment in onset and activation of the deep cervical flexors in patients with persistent neck pain. *Clin J Pain*, 2011;27:309-314.

34. Falla D, Bilenkij G, Jull G. Patients with chronic neck pain demonstrate altered patterns of muscle activation during performance of a functional upper limb task. *Spine (Phila Pa 1976)*, 2004;29:1436-1440.

35. Plaza-Manzano G, et al. Effects of Adding a Neurodynamic Mobilization to Motor Control Training in Patients With *Lumbar* Radiculopathy Due to Disc Herniation: A Randomized Clinical Trial. *Am J Phys Med Rehabil*, 2020;99:124-132.

36. Woolf CJ. What is this thing called pain? *J Clin Invest*, 2010;120:3742-3744.

37. Butler DS, Moseley GL. *Explain Pain*. Adelaida: Noigroup Publications; 2003.

38. López Cubas C. *Cuentos analgésicos. Herramientas para una saludable percepción de dolor.* vol. 1. Córdova: Zérapi Fisioterapia Avanzada; 2011.

39. Louw A, Nijs J, Puentedura EJ. A clinical perspective on a pain neuroscience education approach to manual therapy. *J Man Manip Ther,* 2017;25:160-168.

40. Louw A, Diener I, Butler DS, Puentedura EJ. The effect of neuroscience education on pain, disability, anxiety, and stress in chronic musculoskeletal pain. *Arch Phys Med Rehabil,* 2011;92:2041-2056.

41. Nijs J, et al. A Modern Neuroscience Approach to Chronic Spinal Pain: Combining Pain Neuroscience Education With Cognition-Targeted Motor Control Training. *Phys Ther,* 2014;94:730-738

42. Moseley L. Combined physiotherapy and education is efficacious for chronic low back pain. *Aust J Physiother,* 2002;48:297-302.

43. Moseley GL. *Painful Yarns: Metaphors and Stories to Help Understand the Biology of Pain.* Rockford: Dancing Giraffe Press; 2008.

44. Rondon-Ramos A, et al. Pain neuroscience education plus usual care is more effective than usual care alone to improve self-efficacy beliefs in people with chronic musculoskeletal pain: a non-randomized controlled trial. *J Clin Med,* 2020;9:2195.

45. Torres-Cueco R, Aguiló-Furió J, Lluch Girbes E, López-Cubas C, Pecos-Camacho D. *Revisión Bibliográfica sobre la educación en neurofisiología del dolor en el tratamiento de pacientes con dolor crónico.* Madrid: Asociación Española de Fisioterapeutas, 2012.

46. Moseley GL. A pain neuromatrix approach to patients with chronic pain. *Man Ther,* 2003;8:130-140.

47. Mosley GL, Butler DS. *Explain Pain Supercharged.* Adelaida: Noigroup Publications; 2017.

48. Bowering KJ, et al. The effects of graded motor imagery and its components on chronic pain: a systematic review and meta-analysis. *J Pain,* 2013;14:3-13.

49. Moseley GL. *The Graded Motor Imagery Handbook.* Adelaida: Noigroup Publications; 2012.

50. Moseley GL. Graded motor imagery for pathologic pain: a randomized controlled trial. *Neurology,* 2006;67:2129-2134.

51. Louw A, Schmidt SG, Louw C, Puentedura EJ. Moving without moving: immediate management following lumbar spine surgery using a graded motor imagery approach: a case report. *Physiother Theory Pr,* 2015;31:509-517.

52. Anderson B, Meyster V. Treatment of a patient with central pain sensitization using graded motor imagery principles: A case report. *J Chiropr Med,* 2018;17:264-267.

53. Limakatso K, Madden VJ, Manie S, Parker R. The effectiveness of graded motor imagery for reducing phantom limb pain in amputees: a randomized controlled trial. *Physiotherapy,* 2020;109:65-74.

54. Boer K, Packham TL, Vögelin E, Spicher CJ. Somatosensory Rehabilitation of Neuropathic Pain. *IFSSH Ezine,* 2020;10:22-27.

55. Torres-Cueco R, López-Cubas C. *Dolor Neuropático: Aproximación Clínica y Fisioterapia. Neurodinámica y Lesiones Nerviosas Periféricas.* Madrid: Escuela Universitaria de la ONCE; 2014.

56. Gallese V, Fadiga L, Fogassi L, Rizzolatti G. Action recognition in the premotor cortex. *Brain,* 1996;119:593-609.

57. Torres-Cueco R. La columna cervical. *Síndromes clínicos y su tratamiento manipulativo.* Madrid: Editorial Médica Panamericana; 2008.

58. McCabe CS, Haigh RC, Blake DR. Mirror visual feedback for the treatment of complex regional pain syndrome (type 1). *Curr Pain Headache Rep,* 2008;12:103-107.

59. Chan BL, et al. Mirror therapy for phantom limb pain. *N Engl J Med,* 2007;vol. 357: 2206-2207.

60. Elsig S, et al. Sensorimotor tests, such as movement control and laterality judgment accuracy, in persons with recurrent neck pain and controls. A case-control study. *Man Ther,* 2014;19:555-561.

61. Díaz-Sáez MC, Gil-Martínez A, González II, Lee JK. A novel mobile application to determine mandibular and tongue laterality discrimination in women with chronic temporomandibular disorder. *Med Oral Patol Oral Cir Bucal,* 2020;25: e775.

62. León-Hernández JV, et al. Effect of laterality discrimination on joint position sense and cervical range of motion in patients with chronic neck pain: a randomized single-blind clinical trial. *Somatosens Mot Res,* 2019;36:136-143.

63. Moseley GL. Why do people with complex regional pain syndrome take longer to recognize their affected hand? *Neurology,* 2004;62:2182-2186.

64. Moseley GL. I can't find it! Distorted body image and tactile dysfunction in patients with chronic back pain. *Pain,* 2008;140:239-243.

65. Moseley GL, Wiech K. The effect of tactile discrimination training is enhanced when patients watch the reflected image of their unaffected limb during training. *Pain,* 2009;144:314-319.

66. Maihofner C, Handwerker HO, Neundorfer B, Birklein F. Cortical reorganization during recovery from complex regional pain syndrome. *Neurology,* 2004;63:693-701.

67. Flor H, Denke C, Schaefer M, Grusser S. Effect of sensory discrimination training on cortical reorganisation and phantom limb pain. *Lancet,* 2001;357:1763-1764.

68. Moseley GL, Zalucki NM, Wiech K. Tactile discrimination, but not tactile stimulation alone, reduces chronic limb pain. *Pain,* 2008;137:600-608.

69. Mathis F, et al. Peripheral neuropathic pain relieved by somatosensory rehabilitation. *Rev Med Suisse,* 2007;3:2745-2748.

70. Spicher CJ, Mathis F, Degrange B, Freund P, Rouiller EM. Static mechanical allodynia (SMA) is a paradoxical painful hypo-aesthesia: observations derived from neuropathic pain patients treated with somatosensory rehabilitation. *Somatosens Mot Res,* 2008;25:77-92.

71. Geri T, Viceconti A, Minacci M, Testa M, Rossettini G. Manual therapy: Exploiting the role of human touch. *Musculoskelet Sci Pract,* 2019;44:102044.

72. Mancini F, Beaumont AL, Hu L, Haggard P, Iannetti GDD. Touch inhibits subcortical and cortical nociceptive responses. *Pain,* 2015;156:1936-1944.

73. Bishop MD, Beneciuk JM, George SZ. Immediate reduction in temporal sensory summation after thoracic spinal manipulation. *Spine J,* 2011;11:440-446.

74. Leknes S, Lee M, Berna C, Andersson J, Tracey I. Relief as a Reward: Hedonic and Neural Responses to Safety from Pain. *Plos One,* 2011;6:e17870.

75. Liljencrantz J, Olausson H. Tactile C fibers and contributions to pleasant sensations and to tactile allodynia. *Front Behav Neurosci,* 2014;8.

76. Granot M, et al. Determinants of endogenous analgesia magnitude in a diffuse noxious inhibitory control (DNIC) paradigm: Do conditioning stimulus painfulness, gender and personality variables matter? *Pain,* 2008;136:142-149.

77. Zusman M. A note to the musculoskeletal physiotherapist. *J Back Musculoskelet Rehabil,* 2012;25:103-107.

78. Bialosky JE, et al. Unraveling the Mechanisms of Manual Therapy: Modeling an Approach. *J Orthop Sports Phys Ther,* 2017;48:8-18

79. Zusman, M. Mechanisms of Musculoskeletal *Physiotherapy Phys Ther Rev*, 2004;9: 39-49.

80. Dunn SL, Olmedo ML. Mechanotransduction: Relevance to Physical Therapist Practice-Understanding Our Ability to Affect Genetic Expression Through Mechanical Forces. *Phys Ther*, 2016;96:712-721.

81. Leong DJ, Hardin JA, Cobelli NJ, Sun HB. Mechanotransduction and cartilage integrity. *Ann N Y Acad Sci*, 2011;1240:32-37.

82. Humphrey JD, Dufresne ER, Schwartz MA. Mechanotransduction and extracellular matrix homeostasis. *Nat Rev Mol Cell Biol*, 2014;15:802-812.

83. Wang JHC, Guo Q, Li B. Tendon biomechanics and mechanobiology-a minireview of basic concepts and recent advancements. *J Hand Ther*, 2012;25:133-140..

84. Breig A. *Adverse Mechanical Tension in the Central Nervous System: An Analysis of Cause and Effect*. Estocolmo: Almqvist & Wiksell; 1974. 1974.

85. Butler D, Gifford L. The concept of adverse mechanical tension in the nervous system part 1: testing for «dural tension». *Physiotherapy*, 1989;75:622-629.

86. Butler D, Gifford L. The concept of adverse mechanical tension in the nervous system part 2: Examination and treatment. *Physiotherapy*, 1989;75:629-636.

87. López-Cubas C. *Neurodinámica en la Práctica Clínica*, Córdova: Zérapi Fisioterapia Avanzada; 2016.

88. Trescot AM, Abipp F. *Peripheral Nerve Entrapments. Clinical Diagnosis and Management*. Nueva York: Springer; 2016.

89. Wright TW, Glowczewskie F Jr., Cowin D, Wheeler DL. Ulnar nerve excursion and strain at the elbow and wrist associated with upper extremity motion. *J Hand Surg Am*, 2001;26:655-662.

90. Byl C, Puttlitz C, Byl N, Lotz J, Topp K. Strain in the median and ulnar nerves during upper-extremity positioning. *J Hand Surg Am*, 2002;27:1032-1040.

91. Dilley A, Lynn B, Greening J, DeLeon N. Quantitative in vivo studies of median nerve sliding in response to wrist, elbow, shoulder and neck movements. *Clin Biomech Bristol Avon*, 2003;18:899-907.

92. Kleinrensink GJ, et al. Upper limb tension tests as tools in the diagnosis of nerve and plexus lesions. Anatomical and biomechanical aspects. *Clin Biomech*, 2000;15:9-14.

93. Kleinrensink GJ, Stoeckart R, Vleeming A, Snijders CJ, Mulder PG. Mechanical tension in the median nerve. The effects of joint positions. *Clin Biomech*, 1995;10:240-244.

94. Zoech G, Reihsner R, Beer R, et al. Stress and strain in the peripheral nerves. *Neuro-Orthop*, 1991;10.

95. Szabo RM, Bay BK, Sharkey NA, Gaut C. Median nerve displacement through the carpal canal. *J Hand Surg Am*, 1994;19:901-906.

96. Ogata K, Naito M. Blood flow of peripheral nerve effects of dissection, stretching and compression. *J Hand Surg Br*, 1986;11:10-14.

97. Driscoll PJ, Glasby MA, Lawson GM. An in vivo study of peripheral nerves in continuity: biomechanical and physiological responses to elongation. *J Orthop Res*, 2002;20:370-375.

98. Wall EJ, et al. Experimental stretch neuropathy. Changes in nerve conduction under tension. *J Bone Joint Surg Br*, 1992;74:126-129.

99. Millesi H, Zoch G, Reihsner R. Mechanical properties of peripheral nerves. *Clin Orthop Relat Res*, 1995;76-83.

100. Butler DS. Adverse mechanical tension in the nervous system: a model for assessment and treatment. *Aust J Physiother*, 1989;35:227-238.

101. Coppieters MW, Butler DS. Do «sliders» slide and «tensioners» tension? An analysis of neurodynamic techniques and considerations regarding their application. *Man Ther*, 2008;13:213-221.

102. Maitland GD, Hengeveld E, Banks K, English K. *Maitland's Vertebral Manipulation*. Oxford: Butterworth-Heinemann; 2005.

103. Jabre JF. Nerve rubbing in the symptomatic treatment of ulnar nerve paresthesiae. *Muscle Nerve*. 1994;17:1237.

104. Field T, et al. Carpal tunnel syndrome symptoms are lessened following massage therapy. *J Bodyw Mov Ther*, 2004;8:9-14.

105. Kumar P, Adhikari P, Jeganathan P. Immediate effects of longitudinal vs. Transverse tibial nerve massage on vibration perception thresholds and thermal perception thresholds in asymptomatic subjects: A pilot randomized clinical trial. *Physiother Occup Ther J*, 2010;3.

106. Nash LG, Phillips MN, Nicholson H, Barnett R, Zhang M. Skin ligaments: regional distribution and variation in morphology. *Clin Anat*, 2004;17:287-293.

107. Stilwell DL. The innervation of tendons and aponeuroses. *Am J Anat*, 1957;100:289-317.

108. Stilwell DL. Regional variations in the innervation of deep fasciae and aponeuroses. *Anat Rec*, 1957;127:635-653.

109. Wright TW, Glowczewskie F, Wheeler D, Miller G, Cowin D. Excursion and strain of the median nerve. *J Bone Joint Surg Am*, 1996;78:1897-1903.

110. Walsh MT. Upper limb neural tension testing and mobilization. Fact, fiction, and a practical approach. *J Hand Ther*, 2005;18:241-258.

111. Ekman S. Eine neue Methode der Fibrolyse zur Unterstützung der manuellen, *Therapie Man Med*, 1972;10:3-6.

112. Tricas JM, Lucha O, Duby P. *Fibrólisis Diacutánea según el concepto de Kurt Ekman*. Zaragoza: Asociación Española de Fibrólisis Diacutánea; 2010.

113. Barra ME, et al. The immediate effects of diacutaneous fibrolysis on pain and mobility in patients suffering from painful shoulder: a randomized placebo-controlled pilot study. *Clin Rehabil*, 2011;25:339-348.

114. Barra ME, et al. Effectiveness of Diacutaneous Fibrolysis for the treatment of subacromial impingement syndrome: a randomized controlled trial. *Man Ther*, 2013;18:418-424.

115. Cleland JA, Childs JD, Palmer JA, Eberhart S. Slump stretching in the management of non-radicular low back pain: a pilot clinical trial. *Man Ther*, 2006;11:279-286.

116. Horment-Lara G, Cruz-Montecinos C, Núñez Cortés R, Letelier-Horta P, Henríquez-Fuentes L. Onset and maximum values of electromyographic amplitude during prone hip extension after neurodynamic technique in patients with lumbosciatic pain: A pilot study. *J Bodyw Mov Ther*, 2016;20:316-323

117. Cabrera-Martos I, et al. Effects of an active intervention based on myofascial release and neurodynamics in patients with chronic neck pain: a randomized controlled trial. *Physiother Theory Pract*, 2020;1:1-8.

118. Boyd BS, Nee RJ, Smoot B. Safety of lower extremity neurodynamic exercises in adults with diabetes mellitus: a feasibility study. *J Man Manip Ther*, 2017;25:30-38.

119. Torres JR, et al. Results of an active neurodynamic mobilization program in patients with fibromyalgia syndrome: a randomized controlled trial. *Arch Phys Med Rehabil*, 2015;96:1771-1778.

120. López-Cubas C. *Ciática. Supérala paso a paso*. Alacuás, Alagraf; 2019.

121. Fernández-Matías R, et al. Reliability of the scapula reposition test in subjects with rotator cuff tendinopathy and scapular dyskinesis. *J Clin Med*, 2020;9:80.

122. Tate AR, McClure P, Kareha S, Irwin D. Effect of the scapula reposition test on shoulder impingement symptoms and elevation strength in overhead athletes. *J Orthop Sports Phys Ther,* 2008;38:4-11.

123. Mulligan BR. Mobilisations with movement (MWM'S). *J Man Manip Ther,* 1993;1:154-156.

124. Exelby L. The Mulligan concept: its application in the management of spinal conditions. *Man Ther,* 2002;7:64-70.

125. Bueno-Gracia E, et al. Validity of the Upper Limb Neurodynamic Test 1 for the diagnosis of Carpal Tunnel Syndrome. The role of structural differentiation. *Man Ther,* 2016;22:190-195.

126. Herrington L, Bendix K, Cornwell C, Fielden N, Hankey K. What is the normal response to structural differentiation within the slump and straight leg raise tests? *Man Ther,* 2008;13:289-294.

127. Wulf G, Lewthwaite R. Optimizing performance through intrinsic motivation and attention for learning: The OPTIMAL theory of motor learning. *Psychon Bull Rev,* 2016;23:1382-1414.

128. Luomajoki H, Kool J, de Bruin ED, Airaksinen O. Improvement in low back movement control, decreased pain and disability, resulting from specific exercise intervention. *Sports Med Arthrosc Rehabil Ther Technol,* 2010;2:11.

129. Ferreira PH, Ferreira ML, Maher CG, Herbert RD, Refshauge K. Specific stabilisation exercise for spinal and pelvic pain: a systematic review. *Aust J Physiother,* 2006;2:79-88.

130. Rackwitz B, et al. Segmental stabilizing exercises and low back pain. What is the evidence? A systematic review of randomized controlled trials. *Clin Rehabil,* 2006;20:553-567.

131. Latimer J, Macedo L, Maher C, Mcauley J. Motor Control Exercise For Persistent Nonspecific Low Back Pain: A Systematic Review. *J Orthop Sports Phys,* 2009;39:A21.

132. O'Sullivan PB, Phyty GD, Twomey LT, Allison GT. Evaluation of specific stabilizing exercise in the treatment of chronic low back pain with radiologic diagnosis of spondylolysis or spondylolisthesis. *Spine,* 1997;22:2959-2967.

133. Stuge B, Veierod MB, Laerum E, Vollestad N. The efficacy of a treatment program focusing on specific stabilizing exercises for pelvic girdle pain after pregnancy: a two-year follow-up of a randomized clinical trial. *Spine,* 2004;29:197.

134. Standaert CJ, Weinstein SM, Rumpeltes J. Evidence-informed management of chronic low back pain with lumbar stabilization exercises. *Spine J Off J North Am Spine Soc,* 2008;8:114-120.

135. Richardson CA, Jull GA. Muscle control-pain control. What exercises would you prescribe? *Man Ther,* 1995;1:2-10.

136. Fitts P, Posner M. Human performance. Brooks/Cole, p. 196.

137. Shumway-Cook A, Woollacott M. *Motor Control. Theory and Practical Applications.* Baltimore: Williams & Wilkins; 1995.

138. Shumway-Cook A, Woollacott M. *Motor Control. Translating Research into Clinical Practice.* Baltimore: Williams & Wilkins; 2006.

139. O'Sullivan PB. Lumbar segmental «instability»: clinical presentation and specific stabilizing exercise management. *Man Ther,* 2000;5:2-12.

140. López López L, et al. Effects of neurodynamic treatment on hamstrings flexibility: A systematic review and meta-analysis. *Phys Ther Sport,* 2019;40:244-250.

141. Ridder R, et al. Neurodynamic sliders promote flexibility in tight hamstring syndrome. *Eur J Sport Sci,* 2020;20:973-980.

142. Sumizono M, et al. The effect of exercise frequency on neuropathic pain and pain-related cellular reactions in the spinal cord and midbrain in a rat sciatic nerve injury model. *J Pain Res* 2018;11:281.

143. Gong X, Chen Y, Fu B, Jiang J, Zhang M. Infant nerve injury induces delayed microglial polarization to the M1 phenotype, and exercise reduces delayed neuropathic pain by modulating microglial activity. *Neuroscience,* 2017;349:76-86.

144. Dobson JL, McMillan J, Li L. Benefits of exercise intervention in reducing neuropathic pain. *Front Cell Neurosci,* 2014;8:102.

145. Nadi M, Marandi SM, Esfarjani F, Saleki M, Mohammadi M. The comparison between effects of 12 weeks combined training and vitamin D supplement on improvement of sensory-motor neuropathy in type 2 diabetic women. *Adv Biomed Res,* 2017;6:55.

146. Kluding PM, et al. The effect of exercise on neuropathic symptoms, nerve function, and cutaneous innervation in people with diabetic peripheral neuropathy. *J Diabetes Complications,* 2012;26:424-429.

147. Detloff MR, Smith EJ, Molina DQ, Ganzer PD, Houlé JD. Acute exercise prevents the development of neuropathic pain and the sprouting of non-peptidergic (GDNF-and artemin-responsive) c-fibers after spinal cord injury. *Exp Neurol,* 2014;255:38-48.

148. Kami K, Taguchi Ms S, Tajima F, Senba E. Improvements in impaired GABA and GAD65/67 production in the spinal dorsal horn contribute to exercise-induced hypoalgesia in a mouse model of neuropathic pain. *Mol Pain,* 2016;12.

149. López-Álvarez VM, Puigdomenech M, Navarro X, Cobianchi S. Monoaminergic descending pathways contribute to modulation of neuropathic pain by increasing-intensity treadmill exercise after peripheral nerve injury. *Exp Neurol,* 2018;299:42-55.

150. Leitzelar BN, Koltyn KF. Exercise and Neuropathic Pain: A General Overview of Preclinical and Clinical Research. *Sports Med Open,* 2021;7:21.

151. López-Cubas C, Gómez-Contreras P. *Protocolo de ejercicio aeróbico en dolor lumbar y en miembro inferior asociado.* Valencia: Sociedad Española de Fisioterapia y Dolor; 2018.

152. Scherr J, et al. Associations between Borg's rating of perceived exertion and physiological measures of exercise intensity. *Eur J Appl Physiol,* 2013;113:147-155.

153. Hetzler RK, et al. Effect of exercise modality on ratings of perceived exertion at various lactate concentrations. *Med Sci Sports Exerc,* 1991;23:88-92.

154. Hill DW, Cureton KJ, Grisham SC, Collins MA. Effect of training on the rating of perceived exertion at the ventilatory threshold. *Eur J Appl Physiol,* 1987;56:206-211.

155. McConnell J. A novel approach to pain relief pre-therapeutic exercise. *J Sci Med Sport,* 2000:3:325-334.

156. Mulligan BR. Manual Therapy: *NAGS, SNAGS, MWMS, etc.* Rockford: OPTP, 2004.

157. Moiler K, Hall T, Robinson K. The role of fibular tape in the prevention of ankle injury in basketball: A pilot study. *J Orthop Sports Phys Ther,* 2006;36:661-668.

158. Peterson C. The use of electrical stimulation and taping to address shoulder subluxation for a patient with central cord syndrome. *Phys Ther,* 2004;84:634-643.

159. Bennell K, et al. Efficacy and cost-effectiveness of a physiotherapy program for chronic rotator cuff pa-

thology: a protocol for a randomized, double-blind, placebo-controlled trial. *BMC Musculoskelet Disord,* 2007;8:86.

160. Hinman RS, Crossley KM, McConnell J, Bennell KL. Efficacy of knee tape in the management of osteoarthritis of the knee: blinded randomized controlled trial. *BMJ,* 2003;327:135.

161. Hinman RS, Bennell KL, Crossley KM, McConnell J. Immediate effects of adhesive tape on pain and disability in individuals with knee osteoarthritis. *Rheumatol Oxf,* 2003;42:865-869.

162. Delahunt E, O'Driscoll J, Moran K. Effects of taping and exercise on ankle joint movement in subjects with chronic ankle instability: a preliminary investigation. *Arch Phys Med Rehabil,* 2009;90:1418-1422.

163. Crossley KM, Marino GP, Macilquham MD, Schache AG, Hinman RS. Can patellar tape reduce the patellar malalignment and pain associated with patellofemoral osteoarthritis? *Arthritis Rheum,* 2009;61:1719-1725.

164. Nolan D, Kennedy N. Effects of low-dye taping on plantar pressure pre and post exercise: an exploratory study. *BMC Musculoskelet Disord,* 2009;10:40.

165. Adams E, Madden C. Cuboid subluxation: a case study and review of the literature. Curr. S*ports Med Rep,* 2009;8:300-307.

166. Lange B, Chipchase L, Evans A. The effect of low-Dye taping on plantar pressures, during gait, in subjects with navicular drop exceeding 10 mm. *J Orthop Sports Phys Ther,* 2004;34:201-209.

167. Whittingham M, Palmer S, Macmillan F. Effects of taping on pain and function in patellofemoral pain syndrome: a randomized controlled trial. *J Orthop Sports Phys* Ther, 2004;34:504-510.

168. Vicenzino B, Brooksbank J, Minto J, Offord S, Paungmali A. Initial effects of elbow taping on pain-free grip strength and pressure pain threshold. *J Orthop Sports Phys Ther,* 2003;33:400-407.

169. Alexander CM, Stynes S, Thomas A, Lewis J, Harrison PJ. Does tape facilitate or inhibit the lower fibres of trapezius? *Man Ther,* 2003;8:37-41.

170. Hughes T, Rochester P. The effects of proprioceptive exercise and taping on proprioception in subjects with functional ankle instability: a review of the literature. *Phys Ther Sport,* 2008,9.136-147.

171. Carda S, Molteni F. Taping versus electrical stimulation after botulinum toxin type A injection for wrist and finger spasticity. A case-control study. *Clin Rehabil,* 2005;19:621-626.

172. Maguire C, Sieben JM, Frank M, Romkes J. Hip abductor control in walking following stroke -- the immediate effect of canes, taping and TheraTogs on gait. *Clin Rehabil,* 2010;24:37-45.

173. Kilbreath SL, Perkins S, Crosbie J, McConnell J. Gluteal taping improves hip extension during stance

phase of walking following stroke. *Aust J Physiother,* 2006;52:53-56.

174. Miller P, Osmotherly P. Does scapula taping facilitate recovery for shoulder impingement symptoms? A pilot randomized controlled trial. *J Man Manip Ther,* 2009;17:E13.

175. Simmonds JV, Keer RJ. Hypermobility and the hypermobility syndrome. *Man Ther,* 2007;12:298-309.

176. Vicenzino B, Paungmali A, Teys P. Mulligan's mobilization-with-movement, positional faults and pain relief: current concepts from a critical review of literature. *Man Ther,* 2007;12:98-108.

177. Host HH. Scapular taping in the treatment of anterior shoulder impingement. *Phys Ther,* 1995;75:803-812.

178. Selkowitz DM, Chaney C, Stuckey SJ, Vlad G. The effects of scapular taping on the surface electromyographic signal amplitude of shoulder girdle muscles during upper extremity elevation in individuals with suspected shoulder impingement syndrome. *J Orthop Sports Phys Ther,* 2007;37:694-702.

179. Hsu YH, Chen WY, Lin HC, Wang WT, Shih YF. The effects of taping on scapular kinematics and muscle performance in baseball players with shoulder impingement syndrome. *J Electromyogr Kinesiol,* 2009;19:1092-1099.

180. Kim BJ, Lee JH. Effects of scapula-upward taping using kinesiology tape in a patient with shoulder pain caused by scapular downward rotation. *J Phys Ther Sci,* 2015;27:547-548.

181. Lin JJ, Hung CJ, Yang PL. The effects of scapular taping on electromyographic muscle activity and proprioception feedback in healthy shoulders. *J Orthop Res,* 2011;29:53-57.

182. Legakis A, Boyd BS. The influence of scapular depression on upper limb neurodynamic test responses. *J Man Manip Ther,* 2012;20:75-82.

183. Hooper TL, Denton J, McGalliard MK, Brismée JM, Sizer PS. Thoracic outlet syndrome: a controversial clinical condition. Part 2: non-surgical and surgical management. *J Man Manip Ther,* 2010;18:132-138.

184. Almog G, Meriovsky Y, Pintov S. The effect of neurodynamic unloading taping on sciatica neuralgia: preliminary investigation.

185. Zaky LA. Immediate Effect of Diamond Taping Technique in Treatment of Tennis Elbow. *Bull Fac Phys Ther Cairo Univ,* 2013;18:31-35.

186. Shamsoddini, A., Hollisaz, M. T. & Hafezi, R. Initial effect of taping technique on wrist extension and grip strength and pain of Individuals with lateral epicondylitis. *Iran Rehabil J,* 2010;8:24-28.

187. Dragoo JL, Johnson C, McConnell J. Evaluation and treatment of disorders of the infrapatellar fat pad. *Sports Med,* 2012;42: 51-67.

Nota: Los números de página seguidos por f y t indican figuras y tablas, respectivamente.